정신건강론

최덕경 · 박연옥 · 박주현 · 전영록 · 안우상 · 박서춘 · 장갑수

창지사

국립중앙도서관 출판시도서목록(CIP)

정신건강론 = Theory of mental health / 지은이:
최덕경, 박연옥, 박주현, 전영록, 안우상, 박서춘,
장갑수. -- 서울: 창지사, 2014
p. ; cm

ISBN 978-89-426-2264-1 93330 : ₩19000

정신 건강[精神健康]

185.3-KDC5
362.2-DDC21 CIP2014002032

머리말

정신건강은 정신보건이라고도 하며, 흔히 쓰이는 말인 정신위생을 새로이 대신하는 말이다. 정신건강운동은 프랑스의 피넬(Philippe Pinel, 1745~1826)이 시작하였다. 그때까지만 해도 정신장애인은 하나님의 버림을 받은 사람 혹은 악마가 붙은 사람이라 하여 수용소에 강제로 가두어서 쇠사슬로 묶어 놓았던 것을 피넬이 정신이상도 병의 한 종류라고 주장하여 쇠사슬을 풀어준 데서 정신운동이 시작된 것이라고 전해진다. 그 시기와 비슷하게 전 유럽에 이런 운동이 퍼져 나갔다.

정신장애를 일으킨 환자는 오랫동안 편견과 경멸의 대상으로 여겨져 왔다. 그러다가 문화의 발달과 인권존중사상의 보급, 경제성장에 따라 그런 환자를 정신병원에 입원시킴으로써 격리와 치료를 받게 하는 일이 일차목표가 되었으며 차차 개념이 달라졌다. 말하자면 정신병원 내에서의 정신건강문제부터 사회 전체가 정신위생의 인식을 달리하여 예방문제를 생각하게 되었고, 더 나아가서 이런 환자의 치료와 사회복귀를 위해서 사회 전체가 참여하는 방향으로 발전되어 갔다. 그리고 나라에 따라 그 활동양상은 다르지만, 환자의 조기 발견과 입원치료, 퇴원 후의 후속치료, 환자의 처우개선, 가족에 대한 사회지원, 직업교육문제보다도 예방문제 등에 역점을 두고 있다.

현대사회에서 정신장애의 발생 원인은 그 가족에게만 돌릴 것이 아니라, 현대사회의 모순에서 발견하여야 한다. 산업의 발달과 기계문명의 보급은 필수적으로 인간관계를 파탄시키고 있다. 그리하여 정상인의 정신건강을 해치는 많은 악조건이 나타나고 있다. 따라서 적응에 실패하는 사회적 원인의 제거와 개선을 위한 사회 전체의 참여가 절실히 요구되고 있다. 또한, 그 속도와 필요성은 해가 갈수록 커지고 있다. 즉, 정신병원 내에서 환자와 정신과 의사들만의 정신건강문제로부터 차츰 진보하여 사회학, 인류학 등과 연관을 가진 정신의학으로 변모하고 있다.

그리하여 이 문제의 해결과 예방을 위해서는 환자와 의사는 물론 사회와 직장, 기업체, 법률가, 심리학자, 사회사업가, 종교가, 보건원 등이 합심해야 한다는 결론에 도달하였다. 이를 위해서 국가는 정신위생법을 제정하여 실천에 드는 예산과 기구를 확보하는 동시에, 이에 필요한 인원의 교육과 훈련을 위해서 노력하고 있다.

이처럼 정신건강은 정신장애인의 치료뿐만 아니라 국민정신건강의 향상을 도모하기 위해 생물학적, 의학적, 교육적, 사회적 면에서 협력하여 더 좋은 인간관계를 이룩하고자 하는 분야이다. 따라서 이 책은 이러한 의도에 따라 정신건강의 기초적 이해에서부터 정신건강 증진을 위한 정책과 과제로까지 총 4부 14장으로 구성하였다. 여러 면에서 많이 부족하지만, 이 책이 현대인의 정신건강 이해에 조금이나마 도움이 되기를 기대하며, 모든 영광을 하나님께 돌린다.

2014년 1월

저자를 대표하여

국립한경대학교 **최 덕 경**

목 차

Part 02 인간발달과 정신건강

Part 03 정신건강의 주요 이슈

Part 04 정신건강과 사회환경

PART 1.
정신건강의 기초적 이해

정신건강이란 무엇인가?

C/H/A/P/T/E/R 01

• 학/습/목/표 •

- 정신건강의 개념을 이해하고, 설명할 수 있다.
- 정신위생의 개념을 이해하고, 설명할 수 있다.
- 정신건강의 조건을 이해하고, 증진방법에 대해 설명할 수 있다.
- 정신건강에 영향을 미치는 요인을 제시할 수 있다.

제1절 정신건강과 정신위생의 개념

1. 정신건강의 개념

정신건강(mental health)이란 무엇일까? 정신건강은 정신과 건강을 합친 단어이므로, 정신건강을 쉽게 이해하기 위해서는 정신과 건강을 분리하여 살펴볼 필요가 있겠다.

먼저, 정신에 대해 살펴보자. 정신은 지각·기억·고려·평가·결정 등을 포함하는 복합적인 능력을 뜻한다. 어떤 의미에서는 감각, 지각, 감정, 기억, 욕구, 여러 형태의 추론, 동기, 선택, 인격적 특색, 무의식 등으로 반영되는 그 어떤 것이다. 관찰할 수 있는 현상으로 나타나는 정신 영역은 흔히 인간만의 고유한 것으로 간주되고 있다. 그러나 어떤 이론에서는 인간이 아닌 다른 동물에게도 정신이 존재한다고 보며, 어떤 이론은 정신을 보편적 물질의 성질로서 간주하기도 한다. 또 다른 관점에 따르면, 초인간적 정신이나 지능 혹은 하나의 절대적 정신, 초월적인 정신을 의미하기도 한다.

정신의 개념과 불가분의 관계를 맺고 있는 몇 가지 사실이 있다. 첫 번째는 사고(思考)이다. 사고한다는 사실에 대한 증거가 없다면, 정신은 거의 혹은 전혀 의미가 없을 것이다. 역사를 통해서 이 사실의 인식은 다양한 정신 이론의 발달로 설명할 수 있다. 사고는 자체의 애매모호함 때문에 정신 영역을 정의하는 데 어려움이 있다. 그러나 감각과 사고의 관련성이 어떠하든, 사고는 거의 모든 관찰자에게 단순히 막연한 느낌의 수용 이상을 나타낸다. 이것은 사고를 감각과는 독립적으로 간주하는 사람뿐 아니라, 사고를 감각의 결과로 여기는 사람의 의견이기도 하다. 양자 모두 사고가 감각의 범위를 넘어선 것이며, 감각으로 얻어진 자료를 정교화한 것 혹은 전적으로 감각의 범위를 넘는 대상에 대한 이해로 간주하고 있다.

정신의 모든 개념에 있어 공통되는 두 번째 사실은 지식(知識)이다. 이것은 다음과 같은 이유로 의문이 제기될 수 있다. 만일 어떠한 형태의 사고·판단·추론 등이 없는 감각이 존재한다면 그것은 곧 최소한 초보적인 형태의 지식, 즉 한두 가지에 대한 어느 정도의 의식 혹은 앎이 존재한다는 것이다. 그러나 이러한 반대의 논점을 인정한다고 할지라도, 사고가 완전히 결여된 상태에서는 옳고 그름의 구별, 지식과 오류와 무지의 차이, 혹은 지식·신념·의견 간의 차이 등을 감각에 적용할 수 없음은 사실일 것이다. 지식을 이러한 특성을 가진 것으로 이해하면 사고의 존재를 의미하게 되는 것과 같은 이유로 정신의 존재를 의미하게 된다. 더욱이 자각(自覺)이 있다는 사실로 말미암아 정신의 존재는 더욱 분명해진다. 감각은 대상에 대한 인식이며, 이 범위에서 보면 지식의 일종이다. 그러나 결코 감각은 그것 자체를 감각하거나 알 수는 없다.

사고는 반사적일 뿐만 아니라 반성적(反省的)인 것이어서 사고 자체를 숙고하고 사고의 본성을 정의하며 정신 이론을 발달시킬 수 있다. 사고의 재귀적(再歸的) 성질은 또한 '정신'의 모든 의미에서 공통된 요소로 보인다. 때로 이것은 '지성(知性)의 반사', '이해의 재귀력', '자신의 행동을 반영하는 이해력'이나 '자의식'으로 표현된다. 표현이 어떻든 간에 자의식이나 자기인식(self-knowledge)이 없는 세상은 아마도 전통적인 개념의 정신이 나타나지 않는 세상이 될 것이다.

세 번째 사실은 목적 혹은 의도인데, 바라고 예견한 목적을 위해서 어떤 방법을 사용하여, 목표나 업무를 예지하고 행동의 방향을 계획 또는 의도한다는 것이다. 감수성의 경우에서와 같이 욕구라는 현상도 그 이상의 또 다른 어떤 조건 없이는 정신의 영역을 나타내지 않는다. 예를 들어 자연욕구이론에 따르면, 무생물적·무감각한 자연스러운 경향조차도 욕구의 표현이라는 것이다. 즉, 여기에서 정신의 증거로서 받아들여지는 목적이나 의도는 욕구에 내포되지 않는다. 목적은 감각 이상의 요소, 즉 생물체의 행동 수준을 요구한다. 이때 감각은 겉으로 보이는 것만을 제공하는 것으로 목적은 감각과 같은 제한점이 있는 열정에서는 발견되지 않는다. 왜냐하면, 열정은 제어되지 않았을 때 즉각적으로 감정적 배출을 하려는 경향이 있기 때문이다. 미래의 결과에 도달하기 위한 행동방향이라고 불릴 수 있는 요소인 목적은 정신의 모든 의미에 있어 공통적 요소이거나 최소한 정신과 연관된 요소이다. 이것은 때때로 의지력, 즉 이성적 욕구나 지적 욕구라고도 불린다. 목적은 때때로 의지적 행위로 간주하기도 하는데, 의지는 사고와 함께 정신과 이해의 두 가지 주요활동의 하나이다. 때로는 목적이 정신성의 본질로 간주되기도 한다.

즉, 사고·지식·자기인식·목적 등은 모든 정신 이론에 보편적이며 개념의 발달을 필요로 하는 것 같다. 인간정신이란 무엇인가, 어떤 구조를 가지고 있는가, 어떤 요소로 구성되는가, 정신 자체는 어떠한 전체적인 것에 속해 있는가? 등에 관련된 이론적 갈등은 그 주제에 대한 전체 논쟁의 일부에 지나지 않는다. 아직까지는 모든 정신 이론이 다음과 같은 공식화된 몇 가지 질문을 수용하고 있다. 즉, 정신은 어떻게 작동하는가, 정신적 작업을 할 때 정신은 어떻게 그러한 작업을 수행하는가, 어떠한 장점이나 결함을 가지고 있는가, 물질·신체기관·물질적 조건 등과 정신과의 연관성은 어떠하며 하나의 정신과 또 다른 정신과의 관계는 어떠한가, 정신은 인간과 동물의 공통적 소유물인가, 아니면 인간의 정신과는 분명히 다른 동물의 정신이 따로 있는가, 인간과 세상의 실체적인 생활과 분리되어 존재하는 정신이 있는가, 일반적으로 정신과 관련된 기능을 수행하는 기계의 능력인 이른바 인공지능의 한계는 무엇인가? 등이다.

이러한 논쟁에서 볼 수 있는 견해의 명료성은 어느 정도는 인간 정신에 대한 여러 개념으로 좌우된다. 인식론과 형이상학, 논리학, 윤리학, 종교철학 등에서 얻어지는 결론은 모두 정신철학과 관련되어 있으며, 정신철학의 결론도 이 분야에 중요한 뜻을 내포한다. 이러한 상호관계는 신경학, 심리학, 사회학, 역사학 등과 같은 경험 학문에 대해서도 마찬가지이다.

다음으로, 건강에 대해 살펴보자. 건강은 사람이 주위 환경에 계속해서 잘 대처해 나갈 수 있는 신체적·감정적·정신적·사회적 능력의 정도를 뜻한다. 이와 같은 정의는 건강에 대한 많은 정의 가운데 하나로, 나름대로 단점이 있다. 예를 들어 자신이 살아가는 일상적인 환경에는 잘 적응하고 있지만, 남보다 허약한 사람은 심한 눈보라 뒤에 쌓인 눈을 치우다 심장마비를 일으킬 수도 있으며, 낮은 지대에 살다가 대기(大氣) 속에 산소가 적은 높은 산악지대로 옮겨 간 뒤 적혈구 수가 고도에 적응하여 늘어나기 전까지는 숨이 차고 빈혈이 생겨 고통받을 수도 있다. 따라서 이와 같은 정의에서 '건강'이라는 개념은 어느 정도의 환경변화를 고려해야 한다.

건강이 나쁘다는 것은 질병이 있다는 것이고, 건강하다는 것은 질병이 없다고 정의할 수도 있으나 갑자기 뱃멀미를 하는 사람을 보고 건강이 나쁘다고는 할 수 없으므로, 여기서 말하는 질병이란 만성병(慢性病)을 뜻한다. 오후나 저녁에는 이상이 없다가 매일 아침만 되면 구역질을 하는 임산부도 건강이 나쁘다고 할 수 없다.

실제로 건강과 질병 사이에는 다양한 정도의 차이가 있는데, 이것을 설명하기 위해 다음 몇 가지 예를 들어 본다. ① 식사 후 15~20분 뒤에 혈당치가 높은 것은 생리적으로 정상이지만 2시간이 지난 뒤에도 여전히 높으면 비정상이며 질병이 있다고 말할 수 있다. ② 건강한 사람일지라도 어릴 때 특정물질에 대하여 알레르기 반응을 나타낸 경험이 있을 수 있는데, 그 뒤 그 항원에 접촉하지 않고 다른 모든 것도 정상이라면 그 사람은 건강한 사람이라고 할 수 있다. 그러나 그 알레르겐과 다시 접촉하게 되면(20년이나 30년 뒤에라도) 상태에 따라 단순히 두드러기가 생기는 정도에서부터, 심하면 아나필락시스(anaphylacsis)[1]나 혼수상태에 빠지고 심지어 죽을 수도 있다. ③ 겉으로는 건강해 보이는 사람도 상대적으로 많은 양의 술을 마셔서 혈중 알코올 농도가 어느 수준 이상 도달하면 행동의 변화를 보이는데, 이 상태를 '중독'되었다고 한다. 다음날 아침까지는 그 사람을 건강하다고 할 수 없으며 며칠이 지나야 건강이 회복되는데, 자주 중독 상태에 빠지거나 매일 술을 많이 마시면 비록 행동의 변화나 중독효과는 나타나지 않더라도 건강은 좋은 상태에서 나쁜 상태로 점차 바뀌게 되며, 때로는 영원히 돌이킬 수 없게 된다. 이와 같이 비교적 쉽게 알 수 있으며 확인할 수도 있고 쉽게 정의할 수 있는 질병과는 달리 건강은 뚜렷이 알 수도 없으며

1) 아나필락시스(아나필락틱 쇼크)란 특정물질에 대해 몸에서 과민반응을 일으키는 것으로 극소량만 접촉해도 전신에 걸쳐 증상이 발생하는 심각한 알레르기 반응이다. 주로 즉각적인 반응이 나타나며, 즉시 치료가 이루어지면 별다른 문제없이 회복되지만, 진단과 치료가 지연되면 치명적일 수도 있다.

정의하기도 어렵다.

더욱이 신체상태와 건강은 같은 의미가 아니다. 키가 230cm나 되는 농구선수는 신체 조건은 뛰어나지만, 그가 독감에 걸렸느냐 그렇지 않으냐에 따라 건강할 수도 있고 그렇지 않을 수도 있다. 한쪽 팔이 없는 체육교사나 색맹인 스케이트 선수, 선천적으로 눈이 먼 피아니스트는 비록 건강은 좋을지 몰라도 신체적으로 좋은 상태에 있다고 볼 수 없다. 이는 정의하기에 달려 있으며 이 정의는 매우 다양하다.

사람의 건강을 정의하는 데는 앞서 말한 신체적인 면 말고도 고려해야 할 다른 요소가 있다. 신체적으로는 튼튼하며 병에도 걸리지 않고 어떠한 신체적인 곤란이나 어려움도 극복할 수 있는 사람이라도, 행동양상을 보고 미루어 알 수 있는 그 사람의 정신상태가 건전하지 않다면 결코 건강하다고 할 수 없다. 그러면 건강한 정신이란 무엇인가? 어떤 사람은 이치에 맞게 잘 할 수 있으면 정신적으로 건강하다고 하는가 하면, 다른 사람과 같은 행동양상을 보이는 것이 정신적으로 건강하다고 하는 주장도 있다. 또 이상적인 정신상태와 비교하여 평가해야 한다는 주장도 있는데, 이들의 주장에 따르면 정신적인 건강은 얻을 수 있는 것이 아니라, 이상적인 정신에 가까이 가는 것이라고 한다. 또 다른 사람은 정신건강의 기준으로 시간 경과에 따른 행동의 변화를 중요시하기도 한다.

이처럼 건강에 대한 정의가 일정하지 않으므로, 건강이 좋고 나쁘고 하는 것은 평가 당시에 해당 사람이 정상적으로 기능할 수 있는 능력과 질병이 있을 가능성에 대하여 측정 가능하고 해석 가능한 용어로 정의하는 것이 가장 유용할 것이다. 이와 같은 측정은 임상의학 서적, 진단에 관한 서적, 다른 참고문헌에 나와 있는 '정상치' 표와 비교하여 할 수 있다. 건강을 측정하는 각종 검사는 여러 가지로 이루어져 있으며, 어떤 검사는 수량으로 나타내지 않고 기술적(記述的)이어서 겉으로는 건강해 보이는 사람의 질환도 알아낼 수 있다. 이런 검사법으로는 심장질환을 검사하는 심전도(EKG) 검사, 일차적인 근육질환을 검사하는 근전도(EMG) 검사, 간(肝) 및 담낭 기능 검사, 내부장기의 질병이나 기능 이상을 알아내기 위한 기타 여러 가지 방사선과 특수 검사가 있다.

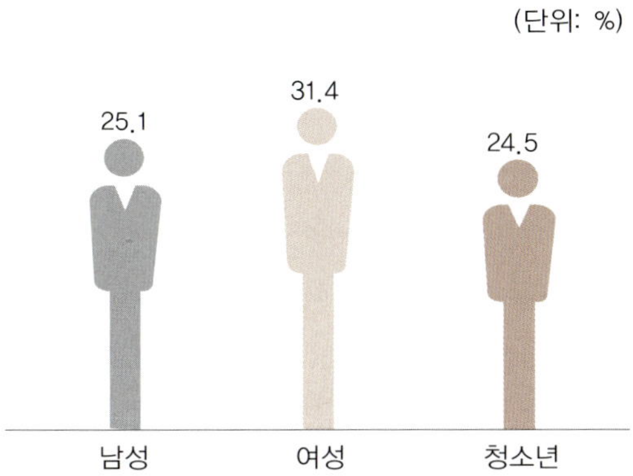

[그림 1-1] 정신건강의 적 스트레스: 성인 남녀·청소년 스트레스 인지율

출처: 2010년 국민건강영양조사, 국민일보(2012. 7. 22).

이러한 의미의 정신과 건강이 합쳐진 정신건강은 어떻게 정의할까? 사전적으로 정신건강은 정신장애인의 치료뿐만 아니라 국민정서상의 향상을 도모하기 위하여 생물학적·의학적·교육적·사회적 면에서 협력하여 더욱 더 좋은 인간관계를 이룩하고자 하는 분야이다. 정신건강은 일상생활을 언제든지 독립적·자주적으로 처리해 나갈 수 있고, 스트레스에 대한 통제력을 갖추고 있으며, 원만한 개인생활과 사회생활을 할 수 있는 상태를 뜻한다.

미국정신위생위원회(National Committee for Mental Hygiene)에서는 정신건강을 "정신적 질병에 걸려 있지 않은 상태만이 아니고, 만족스러운 인간관계와 '이것'을 유지해 나갈 수 있는 능력"이라고 하였다. 여기서 '이것'의 의미는 "모든 종류의 개인적·사회적 적응을 포함하며, 어떠한 환경에도 대처해 나갈 수 있는 균형 있고, 건전하고, 통일된 성격을 발달"시킨다는 것을 뜻한다.

결론적으로 정신건강이란 정신적으로 병적인 증세가 없을 뿐만 아니라 환경에 대한 적응력이 있으며, 자기 능력을 최대한 발휘하고, 자주적이고 건설적으로 자기의 생활을 처리해 나갈 수 있는 성숙한 인격체를 갖추고 있는 상태를 말한다.

한편, 정신건강 활동은 두 영역으로 구분할 수 있다. 즉, ① 적극적으로 정신건강을 유지하고, 그 상태를 보전하고 향상시키려는 예방적 활동 분야와 ② 정신적 혹은 정서적으로 장애를 가지고 있는 사람으로 하여금 정신적 건강을 회복할 수 있도록 도와주는 소극적 활동 분야가 그것이다.

정신건강의 적극적 활동은 주로 정신적 적응을 증진하고, 정신적 이상을 예방하는 각종 활동으로 가정·학교·사회구성원의 정신건강 문제에 대하여 올바른 이해와 자세를 갖도록 지도하고 계몽하며, 여가를 효율적으로 사용하도록 도와주거나 창조적 자기표현을 할 기회를 제공하며, 정신건강 증진을 위한 기회를 마련해 주는 것이라 할 수 있다.

정신건강의 소극적 활동은 정신질환의 증상을 파악하고 인식시켜 주며, 초기에 환자를 발견하여 치료할 수 있도록 각종 정보를 제공해 주어 정신질환을 감소시키려는 임상적 활동이 주를 이룬다.

참고자료 1-1 LG디스플레이, "정신건강이 경쟁력이다"

LG디스플레이가 명상 및 심리상담 등을 통한 임직원들의 정신건강 관리에 적극적으로 나서고 있어 화제다. LG디스플레이는 지난 5월부터 파주사업장에 임직원 및 임직원 가족과 협력사들에 다양한 심리 프로그램을 제공하는 '비움과 채움' 명상카페를 운영하고 있다. 이곳에서는 MBTI(성격유형검사), MMPI(다면적 인성검사) 등 심리테스트는 물론 팀 빌딩, 집단상담, 가족상담 등을 해 주고 있다. 휴식을 취하거나 간단한 차를 마실 수 있는 공간도 마련되어 있다.

명상프로그램에 대한 임직원들의 관심이 높아지면서 업무 효율도 높아지고 있다는 게 회사 측의 설명이다. 이에 따라 다음 달부터는 기존 업무시간 후 이루어졌던 명상 프로그램을 아침(해피 모닝 명상), 저녁(굿 이브닝 명상) 2차례로 확대키로 했다. 명상 프로그램에 참여했던 이형국 과장은 "자신에게 집중하고, 정신을 쉬게 하는 좋은 기회가 되고 있다"며 만족감을 나타냈다.

LG디스플레이는 임원의 스트레스 관리를 위해 주기적인 면담을 포함한 체계적 관리 제도를 마련하여 운영하고 있기도 하다. 업무나 개인적으로 과도한 스트레스를 받을 수밖에 없는 막중한 책임을 수행하고 있는 회사 임원들을 위한 리더십과 커뮤니케이션 역량 강화뿐 아니라 스트레스까지 관리할 수 있는 특화 프로그램이다. 프로그램은 외부 전문 코치와의 면담(임원코칭), 최고경영자(CEO)와의 일대일 티타임(청정해역 프로그램), '나와 타인 간의 이해와 소통'을 위한 2박 3일 성찰(F4 프로그램) 등으로 이루어져 있다.

출처: 이데일리(2013. 10. 29), 류성 기자.

2. 정신위생의 개념

정신위생(mental hygiene)이라는 용어는 정신건강이라는 용어와 혼용되는 일이 많다. 그러나 정신위생과 정신건강은 분명히 다른 뜻이 있다. 미국정신의학회(American Psychiatric Association)에서는 정신위생을 "정신적 질환을 예방하고 초기 치료를 통하여 정신질환을 감소시키며, 정신의 건강을 유지하고 증진하는 방법"이라고 정의하고 있다. 이 정의에는 정신적 장애와 정서적 장애로 야기되는 여러 가지 장애를 예방하고 치료하는 동시에, 사람들이 스스로에 대한 이해를 높이며, 사회에 더욱더 잘 적응할 수 있도록 정신의 건강 상태를 관리하고 증진하는 모든 활동을 포함하고 있다.

정신위생은 정신건강을 위한 실천적 수단을 더 강조한 용어다. 반면, 정신건강은 하나의 목표가 나름대로 달성된 이상적인 상태를 지칭하는 용어라 할 수 있다. 즉, 인간이 바라고 원하는 방향이 정신건강이라면, 이러한 정신건강을 유지하기 위해 최적의 적응과 원만한 인간관계를 유지해 나가는 적극적이고 실천적인 자세가 정신위생이다.

따라서 소극적 의미의 정신건강은 병에 걸리지 않는다든가, 병에서 회복되었다고 하는 것이라고 말할 수 있고, 적극적 의미의 정신건강은 개인이 최선의 기능을 발휘하는 하나의 이상적 상태라고 할 수 있다. 이런 의미에서 볼 때, 정신건강이란 정신적으로 건강하지 못한 상태의 예방과 그것을 치료하는 소극적인 측면과 정신적으로 건강한 상태를 유지하고 증진하는 적극적인 측면을 모두 갖고 있음을 알 수 있다(김희경 외, 2011).

이상을 정리하면, 정신위생이란 일상생활을 언제나 독립적·건설적으로 처리해 나갈 수 있고, 갈등과 스트레스에 대한 통제와 내적인 성숙을 통해 원만한 개인생활과 사회생활을 할 수 있는 상태인 정신건강이라는 목표를 달성하기 위한 과정이다.

제2절 정신건강의 조건과 증진방법

1. 정신건강의 조건

정신건강의 평가기준이 되는 조건에 대해 여러 학자가 다양하게 제시하고 있다. 여기서는 자호다(M. Jahoda, 1958), 사티어(V. Satir, 1972), 조대경 등(1994)이 제시한 조건을 살펴본다(나동석 외, 2010, 권오균 외, 2011 재인용).

1) 자호다가 제시한 조건

(1) 자신에 대한 긍정적인 태도

나이가 들면서 필수적인 변화로 현실적 수준에 들어맞게 되는 포부를 가져야 하며, 주체성, 전체성, 소속감, 안정감, 인생의 의미를 느낄 수 있어야 한다. 이것은 자기 자신을 하나의 인간으로서 수용하고 자기의 욕구와 행동을 알며, 자신에 관하여 어느 정도 객관적으로 볼 수 있어서 자기인식을 할 수 있는 것을 말한다.

(2) 성장과 발달, 자기실현

인간은 적절하고 자유롭게 자신의 자아와 접촉하고, 그의 느낌, 감정을 살펴서 지적·인지적 기능과 통합시킨다. 인간은 그의 내적 갈등과 스트레스에 의해 억제를 받지 않고 그의 환경과 자유롭고 개방적으로 상호작용을 할 수 있는지와 다른 사람과 잘 어울리며 그 사람들과의 삶의 경험에서 성장할 수 있는지 등의 생각에 초점을 둔다.

(3) 통합력

통합력은 개인의 내적·외적 갈등과 욕동, 기분과 정서의 조절 간에 균형을 이루는지, 겉으로 표현되는 것과 내적으로 억압되는 것 간에 균형을 이루는지를 말한다. 여기에는 정서적 감응성 및 통제와 통합된 인생철학 개념을 포함한다. 스트레스를 견뎌내는 능력은 강하고 융통성 있는 자아를 관련시켜서 개인이 그 스트레스를 처리하게 하고 성장할 수 있게 한다.

(4) 자율성

자율성은 자기결정, 의존과 독립의 조화, 자기행동 결과의 수용 등을 포함한다. 자율성은 자기의 결정, 행동, 사고, 감정 등을 포함하여 개인 스스로가 책임지는 것을 뜻한다. 개인은 다른 사람의 자율성과 선택의 자유도 존중할 수 있어야 한다.

(5) 현실지각

현실감각은 공감능력, 사회적 민감성, 다른 사람의 감정과 태도를 존중하는 것

등을 포함한다. 건강한 사람은 자기의 지각을 새로운 정보에 비추어서 변경할 수 있다.

(6) 주변 환경의 지배

새로운 사람과 우정관계를 이루고, 만족스런 집단생활을 하는 것 등으로 자기 주변 환경을 지배한다. 공격성, 고독, 좌절 등에 잘 대응하는 자질이 있으며, 다른 사람을 사랑하고 다른 사람으로부터 사랑을 받으며 호혜적 관계를 가진다.

2) 사티어가 제시한 조건

① 자신이 뜻하지 않았던 잘못을 한 것을 깨달았을 때, 자신의 잘못된 행동을 사과한다.

② 비판하고 평가해야 할 상황에서는 공평하고 솔직하게 비판과 평가를 한다.

③ 사람을 비난하는 것이 아니라 그 사람의 행동을 평가해야 할 때, 그 평가에는 그 사람에게 제공해야 할 새로운 방향도 포함되어 있다.

④ 강의나 설명, 방향제시 등과 같이 지적인 이야기를 할 때, 상대방에게 정확한 단어와 말의 의미로 뜻을 전하며, 동시에 현실을 수용하는 능력이 있다.

⑤ 다른 사람을 사랑하는 능력과 모든 사람과 함께 할 수 있는 능력이 있다.

⑥ 다른 사람과 대화를 할 때, 정확하게 설명하고 자연스러운 몸짓으로 자신의 감정을 잘 표현한다.

⑦ 원만함, 충만함, 개방성, 그리고 항상 생동감 있고, 활기가 넘치기 때문에 항상 상대방을 신뢰하고, 상대방이 그로 말미암아 즐거우며 살아 있다는 느낌을 준다.

⑧ 일상생활에 지쳤을 때, 이를 해소할 수 있는 삶의 지혜를 가지고 있고, 가족과의 융화와 분화를 적절히 잘 사용하여 원만한 인간관계를 유지하며,

책임을 맡고 자율적인 행동을 한다.

3) 조대경 등이 제시한 조건

(1) 자신과 다른 사람을 존중할 줄 아는 인간에 대한 자세

정신건강은 인간관계에서 관용과 칭찬 및 긍정적인 접근, 개인의 존엄성 인정과 깊은 연관을 맺고 있다.

(2) 자신과 다른 사람의 장점과 한계에 대한 이해와 수용의 자세

정신건강의 주요 원칙은 인생의 현실을 분명히 보고, 그것을 수용해야 한다는 것이다. 아무리 지적이고 우수하다고 해도 부족한 측면이 없을 수는 없다. 개인은 자신의 장점을 있는 그대로 수용하고, 자신의 한계도 받아들일 줄 알아야 한다.

(3) 모든 행동에는 원인과 결과가 있음을 이해할 줄 아는 자세

잘 적응된 사람은 자신의 행동에 대한 원인으로 다른 사람을 탓하지 않는다. 왜냐하면, 자신의 행동은 자기 선택에 의해 나타난 것이기 때문에 선택에 따른 책임이 자신에게 있다고 인정하기 때문이다.

(4) 자아실현에 대한 동기를 이해하려고 끊임없이 노력하는 자세

인간은 누구나 다양한 욕구를 지니고 있고, 그 같은 목적을 향해 살아나간다. 즉, 모든 살아 있는 유기체는 성장의 동기가 있다. 모든 유기체는 자신을 유지하고 자신의 한계 내에서 가능한 많은 것을 얻고 성장하려 한다.

2. 정신건강의 증진방법

이규태(1997)가 제시한 정신건강의 증진방법을 소개하면 다음과 같다.

- **신체건강 증진**: 건강한 신체적 소질을 타고나고, 일생 건강한 신체를 유지하는 것은 정신건강 유지와 증진에 매우 중요하다.
- **현실적인 욕구 수준**: 자신의 욕구와 능력, 환경적인 여러 요건을 살펴서 항상 객관적이고, 바른 이해를 하도록 노력해야 한다. 이를 바탕으로 하여 목표를 이룰 수 있고, 적절한 목표를 성립함으로써 불필요한 갈등이나 좌절을 피할 수 있다.
- **친밀한 대인관계**: 내면의 문제를 솔직하게 이야기할 수 있는 상대가 있는 것은 정신건강에서 매우 중요하다.
- **폭넓은 사회참여**: 다양한 사람을 만나 많은 접촉을 통해 지각 분야가 넓어진다. 이로써 더욱 폭넓은 활동이 가능하게 된다. 사회나 스스로를 더욱 객관적으로 이해할 수 있고, 사회의 흐름을 인식하게 되어 원만한 관계를 유지할 수 있는 능력이 발달한다.
- **취미생활 · 창조활동**: 시간을 유용하게 활용하고, 창조적 활동에 적극적으로 임하는 것은 건강 유지에 도움이 된다.
- **감정 · 정서의 적절한 표출**: 정신적으로 건강한 사람은 감정을 적절하게 표현할 수 있고, 결과적으로 건강을 유지시키는 데 도움이 된다.
- **혼자만의 시간**: 사람이 많은 곳이나 교통체증, 소음 등은 우리의 신경을 예민하게 만들고, 긴장을 고조시킨다. 이러한 환경은 신경쇠약까지 유발할 수 있다. 따라서 휴식은 정신건강에서 중요한 위치를 차지한다.
- **자신은 자기 인생의 주인공**: 자신의 인생을 원하는 방식으로 살아가기 위해서는 건강한 자신을 유지해야 한다. 그것은 먼저 자신의 욕구와 목표대로 삶을 살아가는 노력이 필요한 일이기도 하다.
- **초월적인 것에 대한 신뢰**: 인간은 영원한 존재도 아니고, 무한한 능력을 갖춘 동물도 아니며, 불완전하다. 따라서 종교에 대한 믿음을 가지는 것은 나약한 인간이 자신의 인생에 용기를 얻는 힘이 될 수도 있다.

제3절 정신건강에 영향을 미치는 요인

개인의 정신건강에 영향을 주는 요인은 매우 다양하며 서로 복잡하게 얽혀서 상호작용하므로, 어떤 요인이 개인의 정신건강에 어떻게 작용하는지에 관한 인과관계를 분명하게 밝히기는 거의 불가능하다. 그렇지만 여기서는 정신건강에 영향을 미치는 요인을 심리적 요인, 가족적 요인, 사회적 요인, 그리고 기타 관련 요인으로 나누어 살펴본다(나동석 외, 2010).

1. 심리적 요인

1) 자기개념

자기개념이란 사회적 환경과의 경험을 통해서 형성되는 것으로, 개인의 기본적인 본성, 독특한 속성과 전형적인 행동에 대한 신념의 집합체이다. 자기개념은 자신에 대해 품고 있는 의미, 태도, 감정 등의 총체에 관계된 개념이다. 즉, 자기 자신에 대하여 느끼고 생각하는 내용을 말한다. 다시 말하면, 한 개인이 자신을 어떻게 보고 있는지에 대한 견해를 구성하는 모든 요소를 말한다. 자기개념의 특성은 자기개념의 보존과 방어 경향, 자기개념의 변화성, 다른 사람의 관점과 감정 및 행동에 강력한 영향을 미친다.

이러한 자기개념은 크게 다음과 같은 네 가지 범주로 구분할 수 있다: ① 신체적 자기(예: 키가 크다, 잘 달린다, 날씬하다, 잘생겼다). ② 사회적 자기(예: 친구를 잘 사귄다, 모임을 싫어한다, 수줍어한다). ③ 정서적 자기(예: 쉽게 긴장한다, 화를 잘 낸다, 우울하다, 즐겁다). ④ 지적인 자기(예: 기억력이 나쁘다, 주의력이 좋다, 창의성이 있다).

2) 자기불일치

자기불일치란 자기지각에서의 불합치감을 말하는 것으로, 세 가지로 설명할 수 있다. 첫째, 실제적 자기로 자신이 실제로 가지고 있다고 믿는 속성이다. 둘째, 이상적 자기로 자신이 가졌으면 하고 바라는 속성이다. 셋째, 당위적 자기로 자신이 가지고 있어야 한다고 믿는 특질이다.

3) 자기존중감

자기존중감이란 한 개인이 그 자신에 대해서 가지는 종합적인 평가의 결과이며, 한 개인의 수많은 역할에 대한 개개인의 평가가 한데 어우러진 전체적인 평가이다. 자신을 기본적으로 좋게 느끼는 것은 높은 자기존중감을 가지고 있다는 것이다.

자기존중감이 없거나 부족할 때 나타나는 행동은 허풍이나 과장, 헐뜯기, 자기합리화, 완벽주의, 수줍음, 자기평가 절하, 방어적 순응, 외톨이 되기, 과잉성취욕구, 절대적으로 좋은 사람, 냉소적 태도 등이다. 낮은 자기존중감은 거절에 대한 불안으로 다른 사람으로부터 실제적 거절을 유발하며, 다른 사람과의 부정적 관계를 맺기 때문에 거절에 대해 불안해하며, 이러한 악순환이 되풀이된다.

4) 성격 이론

성격이란 특정한 개인이 생각하고 느끼고 행동하는 독특한 방식을 말한다. 성격은 사람의 기분·태도·의견을 포괄하며, 다른 사람과 상호작용에서 가장 뚜렷이 드러난다. 성격은 각 개인의 특징을 나타내는 선천적·후천적 행동 특성으로서, 그 사람의 주위환경과 사회집단의 관계 속에서 관찰할 수 있다.

오늘날 성격에 관한 학문적 연구는 일관성 있고 일반적으로 적용할 수 있는 성격에 대한 관점을 유지하려 하기보다는, 축적된 서로 이질적인 자료를 모아서 특정 유형을 밝혀내기 위해 기존 이론을 절충하는 태도를 취한다. 성격측정이나 평가는 인간의 특성을 정의하고, 그것을 객관적으로 측정하여 사회적 행동과 관련시키려는 노력이다.[2)]

그렇다면 성격이 사회적으로 결정될까, 아니면 유전의 영향으로 결정될까? 이에 대한 질문은 심리학에서 매우 중요한 관심사다. 이처럼 성격이 환경이냐 유전이냐의 문제가 왜 중요한가에 대한 답은 다음의 성격연구에 관한 두 가지 견해를 살펴보면 알 수 있다(박선환 외, 2008).

첫 번째 견해는 사회심리학과 사회학에 근거한 이론으로 환경이 개인의 행동양식을 결정하는 데 매우 큰 영향을 갖는다는 주장이다. 극단적으로 성격이 개인의 내부에 있는 그 '무엇'이 아니라, 다른 사람에 의해 추론되는 것이라고 강조한다. 이들에게 있어 성격연구의 문제는 성격 특성이 다른 사람에게 기인하는 사회적 과정을 밝히는 것이다. 두 번째 견해는 성격이 신경체계의 생물학적 현상과 연결고리를 가진다고 주장한다. 그들은 성격을 개인의 '내부'에 있는 실존의 생물학적 구조가 행동으로 나타난 결과로 해석한다.

성격연구는 크게 두 종류로 이루어지고 있다. 그중 하나는 성격을 단면적인 상태로 이해하려는 연구다. 이러한 연구는 성격이 어떻게 형성되고 발달하는가보다는 현재 어떤 종류의 성격 유형이 있는지에 관심이 더 많다. 대표적인 연구는 특성이다. 특성 이론에는 어떤 유형의 사람이 어떤 성격이고, 어떤 특질의 사람은 어떤 성격을 가지는가를 다루는 유형론과 특질론이 있다. 다른 하나의

2) 성격검사는 크게 성격목록표와 투사검사라는 두 가지 유형으로 나눌 수 있다. 성격목록표는 대개 수많은 질문으로 이루어져 있는데, 검사대상자는 질문에 대해 '그렇다' 또는 '아니다'로 대답해야 한다. 이런 검사는 시행하기도 쉽고 채점도 간편하며, 객관적 결과를 얻을 수 있고, 여러 개인의 검사 결과를 비교할 수도 있다. 이런 유형의 검사 가운데 가장 널리 쓰이는 것은 '미네소타 다면적 성격검사'(MMPI)이다. 투사검사는 검사대상자에게 두 가지 이상으로 해석할 수 있는 자극을 주고, 거기에 대해 말해 보라고 요구한다. 이것을 투사검사라고 부르는 이유는 검사대상자가 자극에 대해 자신의 성격을 투사한다고 여겨지기 때문이다. 투사검사 가운데 잘 알려진 것은 '로르샤흐 검사법'이다. 이 검사법에서는 검사대상자가 10개의 잉크 얼룩무늬를 보고 그 무늬에서 연상되는 것을 말로 표현해야 한다.

연구는 성격이 어떻게 형성되고 어떻게 발달하며, 그러한 성격이 생활하는 데 어떤 기능을 하는지를 알고 이해하고자 하는 과정 이론이다. 과정 이론에는 무의식과 어린 시절의 경험을 강조하는 정신분석 이론, 개인과 환경과의 상호작용을 강조하는 행동주의적 관점의 사회학습 이론, 개인의 주관적 경험과 자기실현을 강조하는 인본주의 이론 등이 있다.

5) 성격 특성

(1) 감각추구 성향

높은 감각추구의 성향을 가진 사람은 쉽게 지루함을 느끼고 끊임없이 새로운 도전을 필요로 한다. 예를 들면, 쾌속운전, 잦은 여행, 도박, 파티, 약물, 다양한 성 파트너, 최면과 같은 신기한 경험, 스카이다이빙 같은 스릴을 경험함으로써 욕구를 만족시킨다(Zuckerman, 1979, 한국심리학회, 1997 재인용).

(2) A형 성격과 B형 성격

프리드만과 로젠만(Friedman & Rosenman)이 『A형 행동과 당신의 심장(Type A Behavior and Your Heart)』이라는 책을 1974년에 출판하면서 심장병을 유발하는 주요 심리적 요인으로 A형 행동이 처음으로 알려지게 되었다(오세진 외, 2010).

A형 성격은 일할 때 지나치게 경쟁적이고 공격적이며, 일이 조금이라도 뜻대로 안 되면 쉽게 짜증과 화를 낸다. 또한, 항시 서두르며 늘 시간에 쫓기듯 살고, 말이 빠르고 격정적이며, 휴식도 없이 일을 하는 일중독(workaholic)[3]의

3) 일중독이란 오직 '일을 해야 살맛이 나는 증후군'으로, 일에 대한 집념이 상당히 강하다. 1980년대 초부터 사용하기 시작한 용어로, 일 중독증 자체는 정신과적인 병명은 아니다. 여러 원인이 있지만 보통 경제력에 대해 강박관념을 가지고 있는 사람, 완벽을 추구하거나 성취지향적인 사람, 자신의 능력을 과장되게 생각하는 사람, 배우자로부터 도피하려는 성향이 강한 사람, 외적인 억압으로 말미암아 일을 해야만 한다고 정신이 변한 사람 등에게 나타나는 경향이 있다. 이 증후군을 가진 사람의 특징은 일을 하지 않으면 불안해하고 외로움을 느끼며, 자신의 가치가 떨어진다고 생각한다는 것. 덕분에 주변 사람들이 피곤해지는 경향이 있다.

특성을 보인다. A형은 매사에 노력을 쏟고 경쟁적 성격의 소유자임에도 세일즈맨이나 중간관리자로서는 우수하나, 회사의 최고경영층이 되는 경우가 드물다.

반면, B형 성격은 시간관념이 없고 자만하지 않으며, 문제의식을 느끼지 않고 온전한 방법을 택한다. 또한, 느긋하고 승부에 집착하지 않고 마감시간에 대한 압박감이 없고 서두르지 않는다. 이처럼 여유 있고 느긋하고 편안하며, 차분하고 인내심이 많은 특성을 보이는 B형이 회사의 최고경영층이 될 가능성이 높다(오세진 외, 2010).

(3) C형 성격

C형 성격은 A형과 달리 매우 협조적이고 유화적이며, 다른 사람의 욕구를 충족시켜 주기 위해 자신의 욕구를 포기한다. 또한, 분노와 같은 부정적 정서표현이나 자기주장을 자제하고, 양보와 수용하는 경향이 높은 행동 특성을 나타낸다.

암으로 말미암은 사망자의 46.2%가 C형 성격으로 밝혀져(Grossarth-Maticeket et al., 1988, 이현수, 1996 재인용), 이를 암 유발성 성격이라고도 부른다. C형 성격은 관상성 심장질환과 관련이 높은 A형 성격과 구분하기 위해 붙여진 명칭이다(Eysenck, 1991, 이인혜, 1999 재인용).

(4) 피터팬 신드롬(PPS) 평가지

피터팬 신드롬(PPS) 평가지는 자아가 얼마나 성숙했는지를 알아보기 위한 테스트이다. 그에 따른 성취감을 느끼려는 성숙한 자아가 발달하게 된다. 그러나 어떤 사람은 어린아이와 같이 자신의 역할 수행하기를 거부하고 어른으로서의 책임감을 회피하려는 경향을 나타낸다. 이 테스트는 이러한 성격의 소유자를 구분해 준다.

2. 가족적 요인

가족적 요인에서 가족을 바라보는 시각을 체계론적 시각으로 가져야 하는 중요성과 의미를 이해해야 한다. 가족을 사회체계로서 이해하는 데 필요한 개념을 소개하면 다음과 같다. 첫째, 기능적 혹은 역기능적 가족체계, 둘째, 가족의 항상성, 셋째, 가족규칙, 넷째, 가족신화, 다섯째, 가족 내 하위체계, 여섯째, 가족의 경계로 설명한다. 또한, 정신장애인의 재입원은 정신장애인이 퇴원하여 함께 살게 되는 집단의 유형과 가정에서 가족구성원과 접촉하는 양과 관련이 있는 것으로 나타났다.

3. 사회적 요인

스트레스 사건의 영향으로부터 자신을 보호하고 생활사건의 부정적 영향을 완화하는 사회적 지지의 이해가 매우 중요하다. 특히 사회적 요인이 가장 잘 나타나는 정신건강의 문제로 우울증을 예로 들 수 있다.

브라운과 하리스(Brown & Harris, 1978)는 여성이 우울증에 많이 걸리는 현상을 다음과 같이 제시하였다.

- 11세 이전에 어머니와 헤어지는 상실을 경험한 때
- 14세 이하의 자녀가 3명 이상 있을 때
- 배우자와 신뢰관계가 없을 때
- 유급노동이 없을 때

저소득층 여성은 중산층 여성보다 우울증에 걸릴 가능성이 4배나 높고, 사회적 지지는 여성을 스트레스를 주는 생활사건의 영향으로부터 보호하거나 생활

사건의 부정적인 영향을 완화시킬 수 있다. 의료모델에서 개인은 질병을 가지고 있느냐 혹은 가지고 있지 않느냐 하는 방식으로 문제를 이해한다. 예컨대 암을 발달단계에 따라 분류하기는 하지만, 암이 미약하거나 심각하다고 말하지는 않는다. 반면, 장애를 연속선상으로 보는 치료자들은 엄격한 진단을 내리는 것에 대해서는 그다지 관심을 가지지 않는다.

DSM(정신장애의 진단 및 통계 편람)[4]을 근거로 하는 정신의학적 진단에서의 기준은 이론적인 기반으로 이루어지지 않아 많은 경우에서 진단을 가르는 선이 명확하지 않다. 예를 들면, 주요 우울증의 경우 2주일 동안 9가지 증상 중에 5가지를 충족해야 하는데, 적어도 이들 증상 중의 1가지는 '우울한 무드'나 '관심이나 즐거움의 상실'이다. 그 외에도 자살을 시도하거나 자살에 대한 구체적인 계획을 세우는 것에서부터 불면증, 체중 감소나 증가 등 증상이 광범위하다 (Horwitz & Scheid, 1999).

장애를 연속선상으로 이해하는 전문가는 우울증을 미약한 데에서부터 심각한 상태에까지 보고 있어서, 개인은 생물학적인 취약성, 생활 스트레스 요인, 사회적 지지, 대처 능력, 치료적 개입 등의 여러 요인에 따라 그러한 연속선상을 옮겨갈 수 있다고 본다. 그리하여 스트레스를 감소시키기 위해서 초기 개입을 시행하고, 사회적 지지를 제공하고, 효과적인 대처전략을 사용함으로써 개인이 더 심각하고 복잡한 우울증으로 진전되는 것을 예방한다.

반면, 질병 개념을 옹호하는 치료자는 주요 우울증의 원인을 덜 심각한 우울 상태의 원인과 다르다고 본다. 특정 유형의 정서장애는 질병모델의 적용이 더 적절할 수 있다. 예컨대 양극성 정동장애는 주요 우울증과 비교하여 생물학적

4) 『Diagnostic and Statistical Manual of Mental Disorders』는 정신질환을 진단하고 분류하기 위해 전 세계 수백 명의 전문가가 10년 이상에 걸친 노력으로 만든 매뉴얼로서 정신질환을 진단, 치료하고 연구를 개선하기 위해 정신질환을 정의하고 분류시켜 놓은 권위 있는 책이다. 우리나라에서는 현재 제4판(DSM-IV) 『정신장애의 진단 및 통계 편람』(하나의학사, 1995)이 번역·출판되어 있다.

기반이 더 강하고, 환경적인 스트레스 요인과는 무관하게 나타난다. 그러나 주요 우울증은 사회적 지지가 없고, 다른 보호적 환경 여건이 주어지지 않을 때 나타날 수 있다(Horwitz & Scheid, 1999).

4. 기타 관련 요인

1) 생물학적 요인

유전은 임신된 순간에 자녀에게 부모로부터 생물학적 형질이 전수되는 것을 말한다. 개개인의 인간적 특성은 유전자와 환경 사이의 상호작용 결과이기는 하나, 그 특성이 유전인자의 결합으로 나타날 때에는 유전된 것으로 간주하는 것이 통례다. 그러나 유전은 선천적이란 말과는 엄격히 구별되어야 한다. 선천적이란 유전인자에 의한 것이 아니라, 태내 환경에 의한 것도 지칭하는 말이다(임승권, 1993).

흔히 유전이라는 말을 사용할 때에는 완전히 고정되어 버려 움직일 수 없다는 의미를 가지고 있는 것처럼 생각하기 쉬우나, 유전화 예후를 반드시 연결시켜 생각할 필요는 없다. 유전에 관한 연구의 역사는 매우 길다. 지금까지 알려진 바에 의하면, 시각과 청각장애는 멘델의 유전법칙에 의해 결정되며, 여러 가지 크고 작은 결함도 유전인자와 밀접한 관계가 있다. 후각, 촉각, 통각의 차이도 유전적으로 결정되며, 일반적 지능은 높으면서도 읽고 쓰는 능력에 결함이 있는 난독증도 유전적인 바탕에 기인한다. 근육 위축, 신경 위축과 같은 장애는 모두 단일 유전자에 의해 결정되며, 단일 유전자는 지능이나 감정의 장애보다는 감각과 운동기능의 장애와 밀접한 관계가 있다.

간질도 부분적으로 유전된다. 간질 발작은 뇌 구조상의 병리작용으로 일어나지만, 대뇌 기능상에 병리 현상이 없이 일어나는 수도 있다. 간질은 보통 발작성 간질과 증후성 간질로 구분되는데, 전자는 유전적 요소가 다분히 내포되어 있으나, 후자는 그렇지 않다. 언어기능의 장애, 지적 장애, 정서적 장애의 증후를 수반하는 무도병[5)]은 한 개의 우성 유전인자에 의해서 유전된다. 그러나 정신장애에 유전적 소질이 어떠한 영향을 주는지에 대해서는 아직 뚜렷한 결론에 이르지 못하고 있다.

2) 종교적 요인

종교활동은 육체적 건강을 저해하는 스트레스를 감소시키고, 내분비기제나 면역기제를 통해 신체적 질병을 감소시키기까지 할 수 있다. 그렇지만 이러한 과정은 단시간에 이루어지는 것이 아니라 오랜 시간이 필요하며, 종교가 신체적 건강에 관계된다고 하는 것을 밝히기는 대단히 어렵다. 하지만 조사결과에 의하면, 종교가 신체적 건강과 관계가 있는 것으로 나타나고 있다. 즉, 종교집회에 참석하는 사람은 그렇지 않은 사람보다 고혈압 환자가 적었고, 스트레스 수준이 완화되는 것으로 나타났다. 또한, 노인 환자가 신체적 질병에 직면했을 때, 종교를 가진 노인이 그렇지 않은 노인보다 훨씬 덜 스트레스를 받았고 덜 우울해하는 것으로 나타났다(맹용길, 1998).

정신건강과 종교 간의 관계는 육체적 질병과 종교의 관계보다 더욱 확실한 관계가 있다는 증거가 있다. 백인 중산층 노인에 대한 연구에서 연구대상자의 약 45%가 삶에서 정신적으로 대처하는 능력을 갖추게 하는 데에 종교가 도움을

5) 무도병(chorea)이란 신체 여러 부분의 근육군이 불규칙적·불수의적(不隨意的)·무목적적인 운동을 하는 것이 특징인 신경계 질환을 말한다. 주요한 것으로는 시드넘무도병(Sydenham's chorea: 또는 성 비투스[St. Vitus]의 춤)과 헌팅턴무도병(Huntington's chorea)이 있다. 시드넘무도병은 류머트열과 관련이 있으며, 다른 무도병들과 구별하기 위하여 소무도병(小舞蹈病, chorea minor)·전염성무도병·류머트무도병이라고도 한다. 성 비투스의 춤이라는 명칭은 중세 후반기에 이 질병에 걸린 사람들이 이 병의 치유력(治癒力)을 가지고 있다고 믿은 성 비투스의 예배에 참석한 데서 유래했다. 헌팅턴무도병은 헌팅턴병 또는 우디거트리병(Woody Guthrie disease)이라고도 하며 상당히 희귀하고 치명적인 유전병이다.

주었다고 대답하였다. 또 다른 연구에서는 종교적 활동 가운데서도 기도, 성경 읽기, 교역자로부터 도움을 받는 것 등이 개인으로 하여금 대처 능력을 발휘하게 하였다고 대답하였다. 또한, 나이가 들수록 정신건강과 종교 간에 정적인 상관관계가 있는 것으로 보인다(맹용길, 1998).

3) 물리적 환경 요인

물리적 환경은 생태학적 측면과 환경학적 측면의 두 가지 측면에서 그 의미를 살펴볼 수가 있다. 생태학적인 측면에서는 유기체에 밀접하게 관련되는 물리적 현상과 유기체 사이에 관련되는 경험현상으로 구별된다. 즉, 순수한 물리적 환경 변인과 인간과의 상호작용에 따라 인간이 영향받을 가능성을 시사하는 것이다. 환경학적 측면은 사회적 환경과 물리적 환경으로 구별되며, 물리적 환경은 다시 자연환경과 인공환경으로 분류할 수 있다. 여기서 인공환경은 인간이 그 환경에 적응하도록 제약한다고 볼 수 있고, 인간의 의식, 태도, 정신건강 등에 영향을 미치는 외적 요인으로 작용할 수 있다.

정신장애란 무엇인가?

C/H/A/P/T/E/R 02

• 학/습/목/표 •

- 정신장애의 개념을 이해하고, 설명할 수 있다.
- 국제질병분류(ICD)를 이해를 이해하고, 설명할 수 있다.
- 정신장애의 진단 및 통계편람(DSM)을 이해하고, 설명할 수 있다.

제1절 정신장애의 개념

정신장애란 무엇일까? 정신장애의 개념은 단순히 병리학적인 용어로만 규정되는 것이 아니라, 사회역사적 개념이다. 정신장애는 정신병(psychosis)과 정신질환(mental illness)의 개념을 포괄하는 용어다. 정신장애란 중요한 기능 부위의 손상이나 고통스러운 증상과 관련된 심리적·행동적 증상이 나타나는 질환의 총칭을 말한다. 즉, 정신장애는 사고, 감정, 행동이 병리학적으로 특징지어지는 장애를 일컫는다. 정신질환과는 달리 정신장애는 질병 자체의 활발한 진행 외에도 질병으로 말미암은 기타 기능의 파손까지를 포함한다. 따라서 질병의 증상이 없어진 후에도 질병 이전의 상태로 복귀하지 못하게 되는 경우에도 해당하는데, 만성정신장애가 여기에 속한다.

이 용어가 배제하려고 의도한 '정상'이나 '건강한' 정신상태 혹은 행동과 정신장애를 분명하게 구별 짓는 정의는 없다. 더군다나 사회적·문화적 규범이 각국마다 다르므로, 문화에 따라 정의도 약간씩 다를 수밖에 없다. 개인과 사회 사이의 혼란이나 갈등은 그 자체가 정신장애라기보다는 개인이 사회의 규범을 일탈한 것이라고 보는 편이 나을 것이다. 정신장애는 증상·정도·과정·결과·치료 효과 등이 상당히 다르다. 이 질환은 개인의 즐거움·정서·태도·직업·성생활·가족·결혼생활·인간관계·재정문제 관리 등을 포함해 개인 생활의 모든 면에, 또는 일부에 해로운 영향을 끼칠 수 있다.

정신장애 대부분은 광범위하게 신경증과 정신병으로 분류할 수 있다. 정신병은 망상, 환각, 사고과정의 장애, 판단력과 통찰력의 심한 손상, 현실을 객관적으로 판단하지 못하는 무능력 등의 심한 증상이 있는 주요 정신질환이다. 정신병은 기질적 또는 기능적 정신병으로 분류할 수 있다. 알츠하이머병 등은 기질적 정신병에 속하고, 조현병(정신분열병)[6]과 조울증은 기능적 정신병에 속한다. 즉, 이 경우에는 생화학적 이상 상태가 있기는 해도 두드러진 유기적 증거가 보이지 않는다.

우리나라 「장애인복지법(법률 제11977호, 2013. 7. 30)」 제2조 제2항 제2호

---

6) 조현병은 과거 정신분열병이란 명칭 때문에 환자들에게 사회적 낙인과 편견을 주었고, 치료를 피하는 원인으로 작용하였다. 이에 대한신경정신의학회와 대한정신분열병학회는 2007년부터 병명 개정 작업을 추진했고, 2011년 말 국회를 통과했다. 병명이 조현병으로 바뀌면서 대한정신분열병학회의 명칭도 대한조현병학회로 바뀌었다. 조현(調絃)은 '현악기의 줄을 고르다.'라는 뜻으로, 병으로 말미암은 정신적 부조화를 치료해 조화롭게 하면 현악기가 좋은 소리를 내듯 정상적인 생활을 할 수 있다는 의미를 담고 있다. 또한, 조현병이 뇌신경망 이상에서 발병한다는 것과 관련, 뇌신경망을 적절하게 조율해야 한다는 뜻도 담겨있다. 영문 병명은 기존 'Schizophrenia'에서 'Attunement disorder'로 바꿔 쓴다.

에 의하면, "정신적 장애란 발달장애 또는 정신 질환으로 발생하는 장애"를 말한다. 즉, 정신장애인은 진단상으로는 일과성 기질적(organic: 생물학적 문제에 기인하는 것) 정신병 상태를 제외한 모든 기질적 정신병 상태, 기타 정신병, 인격장애, 성도착 및 성적 장애, 정신발육 지연(정신지체) 등을 지닌 자로서, 일상생활에서의 역할수행(개인적, 가족 내외적)에 장애를 갖고 있으며, 그 지속기간이 적어도 6개월 이상인 사람을 말한다.

미국정신의학회의 DSM-V[7)]에서 '정신장애'라는 용어는 이원론적인 '정신장애'와 '신체장애'의 구별을 함축하고 있다. 일부 정확한 문헌에는 '정신장애'에는 '신체적' 요소가 많이 있고, '신체장애'에는 '정신적' 요소가 많이 있다고 기록하고 있다. 정신장애라는 용어의 사용은 문제를 해결하기보다 문제를 제기하고 있는데, 그럼에도 DSM-V에서는 적절하게 바꿀 만한 용어를 찾지 못했기 때문에 이 용어를 사용하고 있다.

아직까지 어떠한 정의도 적절하게 '정신장애'의 개념에 대한 정확한 경계선을 제공할 수 없음을 인정해야 한다. 다른 의학이나 과학에서의 개념처럼 정신장애의 개념 역시 모든 상황을 포괄하는 일관된 조작적 정의가 없다. 모든 의학적 상태는 다양한 수준의 개념 추출에 따라 정의된다. 예를 들면, 구조적 병리학(예: 궤양성 대장염), 증상 출현(예: 편두통), 생리적 규준에서의 이탈(예: 고혈압), 원인론(예: 구균성 폐렴) 등이다. 이와 마찬가지로 정신장애 역시 다양한 개념에 의해 정의되어 왔다(예: 고통, 통제장애, 손상, 무능력, 비융통성, 비합리성, 증후군 양상, 원인론, 통계적 이탈 등). 이들은 각 정신장애에 대한 유용한 지침이지만, 어떤 것도 개념 수준에 도달하지 못함으로써 특정 상황에 대한 특정 정의가 요구되고 있다.

정신장애는 개인에게 발생하고 있는 임상적으로 중요한 행동적, 심리적 증후군이나 양상으로서, 이러한 증후군이나 양상은 현재의 고통(예: 고통스러운

7) 『Diagnostic and Statistical Manual of Mental Disorders』 제5판을 뜻한다.

증상)이나 무능력(예: 한 가지 이상의 중요한 기능 영역의 손상)을 동반하거나, 고통스러운 죽음이나 통증, 무능력 혹은 자유의 상실위험을 증가시키게 된다. 그리고 이러한 증상이나 양상이 어떤 특정한 사건(예: 사랑하는 사람의 죽음)에 대해 기대할 만하고 문화적으로 허용되는 반응이어서는 안 된다. 이러한 증상이나 양상의 원인이 무엇이든지 간에 현재 개인에게 행동적, 심리적, 생물적 기능장애가 나타나고 있어야 한다. 이탈된 행동(예: 정치적, 종교적, 성적)이나 갈등(주로 개인과 사회 간에 일어나는)이 개인에게 기능장애의 증상을 초래하고 있지 않으면, 그 어느 것도 정신장애라고 정의되지 않는다(American Psychiatric Association, 이근후 외 역, 1995).

따라서 정신장애는 뇌의 기능적 혹은 기질적 손상과 사회 심리적 요인에 의해 발생한 정신질환으로, 정신적 기능의 상실 혹은 이상을 의미하는 물리적 손상과 정신적 기능상실에 따른 정상적인 일상생활의 제한을 의미하는 기능적 결함에 의하여 개인에게 초래되는 사회적 불리(handicap)[8]를 포함하는 포괄적인 용어다. 즉, 조현병(정신분열병)이나 조울증과 같은 기능적 정신질환, 지적장애와 노인성 치매와 같은 기질적 정신질환, 약물남용이나 성폭력 피해 등으로 말미암은 정신건강의 손상을 통해 발생한 정신질환은 일상생활과 직업 기능을 포함한 사회생활에 제한이 발생한다는 것을 의미한다고 볼 수 있다.

8) 사회적 불리란 기능장애나 능력 저하의 결과로 개인에게 나타나는 불리 때문에 그 개인의 특성에 따라서 그의 임무를 수행하는 데 제한을 받거나 지장을 초래하는 경우를 말한다. 예컨대 휠체어를 타고 다니는 장애인은 지하철을 타기 어렵겠지만, 지하철에 엘리베이터가 있다면 더 쉽게 이용할 수 있다. 장애인에게 차별과 편견이 적은 사회에서 장애인은 사회적 불리를 훨씬 덜 느낀다.

참고자료 2-1 **메간 폭스 "저 정신병 있는 여자예요" 깜짝 고백**

할리우드 최고의 섹시스타로 손꼽히는 배우 메간 폭스(24)가 미국의 한 잡지와 한 인터뷰에서 "정신병을 앓고 있다."라고 고백해 관심이 쏠리고 있다. 그녀가 깜짝 고백한 정신병의 정체는 다름 아닌 강박 장애. 이 증상 때문에 그녀는 공공화장실이나 식당의 포크와 나이프 등을 사용하지 못한다고 말했다.

폭스는 "병에 가까울 만큼의 증상을 보인다. 더는 개선될 여지가 없다."라면서 "누군가가 사용한 화장실이나 욕실을 보면 박테리아가 사방에 득실거린다고 생각된다."라고 어려움을 토로했다. 이어 "내 입에 들어가는 포크가 수만 명의 입을 들어갔다 나온 것일 텐데, 그렇다면 포크에 붙은 세균들이 모두 내 입속으로 들어오는 것 아니냐"라며 과민반응을 보였다. 그녀는 "죽기 직전까지 굶다가 결국은 내가 직접 요리를 해 먹는다. 내 생각엔 먹지 않고 일주일은 충분히 견딜 수 있을 것 같다."라고 말했다.

영화 '트랜스포머'로 월드스타 자리에 올라선 메간 폭스는 현재 할리우드에서 가장 섹시하고 몸값이 높은 배우로서 바쁜 활동을 이어나가고 있다.

출처: 서울신문(2010. 5. 19), 송혜민 기자.

제2절 정신장애의 분류

오늘날 보편적으로 사용되는 정신장애의 진단체계는 두 가지가 있다. 하나는 세계보건기구(WHO)에서 제정하여 국제적으로 통용되는 '국제질병분류(ICD: International Classification of Diseases)'에 포함된 정신장애진단분류 방식이고, 다른 한 가지는 미국정신의학회에서 제정한 '정신장애의 진단 및 통계편람(DSM: Diagnostic and Statistical Manual of Mental Disorders)'이다.

1. ICD-10에 따른 정신장애 분류

ICD-10은 세계보건기구가 1992년에 제정한 국제질병분류 10번째 개정판이다. 1853년에 최초로 인간의 사망원인을 보고하는 국제협의 모임을 계기로 1983년에 국제질병분류 모델의 채택이 건의되었고, 1900년에 ICD-1이 출간되었다. 그 후 개정을 거듭하다가 1938년에 인간의 정신적 질병을 포함시킨 ICD-5가 출간되었다. 1992년에 나온 ICD-10에는 정신질환을 크게 기질적 정신병, 기타 정신병, 신경증적 장애와 인격장애 및 기타 비정신병적 장애, 지적장애로 구분하고 있다. ICD-10에 의한 정신장애 분류는 큰 범주별로 〈표 2-1〉과 같다. ICD-10과 DSM-V와의 관련성을 고려할 때 가장 큰 문제점은 분류 및 진단체계의 방식이다. 즉, 정신장애의 분류 및 진단체계가 서로 일치되지 못하고 있어서 여러 가지 혼선이 발생하고 있다. 이러한 혼선을 극복하고 분류 및 진단체계의 신뢰도와 타당도를 높이기 위하여 1992년에 ICD-10, 1994년에 DSM-IV가 출간되어 어느 정도 보완이 이루어지게 되었다. 그럼에도 불구하고 DSM-IV에 있는 진단부호와 용어들이 ICD-10과 많은 부분에서 양립되거나 다른 영어로 표기되어 있기 때문에 많은 혼란을 초래할 수 있다는 점이 거론되고 있다.

〈표 2-1〉 국제질병분류(ICD-10)에 따른 정신장애 분류

코드	분류
F00~F09	증상을 포함한 기질성 정신장애
F10~F19	정신활성 물질 사용으로 인한 정신 및 행동장애
F20~F29	조현병(정신분열병), 정신분열형 및 망상장애
F30~F39	기분장애
F40~F49	신경증적 스트레스 관련 및 신체형 장애
F50~F59	생리적 장애 및 신체적 요인과 관련된 행동증후군

코 드	분 류
F60~F69	성인인격 및 행동장애
F70~F79	지적장애
F80~F89	정신발달의 장애
F90~F98	소아기 및 청소년기에 흔히 발병하는 행동 및 정서장애
F99	비특정장애

출처: WHO(2007). International Classification of Diseases 10th revision; 이준우·최희철(2011), 정신건강론, p.31.

2. DSM-V에 따른 정신장애 분류

정신장애의 진단 및 통계편람(DSM)은 세계적으로 가장 많은 임상가와 연구자가 사용하는 정신장애 분류체계라고 할 수 있다. 1952년에 DSM이 처음 발행된 이후 몇 차례의 개정을 거쳐 1994년에 미국정신의학회에서 네 번째 개정판인 DSM-IV가 발표되었고, 다시 2000년에 DSM-IV-TR(Text revision, 개정판)이, 드디어 2013년에 최신 개정판인 DSM-V가 나왔다. DSM-V는 다축체계를 사용하여 평가하도록 되어 있는데, 축 I은 임상적 장애로 임상적 관심의 초점이 되는 기타 상태를 말하며, 축 II는 인격장애 및 지적장애, 축 III은 일반적인 의학적 상태, 축 IV는 심리·사회적 환경적 문제, 축 V는 전반적인 기능평가에서 정신장애에 대한 다양한 정보를 수집하여 진단하도록 되어 있다.

DSM-V에 따른 정신장애 진단분류는 〈표 2-2〉에서 보는 바와 같이 17개의 영역으로 범주화되어 있으며, 영역별 구체적인 사항은 다음과 같다.

〈표 2-2〉 정신장애의 진단 및 통계편람 제5판(DSM-V)에 따른 정신장애 분류

1. 유아기, 아동기, 청소년기에 처음으로 진단되는 장애
2. 섬망, 치매, 기억상실장애 및 기타 인지적 장애
3. 일반적인 의학적 상태로 인한 정신장애
4. 물질 관련 장애
5. 조현병(정신분열병)과 기타 정신증적 장애
6. 기분장애
7. 불안장애
8. 신체형장애
9. 허위성장애
10. 해리성장애
11. 성적 장애 및 성정체감장애
12. 섭식장애
13. 수면장애
14. 충동조절장애
15. 적응장애
16. 인격장애
17. 임상적 관심의 초점이 될 수 있는 기타 장애

1) 유아기, 아동기, 청소년기에 처음으로 진단되는 장애

유아기, 아동기, 청소년기에 흔히 처음으로 진단되는 장애를 하나의 독립적인 장으로 분리해서 제시하는 것은 단순히 편리함 때문이지, 아동의 장애와 성인의 장애 사이에 어떤 명확한 구분이 있어서 그런 것은 아니다. 여기에서 다루는 여러 장애는 아동기나 청소년기에 임상적으로 관심을 받게 되지만, 종종 성인기가 되어서 발생하는 경우도 있다.

(1) 지적장애(mental retardation)

지적장애는 평균 이하(IQ70 미만)의 지적 기능과 사회적 기능에 있어 적응 행동의 결함이 동시에 존재하는 것을 뜻하며, 이러한 현상이 18세 이전의 발달기 동

안에 나타나는 것을 말한다.

(2) 학습장애(learning disorder)

학습장애는 정상적인 지능과 신체 상태를 가지고 있으면서도 듣기, 말하기, 읽기, 쓰기, 추리 또는 계산능력에 심각한 문제가 나타나는 여러 장애를 말한다.

(3) 운동기술장애(motor skills disorder)

운동기술장애는 일상적인 활동에 지장을 주는 운동협응능력, 비정상적인 불수의적 동작, 상동증[9]적인 동작 문제가 현저하게 나타나는 것이 특징이다. 이 장애를 가지고 있는 경우 일반적인 의학적 상태와는 관계없이 학업성취나 일상생활에서 심한 지장을 초래하며 학습장애, 주의력 결핍, 과잉 운동장애 등을 동반할 수 있다.

(4) 의사소통장애(communication disorder)

의사소통장애는 음을 듣고 청취하는 능력, 음을 만드는 능력, 언어를 구사하는 능력에 심한 장애를 보임으로서, 정보를 전달하는 사람과 이를 수용하는 사람 사이에 정보 전달이 원만치 않은 경우이다. 여기에는 표현성 언어장애, 혼재 수용 - 표현성 언어장애, 음성학적 장애(발달성 구음장애), 말 더듬기, 달리 분류되지 않는 의사소통장애가 있다.

(5) 전반적(광범위성) 발달장애(pervasive developmental disorder)

자폐증을 조현병(정신분열병)으로부터 더 뚜렷하게 구분하기 위한 분류이다. 전반적 발달장애는 생후 5개월까지는 정상발달하나 6~24개월 사이에 뇌장애가 발생하면서 정신운동지체와 운동실조를 보인다. 곧 발달의 여러 분야, 즉 사회적

9) 상동증(stereotypy)이란 정신적, 신경적 이상으로 같은 말이나 동작을 반복하거나 오래가는 증상을 말한다.

인 상호작용과 의사소통기술에 있어서 심각하고 광범위한 장애가 있거나 상동증적인 행동 및 관심, 활동이 있는 것이 특징이다. 이 장애에는 자폐증(autistic disorder), 레트장애(rett's disorder), 아동기 붕괴성 장애(childhood disintegrative disorder), 아스퍼거 장애(asperger's disorder), 달리 분류되지 않는 전반적(광범위성) 발달장애가 포함되어 있다.

(6) 주의력 결핍 및 파괴적 행동장애(attention deficit and disruptivedisorder)

주의력 결핍 및 파괴적 행동장애는 소아나 청소년이 나타내는 주의집중력의 문제, 과잉행동의 문제, 파괴적이고 공격적인 비행의 문제 등이 포함되어 있으며, 세 가지 하위 장애로 구분된다. 주의력 결핍 및 과잉행동장애(attention-deficit hyperactivity disorder: ADHD)는 주의집중에 어려움을 나타내며 매우 산만하고 부주의한 행동을 나타낼 뿐만 아니라 자신의 행동을 적절히 통제하지 못하고 충동적인 과잉행동을 나타내는 경우에 진단된다. 행위장애(conduct disorder)는 난폭한 행동, 방화, 도둑질, 거짓말, 가출 등 타인의 권리를 침해하거나 다른 사람에게 불안감을 주는 사회적으로 용납될 수 없는 행위를 습관적으로 범하는 경우를 말한다. 그리고 적대적인 반항성 장애(oppositional defiant disorder)가 있는데 거부적이고 적대적이며 도전적인 행동을 지나치게 많이 나타내는 경우를 말한다.

(7) 유아기 또는 초기 아동기의 급식(feeding)과 섭식장애(eating disorder)

6세 이하의 아동이 지속해서 적절히 먹지 못하여 최소한 한 달이 지나도 체중이 늘지 않거나, 현저한 체중감소가 나타난 경우이며, 안절부절못하며 먹는 동안에 달래기가 어렵다. 정서적으로 무감각하며, 위축되어 있고 발달지체를 보이는 경우가 많다. 수면과 각성의 불규칙성과 빈번한 음식역류를 나타낸다. 이 장애의 종류에는 1개월 동안 흙, 쓰레기, 종이, 머리카락 등의 비영양성 물질을 먹는 것으로 지적장애와 관련된 이식증(pica)과 음식물을 반복해서 다시 씹는 반추행위를 지속적이고 반복적으로 행하는 반추장애(rumination disorder)가 있다. 반추행위를 하는 사이에 일반적으로 안절부절못하고 배고파한다. 많은 양의 음식물을 섭취해도 먹은 후 토하므로 영양실조가 일어날 수 있다.

(8) 배설장애(elimination disorder)

배변훈련이 끝나게 되는 5세 이상의 아동이 신체적인 이상이 없음에도 불구하고 옷이나 침구에 반복적으로 소변을 보는 경우인 유뇨증(enuresis)과 4세 이상의 아동이 대변을 적절치 않은 곳에 반복적으로 배설하는 경우인 유분증(encopresis)이 있다. 유분증은 유뇨증과 함께 나타나기도 한다.

(9) 틱장애(tic disorder)

틱장애는 갑작스럽고 빠르게, 반복적으로 불규칙하게 움직이는 상동적인 운동이나 음성을 나타내는 것이다. 단순 근육틱은 모든 틱장애의 초기증상으로 가장 흔히 발견되는 증상인데 눈 깜빡거림, 눈알 움직임, 얼굴 찡그림, 머리 흔들기 등의 형태로 나타난다. 복합 근육틱에는 자신을 치는 행동, 갑자기 뛰어오르는 행동, 물건을 던지는 행동 등이 포함된다. 단순 음성틱에는 가래 뱉는 소리, 킁킁거리는 소리, 빠는 소리, 침 뱉는 소리 등이 포함된다. 복합 음성틱에는 사회적인 상황과 전혀 관계가 없는 단어, 구, 절 또는 문장이 포함되는데, "옳아", "다시 말해", "그만해", "입 닥쳐" 등의 형태로 표현되며, 반향어(앵무새처럼 따라하는 말) 또는 외설증으로도 표현된다.

(10) 유아기, 아동기, 청소년기의 기타 장애

기타 장애로 다섯 가지 하위 범주가 있는데, 분리불안장애(separation anxiety disorder), 선택적 함구증(selective mutism), 반응성 애착장애(reactive attachment disorder), 상동증적 운동장애(stereotypic movement disorder), 달리 분류되지 않는 유아기·아동기·청소년기의 장애 등으로 구분될 수 있다.

2) 섬망, 치매, 기억상실장애 및 기타 인지적 장애

인지적 장애(cognitive disorder)는 의식, 기억, 언어, 판단 등의 인지적 기능에 심각한 결손이 새롭게 나타나는 경우를 뜻한다. 이러한 장애는 신체적 질병이나 약물에 의해서 발생할 수 있다. 주된 인지적 장애에는 섬망, 치매, 기억상실장애 등이 있다.

(1) 섬망(delirium)

섬망은 급성 뇌증후군과 같이 광범위한 뇌 조직의 기능 저하 탓에 단기간에 발생하는 의식장애와 인지변화가 특징이다. 즉, 의식이 희미해지고 주의집중과 전환능력이 현저하게 감소될 뿐만 아니라 기억, 언어, 현실 판단 등의 인지기능에 장애가 나타나는 경우를 말한다. 여기에는 흔히 안절부절못함, 과잉행동이나 행동 저하, 불안, 공포, 우울, 그리고 무감동 등의 정신운동장애가 동반된다.

(2) 치매(dementia)

치매는 기억력 장애를 포함한 복합적인 인지결손으로 인지적 기능이 서서히 퇴화하여 지능, 의지, 기억 등 정신적인 능력이 현저하게 감퇴된 경우를 말한다. 기억력이 현저하게 저하되고 언어나 운동기능이 감퇴하며 물체를 알아보지 못하고 일상생활에 필요한 여러 가지 적응능력이 전반적으로 손상된다.

(3) 기억상실장애(amnestic disorder)

기억상실장애는 지적 기능의 장애 없이 정상적인 의식 상태에서 장기와 단기 기억력장애를 나타내는 질병이다. 여기에는 새로운 기억을 학습하지 못하거나 과거에 배운 지식을 회상하지 못하는 등의 기억손상이 주된 증거이다. 흔히 뇌 손상이나 퇴화, 쇼크, 피로, 노쇠, 고령, 약물 사용, 알코올 중독, 질병, 마취, 정신신경증적 장애 때문에 기억을 잃는다. 이 경우에는 증상이 신체적 질병이나 물질에 의해 유발되었다는 확실한 근거가 있어야 한다.

3) 일반적인 의학적 상태로 인한 정신장애

여기서는 일반적인 의학적 상태의 직접적인 생리적 결과라고 판단되는 정신증상을 특징으로 한다. 예를 들면, 일반적인 의학적 상태로 인한 섬망, 치매, 기억상실장애, 정신병적 상태, 기분장애, 불안장애, 성 기능 장애, 수면장애 등을 들 수 있다. 일반적인 의학적 상태는 다축진단체계에서 축 III에 기재하게 되어 있다.

4) 물질 관련 장애

물질 관련 장애는 뇌에 영향을 주어 의식이나 마음 상태를 변화시키는 물질, 즉 뇌를 변화시키는 물질의 광범위하고 불법적인 사용으로 생기는 장애로 화학물질을 섭취함으로써 중독이나 생명을 위협하는 신체적 및 정서적 문제를 일으키는 것을 말한다. 크게는 물질사용장애(substance use disorder)와 물질로 유발된 장애(substance-induced disorder)로 구분할 수 있다.

물질사용장애는 심리적으로나 신체적으로 의존하는 물질의존(substance dependence)과 의학적 사용과는 상관없이 약물을 지속해서 또는 빈번히 대량 사용하는 물질남용(substance abuse)으로 나눌 수가 있다. 물질로 유발된 장애는 과도하고 지속적인 물질복용으로 인하여 발생하는 부적응적인 행동의 변화가 특징이다. 여기에는 물질복용으로 인해 일시적으로 부적응적 증상군을 나타내는 물질중독(substance intoxication)과 물질복용을 중단함으로써 정신증, 기분장애, 불안장애, 성 기능 장애, 수면장애 등을 나타내는 물질금단(substance withdrawal)으로 나눌 수 있다.

5) 조현병(정신분열병)과 기타 정신병적 장애

여기에 속하는 장애들은 정신병적 증상(예: 망상, 환각, 와해된 언어, 와해된 행동, 긴장행동, 사회적 철퇴 등)을 나타내는 것이 특징이다.

(1) 조현병(정신분열병, schizophrenia)

조현병(정신분열병)은 정신장애 중에서 그 정도가 가장 심하고, 일반인들에게 가장 많이 알려졌다. 조현병의 증상은 크게 양성증상(positive symptom)과 음성증상(negative symptom)으로 구분된다. 양성증상은 정상적 기능의 과다 또는 왜곡을 반영하는 것으로서 사고(망상), 지각(환각), 언어와 의사소통(와해한 언어), 그리고 행동조절(와해한 행동과 긴장된 행동)의 과장이나 왜곡으로 나타난다. 음성증상은 정상적 기능의 감소나 상실을 반영하는 것으로서 정서적 표현(정서적 둔마), 사고나 언어의 생산성 부족(무논리증), 그리고 목적 지향적 행동의 범위와 강도가 크게 제한(무욕증)되어 있다.

조현병은 증상이 적어도 6개월 이상 지속하며, 1개월 이상의 활성기 증상(active-phase symptom)이 있어야 한다. 즉, 망상이나 환각, 와해한 언어, 와해한 행동이나 긴장된 행동, 그리고 음성증상 중 최소한 두 가지 이상의 증상이 있어야 한다. 조현병의 하위유형에는 다섯 가지가 있다.

❶ 편집형 혹은 망상형(paranoid type)

조현병의 기본 증상을 가졌으면서도 특히 망상이 두드러지는 아형(subtype)이다. 피해망상이나 과대망상이 주가 되며 긴장형 또는 혼란형에 비해서 자아 능력은 비교적 강하여 정신기능, 감정반응과 행동 면에서 퇴행하는 정도가 가볍고 인격의 황폐화도 덜하다.

❷ 파괴형 혹은 혼란형(disorganized type)

심하게 지리멸렬된 사고(incoherence)와 정동의 부조화(emotional inappropriateness)가 주증상이며 퇴행이 심하다. 청소년기 초기에 서서히 발병하며 성격의 황폐화가 가장 심하게 오는 것이 특징이다.

❸ 긴장형(catatonic type)

근육이 뻣뻣하게 굳어 있거나 극심한 요동을 보이는 등 근육운동의 장애가 주로 나타난다. 주된 증상으로는 부동증(예: 납굴증), 과다운동증, 극단적 거부증, 함구증, 자발적 운동의 과잉성, 그리고 반향언어와 반향행동 등 정신운동장애가 나타난다. 초조성 긴장 상태에서는 극단적인 정신운동으로 흥분과 고함을 계속 지르는 행동을 하기도 한다.

❹ 잔류형(residual type)

조현병의 발병이 있고 난 후의 상태로 적어도 한 번 이상 조현병의 삽화가 있었지만 현재는 현저한 양성증상이 없고, 음성증상이나 두 개 이상의 약화된 양성증상이 지속되는 경우, 그리고 망상이나 환각이 있더라도 그것이 현저하지 않고 강한 정동이 수반되지 않을 경우에 이 진단이 내려진다.

❺ 감별불능형 또는 미분류형(undifferentiated type)

명백히 조현병의 증상을 나타내고는 있으나 어느 하나의 유형에 해당시킬 수 없는 경우로서 몇 개의 증후군을 동시에 나타내고 있는 경우이다. 이와 같이 특정한 유형에 속하지 않아 미분류형으로 진단되는 경우는 매우 흔하다.

(2) 기타 정신병적 장애

❶ 정신분열형 장애(schizophreniform disorder)

정신분열형 장애는 조현병과 유사하지만 6개월 이내에 증상이 없어지는 경우를 말한다. 증상이 6개월 이상 지속되면 조현병으로 진단을 바꾸어야 한다.

❷ **분열정동장애**(schizoaffective disorder)

분열정동장애는 정신분열 증상과 기분장애 증상이 함께 공존하는 특징을 보이는 장애이다. 즉, 기분삽화와 조현병의 활성기 증상이 동시에 나타나는 장애로서, 뚜렷한 기분 증상이 없는 상태에서 망상이나 환각이 적어도 2주 이상 선행되어야 한다.

❸ **망상장애**(delusional disorder)

망상장애는 분명한 망상을 지니고 있지만 정신분열증적 증상을 나타내지 않는다. 즉, 조현병의 활성기 증상이 없는 상태에서 적어도 한 달 이상 지속하는 기괴하지 않은 한 가지 이상의 망상이 나타나는 장애이다. 망상장애의 하위유형에는 색정형, 과대형, 질투형, 피해형, 신체형, 혼재형, 그리고 불특정형이 있다.

❹ **단기 정신병적 장애**(brief psychotic disorder)

조현증과 증상이 유사하지만 유병기간이 4주 이내로 증상의 지속기간이 짧고 대개 개인의 생활에서 중요한 심리·사회적 스트레스가 계기가 되어 발병하는 경우가 많다. 곧, 망상, 환각, 와해한 언어, 와해한 행동이나 긴장된 행동과 같은 양성증상 가운데 한 가지가 갑자기 시작되는 장애가 이에 해당한다.

6) 기분장애

기분장애(mood disorder)란 기분 조절이 어렵고 우울한 기분 또는 매우 들뜬 고양된 기분, 비정상적인 기분이 장시간 지속되는 장애로 여기에는 우울장애와 양극성 장애, 기타 기분장애가 있다.

(1) 우울장애

❶ **주요 우울장애**(major depressive disorder)

우울하고 슬픈 기분을 주된 증상으로 한다. 일상생활에 대한 의욕과 즐거움이 감퇴하고 주의집중력과 판단력이 저하되며 체중과 수면 패턴이 변화할 뿐만 아니라 무가치감과 죄책감, 그리고 죽음이나 자살에 대한 사고가 증가한다.

❷ 기분부전장애(dysthymic disorder)

증상은 주요 우울장애보다 심하지 않은 경한 상태이며, 증상이 삽화적인 것이 아니고 만성적이라는 점, 그리고 조증 삽화가 없다는 점이 특징이다. 기분부전장애는 적어도 2년 동안 우울한 기분이 없는 날보다 있는 날이 더 많고, 하루의 대부분 지속되는 만성적인 우울한 느낌이 있는 경우이다.

(2) 양극성 장애(bipolar disorder)

우울 증상과 더불어 조증 증상이 주기적으로 교차하면서 나타나는 장애이다. 과거에는 조울증이라고 불렀다. 조울증은 과도하게 들뜬 고양된 기분을 나타내며, 자존심이나 자신감이 지나치고, 수면욕구가 감소하며, 평소보다 말이 많아지고, 활동량이 증가하며, 주의가 산만하고, 목표 지향적 활동이 지나치게 증가하며, 쾌락적인 활동에 지나치게 몰두한다. 정신과적 질환 중 유전적인 경향이 가장 강한 질병이다.

여기에는 조증과 울증이 교대로 나타나거나 조증이 반복적으로 나타나는 양극성 장애 I(bipolar I disorder)과 울증과 경조증이 교대로 나타나는 양극성 장애 II(bipolar II disorder), 그리고 경조증과 경울증의 삽화가 교대로 나타나는 순환성장애(cyclothymic disorder)가 있다.

(3) 기타 기분장애

기타 기분장애로는 일반적인 의학적 상태로 인한 기분장애, 물질로 유발된 기분장애, 달리 분류되지 않는 기분장애가 있다.

7) 불안장애

불안해할 필요가 없는 상황에서 정도 이상으로 지나치게 불안해하는 경우를 말한다. 일반적으로 이 장애를 가진 사람들은 안절부절못하고 짜증을 잘 내며 예민하다. 또 닥치지도 않을 위험을 걱정하고 최악의 사태만을 상상하는 경향이 있다. 불안장애의 요인으로는 심약한 심리체계와 함께 정신적 부담이 되는 생활과 사건 등이 꼽힌다. 하위유형으로는 범불안장애, 공포장애, 공황장애, 강박장애, 외상 후 스트레스 장애, 급성스트레스 장애 등이 있다.

(1) 범불안장애(generalized anxiety disorder)

미래에 경험하게 될 다양한 상황에 대해서 과도한 불안과 걱정을 지속해서 나타내는 장애로서 최소한 6개월 이상 지속하는 심한 불안이나 근심·걱정이 특징이다.

(2) 공포장애(phobia)

특정한 대상이나 상황에서 두려움을 느끼고 회피하는 장애로서, 회피하는 대상에 따라 특정공포·광장공포·사회공포·동물공포·폐쇄공포·고소공포 등으로 나뉜다.

(3) 공황장애(panic disorder)

갑작스럽게 엄습하는 강렬한 불안과 공포를 주된 증상으로 하는 장애다. 이들은 심장이 빠르고 강하게 뛰며 진땀이 나고 손발이 떨리고 질식할 것처럼 어지럽고 구토가 나며 강렬한 공포를 반복적으로 경험하게 되는데, 이를 공황발작(panic attack)이라고 한다.

(4) 강박장애(obsessive-compulsive disorder)

자신의 의지와는 무관하게 강박적인 사고나 행동이 반복되는 증상이다. 불안을 유발하는 부적절한 강박사고와 불안을 완화하기 위한 강박 행동(손 씻기, 확인하기, 정돈하기, 숫자 세기)을 반복적으로 나타내는 장애다.

(5) 외상 후 스트레스 장애(post-traumatic stress disorder)

충격적인 사건을 경험하고 난 후에 불안감이 지속하는 경우를 말한다. 천재지변, 교통사고, 폭행, 강간, 강도 등 분명한 외상적 경험 후에 고통을 반복하는 경험이 지속되는 장애로서, 증상은 사건 경험 후 3개월 이내에 주로 발생한다. 이와 유사하게 외상성 스트레스에 노출된 후 1개월 이내에 특징적인 불안, 해리성 증상 및 기타 증상이 나타나는 경우는 급성 스트레스 장애(acute stress disorder)라고 한다.

8) 신체형장애

신체형장애(somatoform disorder)는 심리적인 원인에 의해 다양한 신체적 증상을 나타내는 경우이다. 흔히 다양한 신체적 증상을 나타내지만, 의학적인 검사에서는 아무런 신체적 이상도 발견되지 않는다. 여기에는 신체화장애, 감별불능 신체형장애, 전환장애, 통증장애, 건강염려증, 신체변형장애 등이 있다.

(1) 신체화장애(somatization disorder)

두통·복통·요통·가슴통증 등 신체 부위의 통증이나, 구역질·구토·복부팽만·설사 등 위장증상, 근육약화 또는 마비, 시력장애 또는 실명, 목의 이물감 등 가성신경학적 증상과 같은 다양한 종류의 복합적인 신체적 증상을 지속적으로 호소한다. 증상 완화를 위해 항불안제나 항우울제를 투여하며 정신 치료를 병행한다.

(2) 감별불능 신체형장애(undifferentiated somatoformdisorder)

이 장애는 비분화형 신체형장애라고 하는데, 한 가지 이상의 신체적 호소가 주된 특징이며, 그 증상이 6개월 이상 지속하지만, 신체화장애의 진단을 받을 만큼 심하지 않다. 가장 흔한 증상은 만성적 피로, 식욕상실, 위장계통의 문제나 비뇨생식기의 문제가 있다.

(3) 전환장애(conversion disorder)

다양한 신체 증상을 호소하는 신체화장애와 달리 한두 가지의 비교적 분명한 신체적 증상을 나타낸다. 운동 기능의 이상, 신체 일부의 마비, 감각기능의 이상 등 주로 신경학적 손상을 시사하는 신체 증상이 전형적이다. 심리적 갈등이 신체적 증상으로 전환되어 나타나는 것으로, 히스테리성 신경증이라고 한다.

(4) 통증장애(pain disorder)

신체의 특정 부위에 원인을 알 수 없는 통증이 지속하여 적응에 어려움을 겪는 경우로서, 매우 흔한 질환으로 통증을 주요 증상으로 한다. 통증이 시작, 유지, 악화하는 과정에 심리적인 요인들이 관여된다. 한 가지 이상의 신체 부위에 현저한 통증(두통, 요통, 흉부통, 복통, 관절과 사지통) 등을 호소하지만, 원인이 될 만한 신체질환을 찾을 수 없다.

(5) 건강염려증(hypochondriasis)

실제로 건강에 이상이 없음에도 불구하고 자신의 몸에 심각한 질병이 있다는 생각에 집착하고 불안해하는 것이다. 검사결과에 따른 의학적 설득에도 불구하고 여러 의사를 찾아다니며, 이로 말미암아 사회생활이나 직업기능에 장애를 갖는 경우가 많다.

(6) 신체변형장애(body dysmorphic disorder)

다른 사람이 보기에는 정상적임에도 불구하고, 자신의 외모가 기형이라는 생각에 집착하는 심리장애로서, 때로 신체적 특이성이나 기형적 요소가 약간 있는 경우에, 이런 특성에 대한 과도한 관심과 집착을 나타낼 수도 있다. 주로 얼굴의 특성(코, 턱, 치아, 광대뼈, 비대칭, 눈썹, 털, 입술, 피부, 이마, 점, 주름살 등)에 대해 기형적이라고 생각하는 경우가 많고, 성형수술을 통해 모습을 바꾸려고 한다.

(7) 달리 분류되지 않는 신체형장애

이 진단은 어떤 특정한 신체형장애의 진단기준을 충족시키지 않는 신체형 증상이 있을 때 사용된다. 예를 들어 가성임신(pseudocyesis)이 있다. 이는 실제로 임신을 하지 않았지만 임신을 했다고 믿고 있는 경우이다.

9) 허위성장애

허위성장애(factitious disorder)는 '가성장애'라고 하는데, 다른 사람들의 주의를 끌기 위해 자신이 돌보는 아이를 아프게 하거나 신체적 상태를 과장하는 등의 증세를 보이는 정신질환이다. 주로 아동학대의 형태로 많이 나타나고, 아버지보다는 어머니에게 많이 나타난다. 증상은 병적으로 거짓말을 하고, 그럴 듯한 이야기를 지어내기도 하며, 스스로 이야기에 도취하기도 한다. 과거, 현재, 미래를 혼동하는 경향이 있고, 심하면 다른 사람들의 관심을 끌기 위해 멀쩡한 아이를 폭행하기도 한다. 대개 출혈, 상처, 골절 등 부상을 당한 아이의 어머니 또는 의료지식이 있는 간호인에게 나타난다. 아이가 겪을 고통이나 불편을 생각하지 않고, 아이의 증상에 비해 보호자가 차분하다는 것도 특징이다.

10) 해리성장애

해리성장애(dissociative disorder)란 의식, 기억, 자기정체감과 환경지각 등이 평소와 달리 급격하게 변화하는 장애를 말한다. 일반적으로 해리 현상은 외상이나 학대와 같은 저항하기 어려운 경험을 피하고자 사용된다. 고통스러운 경험에 대한 심리적 부담을 덜어 주는 방어 수단으로 현실을 부정(denial)하는 것이다. 과거의 고통스러운 사건들은 해리라는 변경 장치를 통해 지각(perception) 속에서 약화하고 이것이 이인화 또는 비(非)현실감을 초래한다. 완전히 잊히게 되면 심인성 기억상실증이 되고, 다른 사람의 경험으로 부인될 때에는 다중 인격이 될 수 있다. 해리성장애에는 해리성 기억상실(dissociative amnesia), 해리성 둔주(dissociative fugue), 해리성 정체성 장애(dissociative identity disorder), 이인성장애(depersonalization), 달리 분류되지 않는 해리성장애가 있다.

11) 성적 장애 및 성정체감장애

성과 관련하여 일어나는 모든 장애를 말한다. 원인은 심리 및 생물학적인 원인으로 나눌 수 있다. 심리적 원인으로는 성에 대한 혐오감·불안감·공포를 가진 경우, 상대방과의 대화 부족 및 신뢰감 부족, 성과 관련한 유년시절의 불쾌한 경험 등을 들 수 있다. 생물학적인 원인으로는 터너증후군[10], 클라인펠터증후군[11] 등

10) 터너증후군이란 비교적 흔하지 않은 인간의 성염색체 이상을 말한다. XO형·XX형·X고리형·모자이크형(예를 들면, X염색체가 3개 이상인 초여성 유형) 등을 가진 환자는, 대부분 체세포는 정상이고 성염색체만 비정상이며, 그 외의 환자는 염색체 유형이 정상 여성이고 성염색체와 체형성 염색체가 생략된 경우는 흔하지 않다. 이상이 생긴 사람은 저위발경계(低位髮境界), 익상경(翼狀頸), 넓은 유두와 방패 모양의 가슴, 신장기형과 대동맥협착을 동반한 심장기형 등의 증상을 보이고, 10% 정도는 중등도에서 심한 정도에 이르는 지적장애를 보이는데, 가장 중요한 것은 난소기형으로 난소가 없거나 있더라도 단지 난모세포만이 있는 것이다. 이러한 이상은 때로 환자가 사춘기가 될 때까지 별로 눈에 띄지 않고 심지어 그 시기를 지나치기도 한다. 여성 호르몬으로 치료하면 환자가 사춘기를 경험할 수 있으며 성숙해 보이고 정상적인 성충동(性衝動)을 하게 된다. 그러나 여전히 불임 상태이고 기형은 수술로써만 교정될 수 있다.

11) 클라인펠터증후군이란 살아서 태어나는 남아(男兒) 500명당 1명꼴로 발생하는 흔한 성염색체 이상을 말한다. 특징으로는 고환이 작고 정자를 만들지 못하며, 음경의 크기는 정상이나 2차 성징(性徵)이 불완전하게 나타나면서 사춘기가 늦다. 또 대개 연약하고 팔다리가 길며 때로는 유방이 비대해지고(여성화유방) 25% 정도가 지적장애를 보인다. 행동장애의 빈도는 그보다 훨씬 높다. 남성 호르몬으로 치료하면 정상적인 남성의 모습이 되고 성충동이 생기지만, 여전히 불임이다. 클라인펠터 환자 대부분은 여성 성염색체를 하나 더 가져서 XXY 형태가 되고 염색체 수는 46개가 아닌 47개이다. 이 증후군의 한 변형인 XXXXY형은 위팔의 뼈가 붙은 상태이고 다른 골격기형이 나타나며 음경과 음낭이 충분히 발달하지 못하고, 고환이 음낭 안으로 완전히

유전병 또는 여러 신체적·정신적 질병들을 들 수 있다. 구체적으로 성 기능 장애(sexual dysfuction), 성도착증(paraphilias), 성정체감장애(gender identity disorder)가 있다.

12) 섭식장애

섭식장애(eating disorder)란 사회적 풍토로 인해 자신의 몸매를 날씬하게 만들기 위해 장기간 음식을 먹지 않아 저체중과 영양실조 상태에 이르는 경우, 또는 체중조절을 하다가 간헐적으로 폭식하게 되고 살찌는 것에 대한 불안 때문에 구토하거나 약물을 사용함으로써 신체적·심리적 문제를 일으키는 경우 등 음식물 섭취 행동과 관련되어 심각한 부적응 상태를 나타내는 이상행동으로 신경성 식욕부진증(anorexia nervosa)과 신경성 폭식증(bulimia nervosa)이 있다.

(1) 신경성 식욕부진증(anorexia nervosa)

이는 거식증으로 불리기도 하며, 체중 증가와 비만에 대한 극심한 두려움으로 인해 극단적으로 음식섭취를 현저하게 감소시키거나 거부함으로써 체중이 비정상적으로 저하되는 경우를 말한다. 체중이 정상체중의 85% 이하일 경우 이에 해당하며 이들은 심한 체중 감소, 비만에 대한 공포, 그리고 거식이라는 3대 주요 증후를 가지고 있다.

(2) 신경성 폭식증(bulimia nervosa)

이는 신경성 과식욕증이라고 불리는데, 보통 사람들이 먹는 것보다 훨씬 많은 양의 음식을 짧은 시간 내에 먹는 폭식 행동을 말한다. 이에 따른 체중 증가에 대한 두려움으로 이를 막기 위해 스스로 구토를 하거나 약물을 사용하여 체중을

내려오지 않으며 지적장애가 뚜렷하다. 클라인펠터증후군 환자에게는 당뇨병과 갑상선종이 흔하고, 여러 가지 암도 잘 생기는 편이다.

감소시키기 위한 보상행동이 반복된다. 폭식 후에는 바로 후회하며, 체중을 줄이려고 구토나 하제(설사를 하게 하는 약)와 이뇨제(오줌을 잘 나오게 하는 약) 같은 약물을 사용하고 단식이나 지나친 운동에 집착한다.

13) 수면장애

수면장애(sleep disorder)란 수면 연속성에 문제가 있고 수면이 양적·질적 요인으로 장애를 받는 것을 말하며, 최근 국제적 분류에서는 수면각성장애(sleep wake disorder)라고 한다. 수면장애는 수면곤란증(dyssomnias)과 수면 관련 장애(parasomnia)인 일차성 수면장애(primary sleep disorder), 기타 정신장애 관련 수면장애, 기타 수면장애 등으로 분류한다.

14) 충동조절장애

충동조절장애(impulse control disorder)는 본인뿐 아니라 다른 사람에게 해가 될 수 있는 행동에 대한 충동이나 욕망 또는 유혹을 조절하지 못하는 상태를 말한다. 이들은 어떤 행동을 수행하기 전에 긴장감이나 각성상태가 고조되는 것을 느끼고 행동을 취할 때 기쁨이나 만족감 또는 안도감을 경험한다. 그러나 행동을 하고 난 후에는 후회나 자책을 하기도 하며 죄의식을 느끼기도 한다. 충돌조절장애에는 간헐적 폭발성 장애, 병적 도벽, 병적 방화, 병적 도박, 발모광, 달리 분류되지 않은 충동조절장애 등이 있다.

15) 적응장애

적응장애(adjustment disorder)는 어떤 정신적 스트레스를 받은 지 3개월 이내에 일어나는 부적응적인 반응을 말한다. 즉, 스트레스 사건에 적절히 대처하지 못하고 자신이 감당할 수 없다고 느낄 때 적응의 문제가 발생한다. 스트레스 사건이 급성(예: 해고)일 경우 보통 며칠 이내로 부적응 행동이 나타나지만, 보통 몇 개월 이내에 사라진다. 반면에 스트레스의 효과가 지속적인 것이라면 부적응적 행동도 지속된다. 발병은 여성에게 많고, 청소년기에 주로 나타난다.

16) 인격장애

인격장애(personality disorder)는 성격 자체가 부적응적이어서 사회적 기대에 어긋난 이상행동을 지속해서 나타내는 경우를 말한다. 어린 시절부터 점진적으로 형성되며 이러한 성격 특성이 굳어지게 되는 성인기(보통 18세 이후)에 진단된다. DSM-V에서는 A, B, C의 세 군집으로 분류되는 10가지 유형의 성격장애를 제시하고 있다.

(1) A군 성격장애(Cluster A personality disorder)

기이하고 괴상한 행동 특성을 나타내는 성격장애로 편집성(paranoid), 분열성(schizoid), 분열형(schizotypal) 성격장애가 여기에 속한다.

(2) B군 성격장애(Cluster B personality disorder)

극적이고 감정적이며 변화가 많은 행동이 주된 특징으로 나타나는 성격장애로 반사회적(antisocial), 연극성(histrionic), 경계성(borderline), 자기애성(narcissistic) 성격장애가 여기에 속한다.

(3) C군 성격장애(Cluster C personality disorder)

불안과 두려움을 지속해서 경험하는 특징을 지니고 있는 성격장애로 회피성(avoidant), 의존성(dependent), 강박성(obsessive-compulsive) 성격장애가 여기에 속한다.

17) 임상적 관심의 초점이 될 수 있는 기타 장애

여기에는 치료에 대한 비순응적 태도, 꾀병, 성인의 반사회적 행동, 아동이나 청소년의 반사회적 행동, 경계선 수준의 지능, 노화로 인한 인지기능의 쇠퇴, 학업문제, 직업문제, 정체감 문제, 종교적 또는 영적 문제, 문화에 대한 적응문제, 발달단계의 문제 등이 있을 수 있다.

현대사회와 인간관계

C/H/A/P/T/E/R 03

• 학/습/목/표 •

- 현대사회의 사회학적 특징을 설명할 수 있다.
- 우리나라 가족의 구조적 특징을 설명할 수 있다.
- 인간관계의 본질과 중요성을 이해한다.
- 건전한 인간관계의 조건과 특성을 설명할 수 있다.

제1절 현대사회의 특징

1. 사회학적 특징

1) 다문화와 세계화

세계화(글로벌화)는 다양한 측면에서 확산한다. 예컨대 자유무역협정(FTA)[12], 다국적 기업의 세계화 전략 등으로 전 세계가 단일시장으로의 통합화가 가속된다. 또한, 국가 간 공동체 실험이 새로이 벌어지고 있다. 아울러 교통·통신의 발달로 국가 간 인적·물적 교류와 소통이 급속히 증가하였다. 그런데 글로벌화는 이중적인 특성을 지닌다. 전 지구적인 상호의존성을 높이기도 하지만, 상호 경쟁도 치열하게 전개될 가능성이 높다.

세계화의 핵심적 특징 중 하나는 국가를 넘나드는 인구이동이 급증하였다는 점이다. 세계화는 단지 경제적 현상으로 다루어서는 안 되며, 현대의 자본, 상품, 서비스의 이동은 아이디어, 문화적 생산물, 그리고 사람들의 이동과 같이 병행되지 않고서는 일어날 수 없다는 점을 인식하여야 한다. 전 세계적으로 증가하는 인구이동이야말로 세계화에 있어 불가피한 요소이며, 21세기 사회변화의 주요 원천임은 이미 광범위하게 알려졌다(박주현·최덕경, 2011).

아시아 경제 대국의 하나가 된 한국에서도 많은 사람이 외국으로 또는 외국에서 국내로 이주하게 되었다. 더구나 최근 언어, 문화, 인종이 다른 이주자의 증가 탓에 한국도 서구 자본주의 국가들과 비슷한 이주 관련 문제에 직면하게 되었다. 물론 한국의 다문화 현상은 서구의 고전적 이민이나 그에 따른 다민족 사회의 형성과 차이가 있는 것은 사실이다. 물론 한국사회가 다문화되는 과정은 다르지만, 궁극적으로 이러한 변화가 만들어 내는 사회적 이행, 즉 다문화사회의 등장과 이로 말미암은 사회·정치적 과제는 크게 다르지 않다.

2) 지식정보사회

21세기는 디지털 지식정보사회다. 21세기는 과거 세대와 달리 지식의 양과 특

---

12) 자유무역협정(Free Trade Agreement: FTA)이란 2개 이상 국가 간에 배타적 무역 특혜를 서로 부여하는 협정으로, 가장 느슨한 형태의 지역 경제통합 형태를 말한다. 세계무역기구(WTO)를 통한 무역 자유화가 시간이 오래 걸리고 협상타결에 어려움을 겪으면서, 주요 무역국 간 자유무역을 실현하기 위해 탄생하고 있다. 미국, 캐나다, 멕시코 등 북미 3개국이 1992년에 맺은 북미자유무역협정(NAFTA)이 대표적이다. 자유무역협정은 배타적 호혜조치가 실익 측면에서 도움이 되고, 관심사항도 많이 반영될 수 있다는 이점이 있다.

성 및 습득방식에서 엄청난 차이를 보인다. 역사상 모든 과학자의 약 95%가 현시대에 살고 있다고 할 만큼 우리는 새로운 지식과 정보에 노출되어 있다. 지식정보사회라는 측면에서 볼 때, 현시대는 과거와 비교하면 '보이는 지식'보다 '보이지 않는 지식'이 급속히 증가하고 있는 특징을 보인다. 과거에는 눈으로 직접 관찰하면서 지식을 쌓았지만, 현시대는 직접 관찰이 불가능한 지식을 습득해야 한다.

인터넷의 발달은 더 많은 지식을 습득할 수 있도록 도움을 준다. 과거 방식이 더 많이, 먼저 배운 사람이 더 적게, 늦게 배운 사람에게 전달하는 방식이라고 한다면, 최근의 방식은 상호 간 학습을 통하여 지식의 양과 질을 풍성히 할 수 있다고 간주한다. 따라서 엄격성이나 비밀성 같은 가치보다는 유연성과 투명성과 같은 개념이 더 우위를 차지하게 된다. 결국, 21세기 사회는 엄청난 양의 지식과 정보, 보이는 지식보다 보이지 않는 지식의 급속한 증가, 가르치는 정보보다 많은 양의 지식공유 등의 특징을 보인다고 할 수 있다(박애경·김미원, 2011).

3) 환경문제

현대 산업사회의 환경문제는 범(凡)지구촌적으로 이슈화되어 있는 문제로 인식하고 있다. 산업사회에서는 끊임없이 확대재생산을 계속하여 지속해서 성장을 추구하고 있으며, 그렇게 하기 위해서는 끊임없이 소비를 증대시키고 새로운 소비양식을 창출하기까지 한다. 그 결과 자연환경은 무제한하게 인간에 의해 착취되고 오염되는 것이다.

우리나라는 정보기술(IT), 나노기술(NT), 생명공학기술(BT)[13] 등의 신기술 발달, 인구의 수도권 집중, 도시화의 증가, 자동차 급증 등의 요인으로 말미암아 에너지 사용량이 해마다 증가하고 있다. 우리나라 에너지 소비량은 세계 10위

13) IT=Information Technology, NT=Nano Technology, BT=Bio Technology.

수준이며, 지속해서 온실가스 감축의무 국가로의 편입 압력을 받고 있다. 그러므로 온실가스 감축으로 말미암은 저탄소 경제체제로 전환하여 새로운 경제도약 계기로 활용할 필요성이 요구되고 있다.

4) 자원문제

산업사회에서의 자원문제는 날로 증가하는 산업사회가 경쟁적으로 성장을 추구하면서 자원보유국들은 자원민족주의를 내세워 자원을 무기화하기에 이르렀다. 자원위기는 궁극적으로 산업사회의 주된 에너지가 재생 불가능 에너지라는 것에 기인한다. 즉, 석유나 석탄과 같은 자원은 수만 년에 걸쳐 지하에 퇴적되는 것으로서, 만일 그와 같은 자원이 다 소비될 때 재생을 위해서는 다시 수만 년의 세월이 필요한 것이다. 그러므로 오늘날의 산업사회는 자원문제를 근본적으로 해결하기 위한 제2의 과학 기술혁명을 준비하고 있으며, 컴퓨터, 유전공학, 해양과학, 우주과학 등의 분야에서 획기적인 발전과 발명이 기대된다.

5) 인간 소외문제

인간 소외 현상은 인간이 본래 지니고 있는 인간성이 상실되어 인간다운 삶을 잃어버리는 현상을 말한다. 사회과학적으로는 자신의 주변, 노동 및 노동의 산물, 자아로부터 멀어지거나 분리된 듯한 감정상태를 나타내는 현상을 뜻한다. 원래 인간이 자기들의 생활을 풍부하게 하려고 만들어 낸 물질이 인간으로부터 독립하여 거꾸로 인간을 지배하고 마는 현상을 가리키는 말로도 쓰인다. 보통 기계 문명이나 고도로 정보화된 사회가 인간에 대하여 부정적인 작용을 할 때 생겨난다. 자신의 운명이 스스로의 뜻대로 되지 않고 외부의 힘에 결정되는 듯한 무력감, 세상일이 무의미하게 느껴지는 심정, 사회의 기존 가치로부터 멀리 떨어져 있는 듯이 느껴지는 감정, 사회적 관계에서 느끼는 고독감이나 고립감 등을 포함하는 개념이다. 자기 스스로에 대해 느끼는 괴리감을 뜻하는 자기소외도 있다.

현대인은 기계화되고 자동화되는 생산과정에서 노동으로부터 소외되고 있으며, 인격적 유대를 갖는 공동체를 상실하였다. 그리하여 현대인은 주체적인 인간으로서의 본질을 잃고, 자동인형적 인간이 되어 가고 있다. 또한, 현대 산업사회에서는 거대화의 경향을 가짐으로써 인간을 더욱 소외시킨다. 도시와 학교가 대형화되고 기업과 사회단체도 거대화한다. 그러나 이러한 거대화는 자연히 관료제화와 공식화, 기계화와 자동화를 초래함으로써, 인간의 소외를 더욱 촉진하는 결과를 가져오는 것도 사실이다. 그러므로 인간회복 혹은 인간화의 관점에서 볼 때에는 모든 것을 거대화하는 것만이 반드시 좋은 변화의 방향이라고 하는 관념에 제동을 걸지 않을 수 없다(이위환·김용주, 2010).

6) 가치관의 혼란

현대 산업사회에서 가치관 문제는 주로 물질주의와 개인주의의 가치관에서 비롯되는 것이라고 볼 수 있다. 산업사회의 구조는 원칙적으로 합리주의적 가치관에 의해서 운용되어야 하는 사회조직의 형태라고 말할 수 있는데, 우리의 가치관은 그와 같은 합리주의에 철저하지 못함으로써 일종의 문화지체 현상을 겪고 있는 것이다.

그리고 한국사회에서 일어나고 있는 가치관 혼란의 또 다른 측면은 전통문화의 단절과 외래문화의 무비판적 수용에서 온 것이라고 볼 수 있다. 우리는 상당히 오랜 세월 동안 전통문화와 전통적 가치관을 부정적인 눈으로만 바라보았고, 소위 서구의 선진사회 문화를 모방하고, 그들의 가치관을 무비판적으로 직수입하는 데에만 열심이었다. 그 결과가 오늘날과 같은 정신문화의 혼란으로 나타나고 있는 것이다.

또 한 가지는 이기적 개인주의다. 이것 역시 한국의 사회질서를 더욱 혼란하게 하고 사회윤리와 도덕의 기초를 흔들리게 하는 중대한 사회문제이다. 따라서 우리에게 하루속히 새로운 개인윤리·가족윤리·직업윤리·시민윤리가 잘 정립되어서 건전하고 도덕적인 사회질서를 재건하여야 하는 중요한 과제를 제시하고 있다.

2. 우리나라 가족의 구조적 특징

1) 저출산·고령화사회

우리나라의 합계출산율은 1980년 이후 지속해서 감소했으며, 이 같은 추세는 2000년 이후 국가의 적극적 홍보와 정책으로 약간의 조정은 있으나 큰 변화는 보이지 않는다. 1970년 4.53명이던 합계출산율은 2005년 1.08명까지 감소한 이후 2010년 1.23, 2011년 1.24, 2012년 1.30명으로 약간 상승한 정도다. 그러나 이러한 수치는 경제협력개발기구(OECD) 평균(2010년)인 1.71명보다 더 낮은 수준이다.

통계청 발표에 의하면, 2012년 6월 23일 오후 6시 18분 인구가 5,000만 명[14]을 넘어섰다. 지난 1948년 건국 당시 2,000만 명 수준에서 64년 만에 3,000만 명 늘어난 것이다. 인구는 1967년 3,000만 명을 넘어선 후 4,000만 명(1983년)까지 16년이 걸렸지만, 출생률 감소로 5,000만 명까지는 29년이 걸렸다. 세계 최저 수준의 출산율을 기록하고 있는 우리나라는 2030년 5,216만 명으로 정점을 찍고 인구감소가 본격화할 것으로 예상된다(최덕경·박주현, 2012).

한편, 우리나라는 2000년에 이미 고령화사회(전체 인구에서 노인인구가 7%

14) 여기서 말하는 인구 5,000만 명은 국내 상주인구 개념에 따라 대한민국 영토 내 3개월 이상 거주 중인 내외국인을 의미하는 것으로 주민등록인구와는 다른 개념이다. 한편, 생산가능 인구(15~64세)는 2016년 정점을 찍고 2017년부터 감소할 것으로 예측하고 있다.

이상)에 진입하여 2018년에 고령사회(14% 이상), 2026년에 초(超)고령사회(20% 이상)가 될 것으로 예측한다. 그러나 이 같은 고령화 예상 추이는 해마다 더 빠른 진행을 보고하고 있다. 한국보건사회연구원(2011)은 통계청 예상보다 평균수명이 약 3년 연장되고 있으며, 출산율이 1.28명 수준에서 개선되지 않으면 2050년 노인 수는 1,871만 명으로, 노인인구 비중이 통계청 예상 38.2%보다 많은 42.3%에 이를 것이라고 발표하였다(최덕경·박주현, 2012).

2) 소규모 가족과 세대구성의 단순화

우리나라 가족구조의 변화를 통계청 자료로 살펴보면, 그 규모가 점진적으로 축소되고 있음을 알 수 있다. 1가구당 평균 가구원 수는 1980년 4.54명에서 1990년 3.71명, 1995년 3.34명, 2000년 3.12명, 2005년 2.88명, 2010년 2.69명으로 나타나 가족의 소규모화가 점진적으로 이루어지고 있음을 알 수 있다. 1990년 이후 가장 주된 유형의 가구는 4인 가구였으나, 2010년에는 2인 가구가 가장 주된 가구 유형으로 등장하였다.

세대구성 추이를 살펴보면, 1세대 가구는 2005년 16.2%에서 2010년 17.5%로 1.3%포인트 늘어난 반면, 주된 세대 유형인 2세대 가구는 55.4%에서 51.3%로 4.1%포인트 감소하였다. 또 3세대 이상 가구도 2000년 8.4%, 2005년 7.0%, 2010년 6.2%로 나타나 지속해서 감소하고 있다. 이는 가구 분화가 계속 진행되고 있음을 의미한다. 또한, 한 쌍의 부부와 그들의 미혼 자녀만으로 이루어진 핵가족이 차지하는 비율은 1975년에는 64.6%이었으나 2000년에는 82.0%로 크게 증가하였다. 그러나 2010년에는 61.6%로 2005년 65.0%보다 3.4%포인트 감소하였다(최덕경·박주현, 2012).

3) 노부모 부양의식의 변화

노인인구가 급증하는 가운데 서울 시민 절반 이상이 부모의 노후 부양에 정부와 사회도 공동으로 책임져야 한다고 생각하는 것으로 나타났다.[15] 통계에 의하면, 15세 이상 서울시민 54.0%가 부모의 노후 생계책임에 대해 '가족과 정부·사회가 공동으로 책임져야 한다.'라고 답변했다. 이는 10년 전(22.3%, 2002년)보다 배 이상 증가한 수치다. 반면, '노부모 부양은 전적으로 가족 책임'이라는 응답은 같은 기간 64.8%에서 28.7%로 감소했다.

19세 이상 가구주의 80.1%(2011년 기준)가 '스스로 노후를 준비한다.'라고 응답했으며, 이 중 56.2%가 '국민연금'을 이용했다. 그 뒤를 예금·적금(15.9%), 사적 연금(11.5%), 부동산 운용(7.2%) 등이 이었다. 노후준비를 하지 않은 19세 이상 가구주의 49.5%는 '준비능력이 없기 때문'이라고 답했다. 27.5%는 '자녀에게 의탁'하거나 '아직 (노후준비를) 생각하고 있지 않다.'라고 대답했다.

현재 서울은 출산율이 급락하고 노인인구는 급증하면서 노인 1명을 부양하는 생산인구가 10년 새 12.7명에서 7.2명으로 반 토막이 났다. 사회적 부담이 배가량 늘어났다는 뜻이다. 이를 반영하듯 '노인부양을 위한 세금을 더 낼 의향이 있다.'라는 답변도 꾸준히 증가하고 있다. 15세 이상 서울시민 중 '세금 부담 의향이 있다.'라는 답변은 2007년 26.1%에서 2011년 31.7%로 높아졌다(헤럴드경제, 2013. 2. 15).

15) 서울시는 시 통계와 보건복지부·통계청 자료 등을 분석해 '서울 보건·복지의 주요변화 및 시민의식 분석현황'을 2013년 2월 15일 발표했다.

제2절 정신건강과 인간관계

1. 인간관계의 본질과 중요성

1) 인간관계의 본질

현대인이 공통으로 겪는 마음의 병은 무엇일까? 바로 '고독(孤獨)'이다. 사전적 의미로 고독은 세상에 홀로 떨어져 있는 듯이 매우 외롭고 쓸쓸함을 의미한다. 각자의 마음속에 가지고 있는 다양한 감정(예: 외롭다, 혼자다, 의지할 곳이 없다, 믿을 사람이 없다, 나를 알아주는 사람이 없다, 쓸쓸하다 등)은 고독을 불러일으키고, 일부에서 이러한 고독은 우울증으로 발전하여 자살로 이어지는 병리적인 현상을 보인다.

인간관계는 삶의 중요한 영역이다. 더구나 요즘처럼 핵가족 내에서 생활하며, 일찍 사회화 과정을 거치는 현대인에게는 실생활에서 부딪히게 되는 문제에 대처하는 학습이 필요하다. 그런데 우리에게 이러한 인간관계에 관해서 누가 가르쳐 주는가? 아무도 가르쳐 주지 않는다. 각자 일상생활 속에서 체험을 통해 터득해야 하는 것이 우리의 현실이다. 또한, 결혼, 직장생활, 부모가 되기 전까지는 그것에 대해서 배우려고 각별한 노력을 하지도 않는다. 설사 기술을 배웠더라도 현실생활에서의 인간관계는 너무나 복잡하고 미묘하여 체계적으로 이해하고, 효율적으로 실행하기 어려운 것도 사실이다. 그러나 심리학에는 인간과 인간관계를 이해하기 위해서는 많은 지식과 인간관계를 향상시키기 위한 많은 경험이 축적되어 있다.

우리가 수학문제의 유형을 많이 알고 연습하면 문제를 잘 풀 수 있듯이 인간관계의 원리도 배우고 익히는 것이 대단히 중요하다. 인간관계에 관한 이해가 깊어지고, 인간관계의 개선을 위한 실천적 노력이 이루어질 때 우리의 인간관계는 바람직한 방향으로 변화할 것이다. '나'와 '너', '우리' 사이에 대한 친밀하고 깊이 있는 인간관계는 저절로 이루어지는 것이 아니다. 긍정적인 인간관계는 인간관계에 대한 깊은 관심과 더불어 실제적인 노력, 교육, 훈련 등을 통해서 이루어지는 소중한 열매라고 볼 수 있다(이영실·이윤로, 2008).

2) 인간관계의 중요성

인간관계의 중요성은 다음과 같다(이영실·임정문, 2005; 이영실·이윤로, 2008).

- 인간관계는 인간을 인간답게 만든다. 즉, 인간은 다른 인간과 더불어 생활을 해 나갈 때 비로소 인간다워진다.
- 인간은 어떤 사람과 만나느냐에 따라서 어떤 인간이 되는가가 결정된다.
- 인간은 다른 사람과 인간관계를 맺음으로써 삶의 보람 내지 의욕이 생기기도 하고, 반대로 의욕이 상실되거나 고독감에 빠질 수도 있다.
- 인간은 다른 사람과의 관계를 통하여 자신의 잠재력을 발휘하고, 자아를 실현할 수 있다.

2. 인간관계의 특징

인간관계의 특징은 크게 ① 인간에 대한 관심, ② 조직의 생산적 관계 지향, ③ 인격관계에서의 상호 간 수평적 관계 유지 등으로, 각각의 특징에 대한 구체적인 내용은 다음과 같다(Deep, 1978, 이영실·임정문, 2005 재인용).

1) 인간에 대한 관심

인간관계는 인간의 사회성에 바탕을 두고 있다. 인간이 자신만을 생각하는 이기적인 삶을 산다면, 우리의 삶은 다른 동물의 본능적 삶과 전혀 다를 게 없을 것이다. 이는 한 개인이 살아 있다는 것을 느끼는 데 있어서, 다른 사람과의 관계를 무시할 수 없다는 의미다.

더불어 사는 존재로서의 인간은 일방적으로 보살핌을 받거나 주기만 하지는 않는다. 인간관계의 문제는 상호관계를 통해 더불어 사는 속에서 발생하고 해결되는 것이지, 분리나 차별의 관계가 결코 아니다. 그러므로 인간관계는 다른 사람에 대해 관심을 두는 것으로부터 시작된다. 인간이 상대방에 대해 어떤 관심을 보이느냐에 따라 그것이 사랑으로, 우정으로, 신뢰에 바탕을 둔 인간관계로, 그리고 건전한 사회로 발전될 수 있다.

2) 조직의 생산적 관계 지향

조직에서의 긍정적인 인간관계는 그렇지 못한 인간관계보다 생산성이 높다. 조직 내에서 인간관계가 갖는 특징은 조직원을 분석적이며 행동 지향적, 생산 지향적으로 만든다. 조직 내에서의 인간관계는 특별한 직무행위에 국한되어 이루어진다. 또한, 경영자는 조직원의 작업환경에 민감하게 반응하도록 한다.

조직에서의 인간관계는 구성원들이 서로 만족감을 느끼며 행복해하는 데 목적이 있는 것이 아니다. 조직에서 인간관계의 일차적 목적은 인간관계를 통해 조직과 개인의 목표를 조화롭게 통합하는 데 있다. 따라서 조직의 균형적인 발전을 위해서는 조직원의 이바지와 노력, 기업에서 제공하는 여러 가지 유인, 즉 임금, 각종 복지혜택, 종업원에 대한 능력 인정, 자아개발의 기회 등의 균형을 이루어야 한다.

3) 인격관계에서의 상호 간 수평적 관계 유지

한 개인이 다른 개인과 관계를 맺는 것은 그 자체가 목적이 되어야지, 다른 목적을 위한 과정의 수단이나 형식적인 관계가 되어서는 안 된다. 사람에 대한 관심으로 서로 간에 수평적인 관계를 유지하고 상호 존중해야 한다.

3. 인간관계의 발달과정

긍정적인 인간관계는 인간관계의 이론적 지식에 대한 습득과 그것을 생활에 실천하려는 노력이 필요하다. 거기에는 두 사람 이상이 만나서 어떤 수준에 이르기까지의 과정이 수반되며, 그 수준에 이르면 친밀한 인간관계를 잘 유지할 수 있게 된다. 긍정적인 인간관계의 발달과정은 다음과 같다.

1) 인간 대 인간으로서의 참 만남

자아실현을 위해 개인은 다른 사람을 무조건 만나야 하는데, 이 만남은 인간 대 인간으로서의 참 만남이 되어야 한다. 그 이유는 인간은 감정을 가진 존재이므로 다른 사람을 만날 때, 진실성을 가지고 순수한 마음으로 만나야 상대방도 진실하게 다가오기 때문이다. 그러나 사람 대부분은 이러한 만남보다 인간 각 개인마다 달성하려는 목적의 수단으로 다른 사람을 만나려고 하기에 좋은 인간관계가 될 수 없으며, 'I-Thou의 관계(나 - 너 간의 수평적 관계)'가 아니라, 'I-It의 관계(나 - 그것 간의 수단적 관계)'가 되어버린다.

2) 정보교환

일단 두 사람이 인간 대 인간으로 참 만남이 시작되면, 서로 간에 정보교환이 이루어져야 한다. 주로 여기에는 객관적인 정보가 주류를 이루며, 그 과정에서 과정 간의 공통점이 있는지 모색해야 한다. 서로의 공통점을 각자 발견하지 못하면, 이 단계에서 인간관계가 끝나게 된다.

3) 개성의 표출과 갈등

일단 좋은 정보교환이 이루어지면 상호 간의 관계가 유지된다. 하지만 관계가 지속할 때, 각 개인의 주관적인 정보가 교환되면서 개성이 표출되고, 갈등이 생겨난다.

4) 갈등처리

각 개인 상호 간에 관계유지로 말미암아 갈등이 생기면, 이 갈등을 처리하는 단계로 들어가는데, 갈등처리 방법에는 ① 제거, ② 제압, ③ 타협, ④ 다수의 원칙, ⑤ 통합 등이 있다.

(1) 제거

제거는 갈등의 원인을 없애 버리는 것으로, 각 개인이 상대방의 의사를 묻지 않고 자기 나름대로 행동하기 때문에 인간관계는 끝나게 된다.

(2) 제압

제압은 상대방의 의견에 대하여 강압적으로 자신의 의견에 따르게 하는 것을 말한다. 이렇게 하면 당장은 갈등이 없어지는 것 같으나, 처지가 바뀌어 강자가 약자로 될 때 오히려 반전이 된다.

(3) 타협

타협은 상대방의 의견을 서로 양보함으로써 외견상 갈등이 없는 것으로 보이지만, 근본적으로 양보한 것인 만큼 상호 간의 갈등은 남아 있다.

(4) 다수 원칙

다수 원칙은 비교적 진리에 가깝지만, 지도자가 병리적이거나 문제가 많은 사람일 때, 다수는 그의 지도력에 따라가야 하므로 갈등의 여지가 있게 된다. 왜냐하면, 이럴 때 항상 다수 원칙이 옳은 것은 아니기 때문이다. 따라서 지도자의 긍정적 성격과 인간관계가 중요한 변수로 작용한다.

(5) 통합

통합은 각 개인이 서로의 주장에 대하여 타당성을 서로 토의하며 상대의 의견을 존중하고 시간을 가지고 갈등과정을 극복하는 것으로, 갈등처리에 있어 가장 바람직한 방법이다.

5) 신뢰감 형성

인간관계에서 생기는 갈등을 통합 방법으로 처리함으로써 인간관계는 그 다음 단계인 신뢰감 형성의 단계로 들어가는데, 여기에는 'I'm OK, You're OK'라는 전제가 기본이 된다. 즉, 내가 나에 대한 의견을 무조건 받아주듯이 상대의 의견도 일단 받아들이는 자세가 필요하다.

6) 자유로운 표현

각 개인 서로에게 이러한 신뢰감이 형성되면, 상대방에게 자유로운 표현을 하게 된다. 즉, 행동과 표현의 자유, 슬픔과 기쁨의 공유가 자유로워지는 것이다. 이렇게 할 때 진정한 비판이 나오게 된다. 이때 주의할 점은 양측 모두 마음이 편안할 때 해야 하며, 상대방에 대한 장점이나 칭찬을 하고 나서 비판하는 것이 효과적이다.

7) 일치감 형성

상호 간에 자유로운 표현을 하게 되면, 궁극적으로 인간관계의 최고 목표인 일치감 형성이 이루어진다. 일치감 형성은 상대방과 나는 인간으로서의 '우리의식'을 갖는 것이며, 비로소 이 단계에서 각 개인은 자아실현이 가능하다. 그리하여 한 단계 높은 수준의 인간관계가 형성되며, 바람직한 인간관계를 맺게 된다.

4. 건전한 인간관계 형성

건전한 인간관계 형성을 위해서는 그 관계를 저해하는 요소, 건전한 인간관계의 조건과 특성 등을 이해해야 한다.

1) 인간관계의 저해요소

모든 인간은 두 가지 측면의 '나'를 가지고 살아가고 있다(Jourard, 1971, 원효택, 1999 재인용). 두 측면의 나는 '있는 그대로의 나'와 남에게 보이기 위해 꾸며진 '가식적인 나'이다. 사람 대부분은 있는 그대로의 자신을 부적절하다고 생각하거나 부끄러워할 때, 자신을 숨기거나 방어하려고 한다. 즉, 있는 그대로의 자기를 용납하고 받아들이거나 남에게 개방하기보다는 거부하거나 은폐하려는 수단으로 남을 대할 때 가면을 쓰고 나오거나, '~체'하려고 한다.

그렇다면 왜 인간은 '있는 그대로의 나'를 숨기려고 할까? 인간이 남에게 있는 그대로의 나를 은폐하고 '가식적인 나'를 나타내려고 하는 이유는 무엇일까? 그 유일한 이유는 바로 이렇다. 만약 있는 그대로의 나를 이야기한다면, 상대가 나를 좋아하지 않을 것이며, 배척할지도 모른다는 것을 두려워해서다(Powell, 1969, 원효택, 1999 재인용).

이처럼 우리가 있는 그대로의 나를 노출하지 않기 때문에 상처받을 위험 없이 안전할 수 있다. 그러나 사람 대부분이 진정으로 바라는 것은 이와 같은 가면관계나 역할관계에서 벗어나 더욱 깊은 진실한 만남의 관계이다. 그런데 그렇게 하지 못하는 이유는 첫째, 정직한 자기노출로 말미암아 당하게 될 위험부담이 너무나 크다는 염려로 말미암아 사람은 인간관계를 'I-Thou'의 순수한 관계가 아닌, 'I-It'의 조작적 관계를 지속하게 되며, 둘째, 사람 대부분은 자신을 잘 알지 못하므로 진정한 나 자신을 정확하게 평가하지 못하고 있거나, 상대방이 자신에 대하여 어떻게 느끼고 있는지를 깨닫지 못한 채 그 상대방과의 관계를 지속하려고 하기 때문이다(원효택, 1999).

2) 건전한 인간관을 가진 인간

인간의 삶은 항상 다른 사람과의 관계 안에서 이루어지기 때문에 그 다른 사람을 어떻게 보느냐 하는 인간관의 문제는 인간관계 형성과 발달에 직접 영향을 미친다.

인본주의적이며 실존주의적인 원리에 입각한 건전한 인간관을 가진 인간의 특징은 다음과 같다.

- 존엄성과 가치성을 가진 인간
- 도덕성을 가진 인간
- 발달의 가능성을 가진 인간
- 자유와 책임을 가진 인간
- 사회적 상호작용 능력을 가진 인간
- 고유한 개성을 가진 인간
- 전인적 존재로서의 인간

3) 건전한 인간관계의 조건

인간관계를 원만하게 유지하기 위하여 갖추어야 할 인간의 가장 기본적인 조건은 다음과 같다(김혜숙 외, 2008).

- 수용적인 태도를 가진다.
- 따뜻한 관심을 가진다.
- 자신을 이해시키도록 노력한다.
- 공감을 느끼도록 힘쓴다.
- 지나친 요구를 하지 않는다.

4) 건전한 인간관계를 위한 개인적 특성

건전한 인간관계를 하는 사람은 서로 효과적으로 의사를 전달할 수 있으며, 상대방에게 자신을 알게 하고 이해시킨다. 또한, 상대방에게 분수에 맞는 요구를 하며, 서로의 자주성과 개성을 인정하고 존중하는 특성을 지닌다.

건강한 사람의 개인적 특성은 다음과 같다.

(1) 자아실현성

자아를 실현하며, 정신적으로 건강하게 살아가는 사람의 일반적인 가치관과 일치하는 방식으로 인생을 살아간다.

(2) 실존성

일상생활에서 가치를 판단하고 원칙이나 원리를 적용함에 있어서 지나치게 경직된 태도를 보이지 않는다. 융통성 있고 허용적인 태도로 일하며, 다른 사람과의 인간관계에서 유연하게 잘 대처하는 적응력을 보인다.

(3) 자발성

어떤 생각이나 감정이 일어날 때 남의 시선이나 상황 때문에 주저하거나 억압하지 않고, 적절히 표현하며 행동할 수 있다. 이로 말미암아 자유롭고 허용적인 생활태도와 인간관계 능력을 보인다.

(4) 자기긍정성

자신에 대하여 긍정적으로 보며, 자신감을 가지고 매사에 임하고, 이런 바탕 위에서 인간관계를 한다.

(5) 자기수용성

인간은 누구나 단점과 결점을 가질 수 있다는 가능성을 받아들이므로 자신의 약점까지도 기꺼이 받아들일 줄 안다. 자신의 단점에 대해 부끄러워하거나 숨기지 않으며, 개선하고 보완하는 노력을 보인다.

(6) 긍정적 인간관

기본적으로 인간에 대한 애정과 관심을 가지고 있으며, 이를 바탕으로 생산적이며 효과적인 인간관계를 할 수 있다.

(7) 포용성

인간관계에서 부담이나 거리낌, 부끄러움과 수치심 등을 갖지 않고 자신감과 유연성, 다른 사람의 처지에 대한 포용성 등을 통해 의미 있고 친밀한 인간관계를 유지할 수 있다.

(8) 감수성

자신이 내적으로 갖고 있는 인간적인 요구와 감정에 대하여 민감하고 잘 의식하며, 그것에 적절히 반응할 뿐만 아니라 표출할 수 있는 능력이 있다.

5. 효과적인 의사소통

인간관계에서 무엇보다도 중요한 것은 의사소통이다. 지금부터 의사소통의 과정과 유형, 의사소통의 방해요인, 피드백의 중요성, 효과적인 의사소통의 방법과 기술 등에 대해 살펴본다(이형득, 1998; 이수용, 2002; 김혜숙 외, 2008).

1) 의사소통의 과정

의사소통은 어느 한 사람이 다른 사람에게 영향을 주거나 그를 이해하는 데 사용되는 모든 수단을 포함한다. 그러므로 메시지를 송신하고 수신하는 것, 두 가지 모두를 포함한다. 또한, 의사소통에는 내용적 측면과 관계적 측면이 있다. 여기서 내용은 의사소통에서 사용된 말이고, 관계는 그러한 말 속에 담긴 감정이다.

양방적 의사소통은 내용정보와 관계정보를 송신하고 수신하는 것을 포함한다. 의사소통은 암호의 송신과 유사하다고 할 수 있다. 왜냐하면, 여기서 암호화(encoding)와 암호해독(decoding)의 과정이 포함되기 때문이다. 송신자는 자신이 의도하는 메시지를 결정하고 정보를 이해 가능한 언어로 바꿈으로써 메시지를 암호화한다. 그리고 그것을 수신자에게 보내고, 수신자는 이를 받아서 암호해독을 한다. 모든 사람은 자신의 경험, 욕구, 감정, 가치, 신념과 자신에게 아주 사적이고 독특한 다른 사항에 비추어서 메시지를 받아들인다. 메시지가 수신자에 의하여 적절하게 해석되었는지 아닌지를 결정하기 위해서는 피드백 과정이 있어야 한다.

2) 의사소통의 유형

(1) 직선적 유형

직선적 유형은 두 사람 사이가 잘 맞지 않아 서로 간의 의사소통이 원활히 되지 않음을 뜻한다. 따라서 인간관계는 서로 간의 대화가 되지 않아 빨리 끝나게 된다.

(2) 순환적 유형

순환적 유형은 한 사람이 상대에게 한 얘기를 또 하고 계속 반복함으로, 상대방이 반복된 대화에 싫증을 느끼고 아예 그 말을 무시하거나 회피하므로 대화가 더는 진전되지 않는다.

(3) 나선적 유형

나선적 유형은 두 사람 사이의 대화가 되돌려 주면서 발전하게 되므로, 그들 사이의 인간관계가 친밀해지고, 계속적인 대화를 서로 간에 유지하고 싶어 하는 상태에 있게 된다. 따라서 이것은 가장 바람직한 의사소통 유형이라고 볼 수 있다. 나선적 유형의 의사소통이 되기 위해서는 인간관계에서 상대방에게 관심을 가져야 하며, 대화를 할 때에도 서로 얼굴을 마주 보는 태도가 중요하다. 더 나아가 상호 간에 진정한 인간관계를 맺기 위해서는 의미 중심적 의사소통을 해야 한다.

3) 피드백의 중요성

피드백은 상대방이 보낸 메시지를 어떻게 지각하고 이해하였는지를 되돌려 주는 과정이다. 이때 자신에게 위협이 될지도 모르는 정보를 제공하면, 대개 방어적 자세를 취한다. 효과적이고 건설적인 피드백을 제공하는 방법은 다음과 같다.

(1) 상대방의 성격보다는 행동에 대해서 말할 것

자신의 메시지가 상대방을 공격하는 것으로 지각하면 상대방은 분명히 방어적이 될 것이다. 메시지가 상대방의 성격을 모욕하는 인상을 주게 되면, 그것은 적절한 피드백이 아니다. 다른 사람의 실제 모습이 어떻다고 생각하기보다는 다른 사람의 행동이 어떻다는 데 관심을 집중하는 것은, 다른 사람의 방어 의식을 감소시키는 것에 도움을 준다.

(2) 판단하기보다는 정보를 교환할 것

정보교환은 일어난 일을 보고하고 동기를 평가하고 행동을 기술하는 것과 관련된다. 딱 잘라 판단적으로 이렇다 혹은 저렇다고 말해 주는 것보다는 규모, 범위, 전체적인 윤곽에 대해서 정보를 제공하는 차원에서 말해 주는 것이 더 효과적이다.

(3) 충고나 해결방안보다는 대안을 제시할 것

선택안, 생각, 지각 등에 대하여 서로 의견을 교환하는 것은 다른 사람으로 하여금 자신이 고려해야 할 대안에 관한 정보 제공의 기회가 된다. 그리고 의사결정은 당사자에게 맡겨져야 한다.

(4) 다른 사람에게 자유로운 제안을 하되 강요하지 말 것

피드백은 이것을 받으려는 사람의 욕구를 채워 주기 위한 것이지, 자신을 위한 감정표현을 위한 것이 아니다. 또한, 한 번에 받아들일 수 있는 피드백의 양에는 한계가 있다. 만일 상대방이 더 많은 정보를 받아들이도록 강요한다면, 그것은 상대방을 위한 것이 아니라, 자신의 욕구표현에 불과하다.

4) 의사소통의 방해요인

피드백 과정에서 의사소통을 방해할 수 있는 장애물의 조건을 정확히 알아야 한다. 메시지가 가능한 정도 내에서 왜곡되거나 오역 혹은 생략되지 않도록 그러한 조건을 수정하도록 하는 것이 중요하다. 의사소통을 방해하거나 왜곡하는 요인은 다음과 같다.

(1) 선입견

마음속으로 어떤 다른 일을 생각하고 있으면 사람은 메시지의 의미를 완전히 이해하지 못하고, 스쳐서 지나가게 되기 쉽다. 또한, 어떤 일을 골똘히 생각하고 있을 때에도 상대방이 보내는 메시지를 들을 수 없게 된다.

(2) 고정관념

사람들이 종종 갖는 지나치게 단순화된 일반화인 고정관념은 메시지를 이해하는 데 영향을 미친다. 고정관념은 시각적 단서, 가치, 편견, 불완전한 정보 등과 같은 많은 요인에 의해 형성된다.

(3) 과거 경험

보통 사람 대부분은 상대방과의 의사소통 과정에서 자신의 과거 경험을 근거로, 상대방의 메시지를 왜곡하여 받아들이는 때가 있다. 이럴 때 왜곡된 메시지로 말미암아 인간관계에 문제를 일으킬 수 있다.

(4) 잠재적 의도

잠재적 의도란 자신의 욕구에 따라 메시지를 이해하는 것을 뜻한다. 잠재적 의도는 의사소통을 방해하고 왜곡시킨다.

(5) 물리적인 환경

마음을 산란하게 하는 소음, 온도 등의 외적인 물리적 환경은 메시지 전달에 영향을 미친다.

5) 효과적인 의사소통 방법

사람 대부분은 가족, 직장, 학교 등 다양한 사회생활 중 수많은 대화를 통해 의사소통을 하고 인간관계를 유지하고 있다. 하지만 자신의 의도와 달리 갈등이 빚어지거나 어려움을 겪기도 한다. 이로 말미암아 심리적 갈등과 상대에 대한 미움, 질타, 분노 등 부정적인 정서를 경험하며, 나아가 인간관계 단절, 스트레스 상황에 살아가게 된다. 상대방에게 나의 의도를 정확히 효과적으로 전달하고, 좋은 인간관계를 유지하기 위해서는 무엇보다 효과적인 의사전달이 되어야 한다. 또한 이러한 효과적인 의사소통 방법을 활용하여 좋은 인간관계를 맺도록 노력해야 한다.

효과적인 의사소통 방법을 소개하면 다음과 같다(설기문, 2002).

- 감정이입을 한다.
- 장애물을 제거한다.
- 피드백을 주고받는다.
- 다른 사람의 말을 경청한다.
- 권력과 조작에 의한 전달을 피한다.
- 일대일로 의사소통을 한다.
- 다른 사람을 수용하고자 노력한다.
- 자신과 상대방을 신뢰한다.

6) 효과적인 의사소통 기술

효과적인 의사소통은 매우 어려운 기술이다. 항상 연습하고 노력해야 얻을 수 있으며, 그로 말미암아 인간관계가 좋아진다면 매우 가치 있는 일이다.

상대방을 이해하는 데 요구되는 기술은 다음과 같다(설기문, 2002; 김진철 외, 2006; 이임정, 2011).

(1) 의사확인

의사확인은 자신이 상대방의 말을 얼마나 잘 이해하였는지 알아보기 위하여 상대의 말을 자신의 말로 표현해 보는 방법이다. 상대가 한 말을 그대로 반복하는 것이 아니라, 그 말을 바꾸어 의사를 본래의 말보다 더 세밀한 내용 혹은 한 단계 진전된 내용으로 반문하는 것이다. 그리고 의사확인은 상대의 의사를 정확하게 파악할 뿐만 아니라 상대의 말에 흥미를 표시하기도 하여 대화를 빠른 속도로 진전시키는 효과도 있다.

(2) 지각검토

지각검토는 자신이 상대방의 느낌에 대해 지각한 내용이 맞는가 혹은 틀린가를 상대에게 물어 검토하는 것이다. 상대방이 현재 갖는 느낌은 자신과의 관계에서 가지는 반응일 수 있고, 이 관계 이외에 다른 원인에서 생긴 것일 수도 있다. 지각검토는 상대의 느낌을 평가하는 것이 아니라, 존중한다는 뜻이다. 존중받았을 때 사람은 인간으로서 대우받음을 알고 호감을 갖고 솔직해지며, 어떤 문제가 생겼을 때 해결하려고 노력한다.

7) 언어·비언어적 의사소통

의사소통 방법은 음성언어인 언어적인 것과 표정, 몸짓 등 신체와 관련된 동작언어인 비언어적인 것의 두 가지가 있다(설기문, 2002; 이임정, 2011).

(1) 언어적 의사소통

의사소통이라고 하면 사람들은 보통 말과 언어를 포함하는 언어적 의사소통을 생각한다. 우리가 사용하는 말은 중요하지만, 더 중요한 것은 자신의 메시지를 전달하기 위하여 말을 어떻게 사용하느냐 하는 문제다. 특히 말의 강도, 억양, 음조 등을 어떻게 사용하느냐 하는 문제는 훨씬 더 많은 의미를 가진다. 오해를 초래할 수도 있는 언어적 의사소통의 또 다른 측면은 속어, 방언, 기타 특수한 용어의 사용과 관련이 된다. 이런 사례는 흔히 있는 일이라서 사람들은 자신이 그러한 말을 사용하고 있다는 사실 자체를 잘 알지 못한다. 언어로 전달할 때는 이와 같이 여러 가지 측면을 고려하여 그 의미가 무엇인지에 대해 잘 알아야 한다.

(2) 비언어적 의사소통

비언어적 의사소통이란 말에 의한 의사전달 방식이 아닌, 몸동작인 손짓, 표정, 웃음 등으로 하는 의사소통 방식을 말한다. 즉, 비언어적 의사소통이란 문자 그대로 말에 의한 언어적 메시지를 제외한 모든 유의한 의사소통을 가리킨다.

의사소통에 있어 일부 사람은 비언어적 수단의 역할이 중요하다고 강조한다. 하지만 의사전달 대부분은 언어로 하므로 인간관계에서는 의사소통의 중요한 수단이 언어라는 점은 부정하기 힘들다. 그러므로 언어와의 주종관계를 바꿀 수는 없다. 그러나 의사소통의 중심에는 언어가 있지만, 이는 비언어적 수단과 서로 밀접하게 관련되어 있기 때문에 비언어적 수단에도 관심을 두어야 한다. 종종 무의식 중에 나타나는 인간의 비언어적 신호나 신체언어 등은 언어적 의사소통보다 더 타당한 수단이라 할 수 있다. 비언어적 수단의 특성은 다음과 같다.

- 의사전달에는 비언어적 수단이 반드시 수반된다.
- 비언어적 수단은 음성언어와 서로 상보적 관계를 이룬다. 즉, 음성언어가 전달하는 내용을 보완해 주고, 강화해 주는 역할을 한다.
- 의사전달 수단은 사람의 신체에 관련된 얼굴표정, 눈짓, 몸짓 등의 요소와 관련되어 있다.
- 비언어적 수단은 주로 본능적이고 감정적인 것을 전달하므로, 내용보다는 표현방법과 관련되어 있다. 즉, 말하는 사람의 생각이나 느낌, 태도 등이 표현된다.

- 표현방법이 구체적이고, 직접적이다.

8) 자기표현과 인간관계

자기표현적 의사소통은 바람직한 인간관계를 만들며, 바람직한 인간관계는 상호 간의 행복한 삶을 영위할 수 있도록 해 준다. 그러나 자기표현적 의사소통 부족으로 말미암아 개인, 가정, 학교, 직장생활 등에서 인간관계에 많은 문제를 일으키고 있다. 자기표현적 의사소통이 부족한 큰 요인은 자기표현적 의사소통 기술이 없기 때문이다(홍경자, 2006a, 2006b).

(1) 자기표현의 정의

자기표현이란 확신을 가지고 기술적으로 자신의 생각이나 감정을 폭넓게 전달하는 능력을 말한다. 자기를 표현하는 능력은 단지 말로 표현하는 한 가지 능력에만 국한된 것이 아니라, 어떠한 상황에도 적절한 행동방식을 선택할 수 있는 것을 의미한다.

(2) 자기표현하기

이 세상에 자기 생각이나 감정을 상대방에게 표현하지 않아도 이해해 줄 수 있는 사람은 그리 많지 않다. 하지만 오랜 시간 함께 시간을 보내고 서로 이해하는 마음이 깊어지면 말을 하지 않아도 상대의 생각이나 마음을 이해하게 될 수도 있다. 그래도 말로 표현하는 것이 자신을 정확하게 상대에게 이해시키는 방법이다. 자신을 정확하게 표현하기 위해서는 가장 먼저 본인이 자신의 감정이나 생각을 정확하게 이해해야 한다.

❶ 자기표현적인 사람의 특징

- 자기의 생각을 전달할 줄 안다.
- 의견표현을 두려워하지 않는다.

- 요청과 설명을 할 줄 안다.
- 감사, 애정, 자부심, 분노, 고통의 표현 등 항상 감정표현이 다양하다.
- 자신감이 있다.
- 자신의 두려움을 수용하고, 그것을 다스릴 수 있는 용기를 가지고 있다.
- 인간관계에서 기술을 하나 더 가졌다고 자부한다.

❷ 자기표현하기의 종류

- **긍정적인 감정 표현하기**: 좋은 감정을 표현하는 데 익숙하지 않은 사람이 많다. 그러나 누구나 나를 좋아해 주는 사람을 좋아하기 마련이다. 하지만 좋은 감정을 표현할 때 사람들은 쑥스러워서 모호하고 장난기 있게 하는 사례가 있다. 그런데 긍정적인 감정을 표현할 때는 구체적으로 진지하게 하는 것이 더 진실하게 느껴진다. 예를 들어 '난 부장님이 좋아요.'와 같이 모호한 표현보다는 '부장님이 제게 전화로 안부를 물어 주어서 정말 좋았어요.'라고 구체적으로 표현하는 것이 좋다.
- **부정적인 감정 표현하기**: 부정적인 감정을 표현할 때는 상대의 잘못보다는 그로 말미암은 내 감정을 표현하는 것이 좋다. 상대방 행동의 잘못된 바를 표현하기보다는 내가 상대에게 원하는 바를 표현하거나 대안적인 행동을 지시하는 것이 좋다. 예를 들어 '이번에 또 과제를 제 시간에 제출하지 않으면 다시는 나와 일할 생각하지 마.'보다는 '난 이번엔 자네가 나와 약속한 과제물 제출시간을 꼭 지켜 주었으면 좋겠어.'와 같이 긍정적인 바람이나 욕구 등을 표현하는 것이 좋다.
- **부탁이나 거절 표현하기**: 일을 하다보면 도움을 요청해야 할 때도 많고, 어쩔 수 없이 거절해야 할 때도 많다. 그럴 때 결론적으로 '된다,' '안 된다.'라고 말하기보다는 도움을 필요로 하는 상대의 마음을 충분히 이해한다는 표현을 한 후 도와주지 못하는 구체적인 사유와 아쉬운 마음을 표현하는 게 좋다. 예를 들어 '지난번에 많이 힘드셨죠? 제가 도와 드렸어야 하는데 마침

그때 저도 제가 담당한 과제물을 마무리하느라 도와드리지 못해서 정말 아쉬웠어요.'라고 말한다.

❸ I-Message로 표현하기

나 - 전달법(I-Message)은 상대방을 비난하지 않고 문제가 되는 상대의 행동과 그 행동의 결과를 구체적이고 객관적으로 표현함으로써, 그 행동이 나에게 미친 영향을 구체적으로 상대에게 전달하는 표현법이다.

상대의 행동이 문제가 되어 나 자신의 감정이 불쾌해질 때, 우리는 보통 '너'를 주어로 사용(You-Message)하여 문제를 해결하려고 한다. 이렇게 할 때 문제가 해결되기보다는 오히려 문제를 악화시키는 사례가 많다. 너 - 메시지는 의사소통에서 걸림돌이 되는 대표적인 방법이다. 그러나 나 - 전달법을 사용하여 나의 마음을 상대에게 전달하게 되면, 문제해결은 물론 두 사람의 관계도 좋은 방향으로 간다.

나 - 전달법을 사용할 때 자신에게 하는 다음의 질문은 꼭 염두에 두어야 한다.

- 내 마음을 속상하게 하는 상대방의 행동이 무엇인가?
- 상대방의 행동이 나 자신에게 어떤 영향을 미치고 있는가?
- 그래서 나는 어떤 느낌을 가지는가?

이러한 세 가지 질문을 고려하여 나 - 메시지를 만들어 상대에게 전달하게 되면, 나의 마음을 명료하고 효과적으로 전달할 수 있다. 효과적인 관계는 생각뿐만 아니라 감정을 서로 주고받을 때 이루어진다. 그리고 나 - 전달법은 부정적인 감정표현뿐만 아니라, 긍정적인 감정을 전달하는 데에도 효과적이다.

〈표 3-1〉 너-전달법(You-Message)과 나-전달법(I-Message)의 비교

구분	너-전달법	나-전달법
개념	'너'를 주어로 하여 상대방의 행동을 표현하는 대화방식	'나'를 주어로 하여 상대방의 행동에 대한 자신의 생각이나 감정을 표현하는 대화방식
표현 예문	너는 왜 장난감을 치우지 않니?	나는 어질러진 장난감을 네가 치워 줬으면 좋겠어.
	너 이렇게 동생을 때리면 어떡하니?	나는 네가 동생을 자꾸 때려서 동생이 널 미워할까봐 걱정이 되는구나!
	자네는 도대체 왜 그러나?	나는 자네가 한 행동 때문에 화가 나.
	당신 왜 연락도 없이 이렇게 늦었어요?	나는 당신이 연락 없이 늦어서 걱정했어요.
	너 자꾸 이럴래?	나는 네가 그걸 안 했으면 좋겠어.
비고	상대방 처지에서는 부정적인 감정을 강하게 전달받는 느낌을 받고, 자신이 비난받는다는 느낌을 가질 수 있다.	똑같은 내용을 전달하더라도, '나'를 주어로 하여 표현하면 훨씬 부드럽게 전달이 되는 것을 알 수 있다.

❹ Do 언어와 Be 언어

Do 언어(행동지적 언어)는 상대방의 문제가 되는 행동을 구체적으로 가리켜 표현하는 말을 말한다. 예를 들어 '선생님은 약속 시간보다 30분이나 늦었습니다,' '지난번에 했던 약속을 지키지 않았습니다.' 등과 같은 표현은 상대방의 문제 행동을 평가나 비판 없이 구체적으로 지적해 주기 때문에 상대가 자신의 어떤 행동이 잘못된 것인지를 인식하고 태도나 행동을 변화시킬 수 있다.

Be 언어(성격규정 언어)는 상대방의 문제 행동을 지적해 준다기보다는 그 행동을 전반적인 성격 특성이나 인격으로 확대시켜서 표현하는 말이다. 예를 들어 '당신은 약속도 제대로 지키지 않은 게으름뱅이군요,' '당신은 나쁜 사람이군요.' 등과 같이 구체적인 문제 행동을 명백하게 전달하지 않고, 하나의 행동을 전반적인 특성으로 일반화해 버린다. 상대는 자신의 인격이 평가된 듯한 느낌을

받게 되며 상호 간에 감정이 손상될 우려가 있다.

(3) 비자기표현의 근원과 결과

비자기표현의 근원은 주로 성장과정의 가족 간 의사소통 문제에서 찾아 볼 수 있다. 여기서는 네 가지 근원적 문제, 즉 ① 좋은 모델의 결핍, ② 비자기표현적 행동의 강화, ③ 자기표현 행동에 대한 처벌경험, ④ 한 가지 이상의 미신적 신념 등이 있다.

이러한 네 가지 근원적 문제 중에 특히 한 가지 이상의 미신적 신념의 구체적 내용은 다음과 같다. 첫째, 완벽성에 대한 신념으로, 이것은 무엇이든 완전하게 해야 한다고 잘못 생각하는 것이다. 둘째, 인정받아야 한다는 신념으로, 이것은 모든 사람에게 인정을 받아야 한다고 잘못 생각하는 것이다. 셋째, 자기무력감에 빠져 자기는 아무것도 못한다고 생각하는 것이다. 넷째, 인간관계에 대한 그릇된 믿음으로써, 이것은 상대의 감정을 상하게 하거나 불편을 주어서는 안 된다고 생각하는 것이다. 다섯째, 실패는 파멸(끝장)이라고 생각하는 신념으로, 부정적으로 볼 때는 자신을 해치는 것이고, 긍정적으로는 자신에 대해 마술과 같은 힘을 발휘한다.

따라서 비자기표현은 결과적으로 다음과 같은 사회적, 심리적, 정신과 신체적 손실을 일으킨다.

- **사회적 손실**: 소심한 사람은 새로운 친구를 사귀지 못하며, 사람을 만나도 친해지기가 어렵고 오해받기 쉽다. 또한, 자신과 상대방의 여러 가지 특성, 취미, 유머, 감수성을 알기 어려우며, 특히 자기신념에 대한 확신이 없게 되어 상대로부터 존경도 받지 못한다.
- **심리적 손실**: 의미 있는 인간관계를 피하며, 인간 개입이 없는 무가치한 것, 즉 텔레비전, 술, 마약 등에 의존하거나 광적으로 음악이나 운동에 몰두하

여 자신의 무력감을 감추려 한다. 심지어 자신과 자기 삶에 대해 절망적인 반응을 하고, 모든 것을 부정적으로만 보며 불평불만 때문에 더욱 우울해진다.

- **정신과 신체적 손실**: 신경증이나 인격장애, 치료가 쉽지 않은 정신병에 걸리기 쉬우며, 특히 정신신체장애[16]가 올 수 있다.

16) 정신신체장애(psychosomatic disorder)란 정신생리적 장애라고도 하며, 정신적 스트레스가 생리적·신체적 기능에 장애를 일으키는 상태를 말한다. 자율신경계와 내분비계가 부적절하게 자극되어 신체기관의 기능부전과 구조적 파괴를 유발하게 된다. 그러므로 정신신체장애 증상은 감정상태로 말미암아 부가적으로 나타나는 것이다. 예를 들어 격분해 있는 동안은 혈압이 올라가며 심장박동과 호흡률이 빨라진다. 화가 가라앉으면 홍분되었던 신체기관의 생리적 과정도 진정된다. 그러나 만약 겉으로 표현하지 못하는 욕구의 억압을 지속하면, 행동으로 표현하지 않은 감정이 그대로 남아 있다가 결국은 생리적 증상으로 나타나게 되고, 시간이 지나면서 신체 기능에 이상이 생긴다. 환자는 신체적 이상 증상에는 관심을 많이 쏟으나, 이 증상을 유발한 감정적 문제에 대해서는 부정하거나 깨닫지 못한다.

잠시 쉬어갑시다

미국의 건강 정보 사이트 '셰이프닷컴'이 '뱃살을 빨리 뺄 수 있는 운동법 3가지'를 다음과 같이 소개했다.

▸ 사이드 플랭크

몸의 중심부를 탄탄하게 만드는 운동법인 코어 운동 중 하나가 플랭크다. 이를 응용해 옆으로 플랭크를 하는 것이다. 자세는 옆으로 비스듬히 누운 뒤 한쪽 팔의 팔꿈치를 바닥에 댄다. 다리는 쭉 뻗어 가지런히 모은다. 다른 한쪽 팔은 엉덩이 옆쪽 부근에 갖다 댄 뒤 팔꿈치를 축으로 몸을 바닥에서 들어 올려 30~45초간 그 자세를 유지하는 것이다. 자세를 반대로 바꿔 이 동작을 반복하면 된다.

▸ 팔굽혀펴기 응용동작

팔과 다리를 모두 사용하는 전신운동으로 뱃살을 빼고 복근을 강화하는 데 좋은 운동법이다. 먼저 어깨보다 5㎝ 정도 넓게 양손을 벌려 팔굽혀펴기 자세를 취한다. 그런 뒤 양손으로 최대한 앞으로 걸은 뒤 다시 원위치로 되돌아오는 동작을 한다. 이를 10~12회 반복한다. 좀 더 강도를 높이려면 한쪽 다리를 들고 하면 된다.

▸ 악어 걸음

팔굽혀펴기 자세에서 발끝에 수건이나 슬라이드 등을 깐다. 발끝에 있는 물건을 끌면서 양손을 사용해 30m 정도의 거리를 앞으로 걷는다. 60~90초간 쉰 뒤 다시 이 동작을 반복한다. 이게 한 세트이고, 한 번 운동에 2세트를 하면 된다. 이 운동법은 몸의 중심 근육을 모두 사용하게 해 칼로리를 많이 소모시키는 등 운동 효과가 탁월하다.

출처: 코메디닷컴(2013. 11. 4), 권순일 기자.

PART 2.
인간발달과 정신건강

영아와 유아기의 정신건강

C/H/A/P/T/E/R 04

• 학/습/목/표 •

- 영아와 유아기 이전 정신건강의 중요성을 이해한다.
- 영아기 발달과 정신건강의 중요성을 이해한다.
- 유아기 발달과 정신건강의 중요성을 이해한다.

제1절 영아와 유아기 이전의 정신건강

인간의 발달을 어느 시점부터 보아야 할까? 인간의 정신건강을 생애주기별로 살펴볼 때, 인간의 발달을 태어난 이후인 영아기부터 보는 것이 아니라, 세상에 태어나기 이전의 태아기까지로 확대해서 인식해야 한다는 주장이 폭넓게 받아들여지고 있다. 왜 그럴까? 태아의 정신건강은 여성이 아기를 갖게 되는 순간부터 태중에 있는 엄마와 엄마 주위의 다양한 체계로부터 영향을 받고 있기 때문이다. 이러한 관점은 태교[17]의 중요성을 강조하게 하고, 이는 동시에 영·유아기 이전의 정신건강에도 관심을 가져야 함을 나타내 준다.

1. 영아와 유아기 이전의 시기별 발달과정

수정된 난세포가 나팔관을 통과해 자궁벽에 착상하게 되는 순간부터 인간이라는 존재가 탄생하게 된다. 인간은 끊임없이 발달해 나가는 존재이다. 인간은 세상에 태어나기 이전에 이미 38주라는 긴 시간 동안 태내에서 성장과 발달을 경험하게 된다. 그러므로 인간의 생애주기를 다룰 때, 그 시작이 영·유아기 이전부터 이루어져야 하는 것은 당연하다. 영아와 유아기 이전은 다음과 같이 더 세부적으로 구분하여 설명할 수 있다(이소현, 2003; 장연집 외, 2008).

1) 태내기

태내기는 인간발달의 최초 단계이다. 실제로 남성의 정자와 여성의 난자가 결합하여 수정되는 순간부터 한 개체의 생명이 시작된다. 따라서 이 시기에 형성되는 신체적 구조의 기능은 한 개인의 신체와 행동발달의 기초가 된다. 또한, 출생 전 태아의 발달 상태는 출생 후 성장과정에 큰 영향을 주기 때문에 태내에서부터 올바르게 성장하는 것이 중요하다. 태아는 수정 후부터 대략 280일 동안 엄마의 체내에서 자라면서 여러 신체기관이 형성되고 기능이 시작되며, 기관의

---

17) 태교(胎敎)란 임산부가 임신 중에 모든 일에 대해 거친 행동을 삼가고 말과 마음가짐을 조심하여 태아에게 정서적·신체적으로 좋은 영향을 주기 위한 태중교육(胎中敎育)을 말한다. 우리나라의 본격적인 태교 연구서는 사주당 이 씨(師朱堂李氏)가 한문으로 짓고 그의 아들 유희(柳僖)가 언해를 붙인 「태교신기(胎敎新記)」이다. 이 책을 바탕으로 태교의 권장 내용은 귀인의 초상이나 신선의 그림을 가까이 두고 보며, 관대(冠帶)·흉배(胸背)·패옥(佩玉) 등 귀한 물건을 자주 만지거나 뺨에 대어 보며, 아름답고 옳은 말을 듣고 읊고 써 보아야 한다. 태교의 내용 중에 비과학적인 미신이 포함되어 있는 것도 사실이지만 훌륭한 아기를 낳기 위해 임산부나 주위 사람들은 임산부의 육체적·정신적 건강을 지켜 주었다. 실제 아기는 모체로부터 영양상태와 정신건강에 많은 영향을 받는 것으로 밝혀져 태교의 중요성이 인정되고 있다.

크기와 무게가 급속히 증가한다.

2) 배포기

배포기(germinal period)는 수정이 된 후 수정체가 나팔관을 거쳐 자궁벽에 착상할 때까지의 2주간의 시기이다. 수정 후 36시간 내에 수정란은 급속하게 세포가 분열되기 시작해 1주일이 지나면 약 150개의 세포가 된다. 수정란은 세포분열을 거듭하면서 난관 내부의 섬모운동과 난관의 수축작용으로 자궁 속으로 내려온다. 수정체가 자궁벽에 착상이 되면 엄마 몸과의 밀착된 의존관계가 시작된다.

3) 배아기

배아기(embryonic period)는 수정 후 약 2~8주로, 이 기간에 중요한 신체기관과 신경계가 형성된다. 즉, 수정 후 28일이면 뇌가 만들어지고 대뇌에서 신경세포의 분화가 시작된다. 이와 더불어 심장, 간, 척추가 분화되며 신경계, 비뇨기계, 피부와 뼈의 기반과 폐가 형성되기 시작하고, 상하지가 형성되며 눈과 귀의 흔적이 나타난다. 심장박동이 생기고, 성인에게서 발견할 수 있는 모든 신체부위가 형성된다.

좀 더 구체적으로 설명하면, 초기 3~4주경의 배아는 크기가 약 0.7cm 정도되다가 이 시기의 끝 무렵이면 사람의 형태를 대체로 갖추게 되며, 무게는 약 0.9g, 키는 약 2.5cm가 된다. 또한, 심장과 뇌 등 순환계와 신경계가 기능을 시작하며, 신체기관 외에도 태내발달에 중요한 역할을 할 양수 주머니, 태반, 탯줄 등도 발달한다. 배아기 동안에 각 기관이 급속하게 형성되는 만큼 바람직하지 못한 환경의 영향에 가장 민감하게 반응한다. 따라서 엄마의 질병, 영양 결핍, 약물 등은 배아기 발달에 치명적인 영향을 주어 자연유산이나 발달장애로 나타날 수 있다.

4) 태아기

태아기(fetus period)는 수정 후 약 3개월부터 출산까지의 시기이다. 이 기간은 배아기에 형성된 각 기관의 구조가 더욱 정교화되며, 기능이 더욱 원활해지는 등 빠른 발달을 보이게 된다. 근육발달도 급격히 이루어지며, 출생 후 몇 년이 지나서야 완성되지만, 중추신경계도 이 시간 동안에 빨리 발달한다. 태아기가 시작되는 13~24주 사이에 태아의 크기는 30cm 정도이고, 무게는 0.8kg이다가 끝날 무렵인 25~38주에는 약 50cm와 3.4kg으로 증가한다. 4개월 말경이면 장기의 기능이 좋아지고 외관이 발달하며, 모체는 태동을 느낀다. 5개월에는 빨기, 삼키기, 딸꾹질 등의 반응이 나타나며, 5개월 말경이면 손톱과 발톱이 생기며 솜털이 나기 시작한다. 6개월 된 태아는 태지의 분비가 이루어지고 태아의 심장 박동을 들을 수 있으며, 눈의 기능이 발달하여 깜박일 수 있게 된다. 7개월 된 태아는 뇌의 사고력이 발달하기 시작한다. 수정 후 28주를 흔히 생존 가능연령이라 부르는데, 7개월경부터 태아는 스스로 호흡할 수 있는 조건과 기능을 갖추기 때문이다. 8개월 된 태아는 머리를 아래로 내리는 자세가 되고, 청각이 완성된다. 9개월 된 태아는 신생아다운 모습을 갖추기 시작하고 폐, 신장기능이 성숙한다. 10개월이 되면 몸의 균형이 잡히고 4등신이 되며, 병에 대한 면역력을 갖게 된다.

2. 영아와 유아기 이전의 발달과 정신건강

태아는 엄마의 자궁 안에서 끊임없이 성장, 발육해 나가기 때문에 태아기에 임산부가 나쁜 경험을 하게 되면 태아의 발육에 직접적인 문제가 일어나게 된다. 특히 임신 3~4개월에 임산부가 강한 스트레스를 받으면 태아의 신경발달에 손상을 입을 가능성이 높은 것으로 알려졌다. 또한, 임산부도 감정의 변화가 많아

작은 일에도 울고 웃는 일이 많아진다. 우울증이 생기지 않도록 주변 사람들과 어울려 기분 전환을 할 필요가 있다. 즉, 엄마가 항상 마음을 즐겁게 가지려고 노력을 해야 한다(Howard et al., 1997).

임신 5~6개월에는 산책할 때, 눈에 보이는 사물에 대해 설명해 주거나 음악 태교를 여러 가지 방법으로 응용해 보는 것도 좋다. 이때부터 태아와 대화를 하면서 감정을 교류하면 태아는 하루하루가 즐거울 것이다. 특히 이 시기의 태담은 모든 태교의 바탕을 이룬다. 더욱이 이 시기 태아의 뇌는 급속히 발달하면서 엄마의 감정이 혈액 성분에 영향을 미치면, 이것이 태반을 통해 태아의 혈액에 전해지고 뇌까지 전달되어 태아의 행동에 변화를 일으킨다. 그러므로 이때에는 부부싸움을 절대로 해서는 안 된다. 왜냐하면, 부모의 불협화음은 태아를 불안하게 하여 출생 후 불안정한 성격의 아기로 자랄 수도 있기 때문이다(이소현, 2003).

임신 6개월 후부터는 엄마의 정서적 메시지에 의해 인격이 형성되어 가며, 7~8개월에는 의식이 나타나기 시작한다. 특히 임신 7개월부터는 태아의 몸에 점점 살이 붙고, 양수 안에서 활발하게 헤엄을 치며 즐겁게 논다. 겉귀가 완성되어 외부의 소리에 민감하게 반응을 나타낸다. 이때에는 바깥의 소리에 대한 선호도까지 생기게 된다. 가장 좋아하는 소리는 역시 엄마의 부드러운 목소리이고, 싫어하는 소리는 오토바이와 같은 시끄러운 엔진 소리, 자동차의 급제동 소리, 시계의 '따르릉' 소리, 전화벨 소리, 부모가 싸우며 고함지르는 소리 등 주로 소음이다(Howard et al., 1997).

임신 8개월이 되면 태아는 소리의 높낮이를 머릿속에 기억하게 된다. 특히 소리의 강약을 확실하게 구분할 수 있는 능력이 갖춰져서 엄마 목소리의 강약에 의해 엄마의 기분을 알아차리게 되어 엄마가 행복하면 태아도 부드럽게 노닐게 된다. 더욱이 이 시기의 태아는 뇌를 통해 밤과 낮을 구별할 수 있게 된다. 밤낮이 바뀐 아기로 태어나면 백일 무렵까지 엄마가 많이 고생스러울 수 있다. 그러므로 임신 중에 규칙적인 생활 리듬으로 태아의 뇌 발달을 도울 필요가 있다.

임신 9개월이 되면 출생을 위한 모든 신체조건이 완성된다. 태아는 세상으로 나올 준비를 위해 태동도 줄고, 온몸을 둥글게 오므려 머리를 아래쪽의 골반에 두고 나올 준비를 단단히 하게 된다(Howard et al., 1997).

그런데 임산부가 강한 스트레스를 받게 되면 신경 호르몬이 과잉분비되어 이것이 태아의 뇌와 신경계에 영향을 미치는 것으로 알려져 있다. 실제로 태아는 부모의 유전자에 의해 영향을 받기도 하지만, 태중 10개월 동안의 자궁 내 환경에 따라 성품의 많은 부분이 형성된다(이소현, 2003).

따라서 태아가 건강하게 자라기 위해서는 엄마의 역할이 매우 중요하다. 엄마가 태교를 위해 갖추어야 할 몇 가지 기본적인 정서 상태와 생활태도를 살펴보면, 태아의 뇌를 '미지의 우주'라고 믿고, 규칙적인 생활습관을 가지며, 배 속의 아기에게 해 줄 이야기를 생각해 보거나 매사에 탐구적이고 긍정적인 자세를 유지하는 것이 필요하다. 또한, 남편이나 주변 사람들과 좋은 관계를 맺고 도움을 받을 수 있는 것도 중요하다. 무엇보다도 태아의 정신건강을 위해서는 부부가 진심으로 서로 사랑하며, 아기를 원하는 안정된 상태에서, 태아를 환영하는 마음으로 태내에서 길러야 할 것이다(김영숙 외, 1998).

제2절 영아와 유아기의 정신건강

영아와 유아가 감기, 설사, 폐렴, 백혈병 등 신체적인 질병에 걸려 고통을 당하듯이, 이와 마찬가지로 정서 혹은 행동상의 정신건강에도 문제가 나타날 수 있다. 이러한 정신건강상의 문제는 감기, 설사와 같이 비교적 가볍고 일과성일 수도 있지만, 선천 기형이나 백혈병과 같이 매우 심각하고 치명적일 수도 있다. 따라서 부모를 포함한 영·유아의 양육에 관련된 성인들은 이들의 신체적인 건강은 물론 정신건강에 대해서도 잘 이해하고 이들의 증진에 신경을 써야 할 것이다. 그러므로 영·유아의 정신건강에 적신호를 보이는 문제 행동을 조기에 발견·진단하는 것은 매우 중요한 일이다. 즉, 이들의 문제 행동을 가능한 생애 초기에 발견함으로써, 더 이상의 악화를 방지하고, 개선 가능한 것은 바로 수행한다. 이렇게 함으로써, 발달을 저해하는 여러 요소에 더욱 효율적으로 대처할 수 있다.

1. 영아와 유아기 정신건강의 중요성

영아와 유아기 정신건강의 중요성은 최근에 더욱 강조되고 있다. 왜 그럴까? 그 이유는 다음과 같다(이소현, 2003; 임창재, 2006).

첫째, 영아와 유아기 장애가 비교적 흔하다는 점이다. 영아와 유아기를 비롯한 아동기 장애(문제 행동 혹은 정신병리)를 추정해 보면 일반 아동인구에서 적게는 14%에서 많게는 22%에 이르며, 진단을 내릴 정도로 심한 형태의 문제는 전체 아동의 약 8%~10%를 차지한다.

둘째, 많은 유형의 영아와 유아기 장애가 단지 영아와 유아기에 그치는 것이 아니라 평생 지속한다는 사실이다. 상당히 많은 영아와 유아기의 문제가 그대로 지속하지는 않더라도, 시간이 지나면서 형태나 강도를 달리하여 변화된 형태로 나타날 수 있다. 혹은 나중에 진단이 내려질 정도의 심한 정신병리가 아니더라도, 영아와 유아기의 문제가 이후의 가정생활, 직업, 사회적응에 지속해서 여전히 부정적인 영향을 미치는 수가 있다.

실제로 출생한 후 생후 1년 동안의 영아는 부모 혹은 양육자, 보육자와의 관계를 통해 자신을 인식하고 자신과 주변 환경, 사회에 대한 의존을 통해 안정감을 형성하게 된다. 영아는 자신의 신체적·정서적인 욕구가 발생했을 때 부모나 보육자로부터 적절한 보살핌을 받지 못하게 되면 신뢰감을 잃고, 안정감을 갖지 못하여 자아정체감을 확립하는 것에서도 문제를 갖게 된다. 자신의 의지가 성인에 의해 손상되거나 방임될 때 유아는 수치감을 갖거나 자신에 대해 회의를 하고, 그 결과 자기존중감을 상실하게 된다.

셋째, 최근의 여러 가지 사회 변동과 상황이 영·유아를 포함한 아동을 위험에 빠뜨릴 수 있고, 나이가 어릴수록 더 심각한 발달상의 문제를 일으킬 수 있다는 점이다. 가령 영·유아기에 건강이나 가정에 문제가 있어 불안한 환경에서 성장한 사람은 성격이 난폭하거나 대인관계 능력이 좋지 못하는 등 사회에 대한 적응력도 떨어지는 것이 사실이다. 환경을 스스로 통제할 능력이 없는 어린 영아일수록 주변 환경의 영향을 많이 받게 된다.

2. 구체적인 영아와 유아기 정신건강

영아와 유아기의 발달과 정신건강을 더 구체적으로 알아보기 위해 영·유아기를 신생아기, 영아기, 유아기로 세분화하여 살펴보면 다음과 같다(장연집 외, 2008; 김연진 외, 2010).

1) 신생아기 발달과 정신건강

출생 직후부터 1개월까지를 신생아기라고 한다. 태아가 모체의 자궁 내에서 의존생활을 하다가 출생 후 새로운 환경에 적응하는 시기이다. 신생아기는 인간의 전체 발달에서 보면 아주 짧은 기간이다. 하지만 출생과 함께 완전히 새로운 환경을 경험한다는 의미에서 대단히 중요한 시기라고 할 수 있다.

신생아기에서 요구되는 가장 급격한 생리적 변화는 생명체가 새로 태어나는 시기인 태생기(胎生期) 순환에서 독립적인 호흡으로 전환하면서, 자궁 외의 생활로 적응하는 과정이다. 따라서 이 기간은 일생 중 어느 시기보다도 취약한 시기이기 때문에 신생아가 주변 환경 변화에 잘 적응할 수 있도록 양육자의 세심한 관찰과 함께 특별한 보호와 처치가 필요하다.

출생할 때 뇌 무게는 350g으로 성인의 1/4 수준이다. 신생아기에는 뇌와 신경계의 피하층이 발달하여 초기의 반사 행동을 조절하며, 신생아의 기본정서, 원시적인 운동과 감각조절은 척수 뇌간의 발달과 대뇌반구의 분화로 이루어진다. 아직 사고와 문제해결 같은 고차원적 기능을 수행하는 피질 세포는 잘 발달하지 않았기 때문에 신생아기의 신경기능 대부분은 원시적인 반사 작용이다. 그렇지만 신생아기의 반사운동기능은 신경기능의 이상 유무를 확인하는 데 중요한 단서가 된다.

반사운동은 특수한 자극 때문에 불수의적으로 일어나는 운동반응을 의미한다. 대부분 태어나면서부터 갖추어져 있는, 즉 생득적(生得的)이며, 유형에 따라 수개월 동안 유지되다가 소실되거나 평생 유지되기도 한다. 반사는 크게 생존에 필요한 생존 반사와 이후에 의식적인 운동으로 발전하게 되는 특수 반사로 구분된다.

생존 반사에는 입에 닿는 것은 무엇이든지 무의식적으로 빠는 흡입 반사, 이물질이 기도나 코에 들어가 자극하면 재채기나 기침을 하는 기침 반사, 손에 잡힌 것을 꽉 쥐고 놓지 않는 파악 반사 등이 있다. 특수 반사에는 손으로 아기의 어깨를 받치고 몸을 지탱하면서 갑자기 머리를 떨어뜨리거나 급격한 자극을 가하면 등을 펼치고 손바닥과 손가락을 활짝 편 채로 무엇을 포옹하듯이 팔을 벌리는 모로 반사, 발바닥의 외면을 가볍게 긁거나 자극하면 엄지발가락은 굽히고 나머지 발가락은 부채처럼 펴는 바빈스키 반사,[18] 갑작스러운 큰 소리에 팔꿈치를 굽힌 채 손은 주먹을 쥔 상태로 팔을 벌려서 무엇을 끌어안으려는 놀람 반사 등이 있다.

18) 아기들에게서는 흔히 볼 수 있지만, 성인의 경우에는 척추의 운동 신경이 아래로 내려오는 통로에 이상이 있을 때 볼 수 있는 병적 반사이다. 프랑스의 의사 바빈스키(J. Babinski)가 발견하였다.

신생아는 주로 감각을 통해 대상의 성질을 인지하고 환경의 자극에 반응한다. 따라서 감각기관의 발달은 신생아 지각발달의 초기 단계로 인지발달과 운동능력 발달에 큰 영향을 준다. 감각기능에 비하면 운동기능은 아주 원시적이고 미숙한 상태이며, 생후 첫 해 동안에 서서히 발달한다. 또한, 자극과 행동이 직접 결부되어 의식적인 조정이 불가능하므로 전신운동을 보이지만, 점차 부분운동을 한다. 전신운동은 출생 후 10일 동안 가장 활발하며 이때 신체 전체가 산발적으로 움직인다. 생후 2~3주가 되면서 빠르게 발달하는데, 생후 1개월이 되면 턱을 바닥에서 들 수 있다. 운동 횟수는 아침에 가장 활발하고, 정오에 가장 적다. 또한, 어두운 곳에서는 운동량이 많지만, 밝은 광선에서는 감소한다. 깨어 있을 때는 수면 때보다 9배 정도 운동량이 많지만, 이 또한 밝은 광선에서는 감소한다. 남자아이가 여자아이보다 더 활동적이다.

신생아의 정서는 생후 2주부터 나타난다. 그러나 생후 1~2주까지의 정서는 미분화된 초기의 상태로 막연한 흥분상태에 불과하며, 대체로 불안정하고 격렬하며 변화가 많은 편이다. 공포 정서는 큰 소리가 나거나 자기를 돌보아 주는 사람이 없을 때 주로 일어나며, 공포 반응은 갑자기 놀라고 호흡이 빨라지면서 눈을 감거나 손을 꽉 움켜쥐고 입술이 파래진다. 분노는 배가 고프거나 욕구충족이 안 될 때 또는 신체운동이 억제당했을 때 주로 많이 나타난다. 공복이나 신체적인 불편함 때문에 울 때는 울음소리가 크지 않지만, 급격한 환경의 변화로 불쾌감을 느끼게 되면 너무 격분하여 제대로 울지 못한다.

이러한 신생아의 정신건강을 위해 가장 먼저 할 수 있는 일은 분만실 환경의 재구성이다. 태어나자마자 지금까지 머물렀던 조용한 자궁에서 벗어나 온몸으로 외부 자극을 고스란히 겪어야 하므로 분만실 온도나 빛이 자극적이지 않도록 할 필요가 있다. 가령 아기를 양육하게 될 방의 경우 가능하면 상아색을 주조로 해 밝은 주황색이 강조 색상으로 들어간, 따뜻하고 밝은 느낌을 주는 것도 좋을 것이다. 신생아에게는 원색보다 따뜻하고 차분한 자연색으로 방을 꾸며 주는 것이 좋을 듯하다.

그리고 가장 기본적인 것으로 아기를 돌보는 사람이 애정을 갖고 수유나 목욕, 기저귀 갈기 등을 한다면 신생아의 정신건강에 좋은 영향을 줄 수 있다. 그뿐만 아니라 신생아는 질병에 의한 것보다 질식과 약물복용, 낙상과 화상, 물에 빠짐 등이 죽음으로 몰고 갈 수도 있으므로 안전사고에 특히 주의해야 한다. 또한, 신생아에게 되도록 불쾌한 경험을 하지 않도록 하고, 온 가족이 태어난 아기를 환영하고 축복해 주는 것이 중요하다.

2) 영아기 발달과 정신건강

영아기는 생후 1개월에서부터 약 2세까지로, 이때의 발달은 유전적 특성과 생활환경 요인에 의해 전체적으로 발달이 빠르게 진행된다. 영아기 전반부에는 감각기관이 발달하고, 후반기에는 지능과 운동능력이 발달하면서 자신의 신체를 조절할 수 있다. 또한, 언어가 발달하기 시작하고, 사람들과의 의사소통도 가능하게 된다. 영아기 말기에는 인지가 현저하게 발달해서 공간과 시간으로부터 대상을 분리할 수 있으며, 자아와 다른 사람과의 관계도 인식할 수 있다.

(1) 신체발달

영아기는 일생 중에서 신체발달이 가장 급속하게 이루어지는 시기이며, 성장 속도는 초기 6개월 동안이 가장 빠르다. 특히 출생 후 첫 1년은 신체와 뇌의 발달이 빠르게 진행되면서 키는 약 20cm 증가하고, 몸무게는 약 7kg이 늘어나며, 뇌의 크기도 출생 때의 2배로 성장하게 된다. 이 시기의 모든 성장과 발달은 일정한 순서에 따라 진행되지만 성장 속도는 영아에 따라 차이가 있다. 신체 발달은 머리에서 발끝으로 발달하는 두미의 원리(Cephalo-caudal principle)와 몸의 중심부에서 말초부로 발달하는 근원의 원리(Proximodistal principle)에 따라 성장한다. 따라서 두뇌와 몸통이 먼저 성장하고 다음에는 팔과 다리, 그리고 손과 발의 순서로 발달이 진행된다. 즉, 팔과 몸통의 통제가 일어나기 전에 머리가 먼저 통제되지만 팔과 몸통의 통제는 다리보다 먼저 일어난다.

(2) 운동발달

신체발달과 마찬가지로 운동발달은 일정한 순서와 기본원리에 의해 진행된다. 영아기 운동발달은 크게 팔과 손으로 물체를 쥐거나 만지는 조작기능과 자신의 몸을 움직여서 장소를 이동하는 이행운동의 두 가지 발달이 있다. 또한, 감각과 지각의 발달은 출생 직후부터 시각과 청각, 미각 등 기본적인 지각능력이 거의 발달되어 있으며, 대부분의 지각능력은 생후 1년 동안에 거의 완성된다. 이는 이후 인지발달의 근거가 되는데, 출생 직후의 반사 행동과 선천적 지각능력으로 환경을 탐색하여 개념을 형성해 나가다가 출생 후 1년 정도가 되면 감각적 경험과 대상개념을 통해 세상을 인식하고 사물을 이해할 수 있다.

(3) 언어발달

영아기 언어의 발달은 크게 두 단계로 구분한다. 첫 단계는 언어 이전의 발달기간으로, 분화되지 않은 울음소리에서부터 의미 있는 첫 단어를 말할 때까지의 1년 동안을 의미한다. 두 번째 단계는 언어획득기간으로 단일 언어의 사용에서부터 완전한 단어를 말할 수 있게 되는 생후 1년에서 영아기 말기까지의 기간을 말한다.

영아는 출생 후 9개월경이 되면 성인의 목소리를 모방한 언어를 사용할 수 있고, 1세 말경에 이르면 영아 대부분은 하나의 단어로 의사소통할 수 있다. 2세경이 되면 두 마디 문장을 말하면서 차츰 성인의 말을 따라 하게 된다. 이때 나타나는 영아의 전반적인 언어 특징은 ① 이해 언어가 표현 언어보다 많고 사용하는 언어 대부분이 모방을 통해 획득된 것이고, ② 자기중심적 언어의 특징이 있으며, ③ 사물에 호기심을 갖고 계속된 질문을 통해 자신의 어휘와 문장구조를 발전시킨다.

(4) 정서발달

영아의 정서는 내적 감정이나 욕구, 생리적 충동의 표현으로 언어능력이 부족한 영아에게 매우 중요한 역할을 한다. 영아기의 정서에는 두 가지 기능 혹은 목적이 있다. ① 영아의 정서표현은 자신의 상태를 양육자에게 알림으로써 영아를 돌보게 하기 위한 기능이다. ② 영아기의 정서는 특정 자극에 대해 특정한 행동을 하도록 하는 동기를 부여하는 기능이다. 즉, 분노는 공격 행동에 동기를 부여하고 공포는 회피행동에 동기를 부여한다.

기쁨과 슬픔 같은 단순한 정서는 출생 때부터 존재하지만, 복잡한 정서는 나이가 들수록 점차 분화된다. 따라서 출생 때 자극에 대한 막연한 흥분만 나타나던 정서는 출생 3주부터 분화되기 시작하여 먼저 불쾌(不快)정서가 나타나고, 영아기가 되면서는 정서가 급속하게 발달해서 3개월이 되면 불쾌와 만족으로 분화된다. 그리고 6개월부터는 불쾌정서가 분노, 혐오, 공포로 분화되고, 12개월이 되면 쾌(快)정서인 만족에서 분화된 애정과 의기양양이 나타난다. 또한, 2세경이 되면 자의식이 발달하면서 비교적 복잡한 정서가 표출되는데, 부끄러움이나 당황스러움, 수치심이나 자부심 등이다. 이 같은 영아의 바람직한 정서발달을 위해서는 적당한 자극과 함께 안정된 환경을 조성해서 신체적인 불편을 덜어 주고, 영아의 욕구가 만족할 수 있도록 사랑과 관심으로 보살펴야 한다.

(5) 성격발달

영아기는 성격발달의 기초가 되는 전 단계이다. 따라서 성격이라는 용어 대신 기질이라는 용어를 사용한다. 기질은 인성의 핵심요소로서 영아기에 특이하게 나타나는 반응 양식이다. 기질은 한 인간의 행동을 특징짓는 기본적인 정서나 각성의 표현으로 유전에 기초한 상태를 의미한다. 따라서 기질은 타고난 생물학적 요인을 기초로 환경과의 상호작용을 통해 독특한 행동 양식으로 나타난다. 영아의 기질적 특성은 생의 초기 환경적 경험이나 부모의 양육방식에 따라 변화될 수 있으며, 영아들은 각자의 특성에 따라 독자적인 양육을 요구한다.

(6) 사회성 발달, 애착과 배변훈련

영아기 사회성 발달의 초기 형태는 울음과 미소, 안구운동으로 생후 2~3개월이 되면 자기를 돌보아 주는 사람에게 시선을 고정하거나 미소를 짓는 등의 사회적 반응으로 나타난다. 이러한 관계 형성은 영아가 경험하는 최초의 인간관계이다. 이때부터 영아는 사람에 대한 흥미를 나타내며, 특히 엄마와의 관계에서 깊은 애정과 의존의 관계를 형성한다.

❶ 사회성 발달의 기초

사회성 발달의 기초는 영아기에 형성되는 자아인식의 발달과 영아와 엄마와의 애착관계 발달, 그리고 영아가 애착대상과 분리될 때 나타나는 낯가림이나 분리불안에 대한 반응이다. 엄마와 잘 형성된 애착관계는 영아가 앞으로 사회의 일원으로서 살아가는 데 중요한 사회성 발달과 대인관계 발달의 기본요인이 된다.

❷ 애착

애착(attachment)은 '특정한 사람 간에 형성되는 애정적인 유대관계'로 정의되며, 주로 양육자인 엄마나 아버지가 애착의 대상이 되고 점차 다른 가족이나 친구에게로 확대된다. 일반적으로 애착형성은 4단계에 걸쳐 이루어지는 것으로 인식된다(장연집 외, 2008).

- **전(前)애착 단계(출생~3개월)**: 영아는 아직 애착이 형성되지 않았기 때문에 낯선 사람과 혼자 남겨져도 별로 개의치 않는다.
- **애착형성 단계(4~6개월)**: 영아의 애착 반응은 몇 사람의 친숙한 성인에게 한

정된다. 따라서 친숙한 사람이 나타나면 미소를 짓고 좋아하며 그가 떠나면 슬퍼한다. 영아는 자신이 필요할 때 양육자가 언제든지 반응할 것이라는 신뢰감을 발달시킨다. 그러나 친숙한 양육자와 다른 사람을 구별할 수 있음에도 불구하고 자신을 혼자 남겨두고 떠나도 분리불안을 보이지는 않는다.

- **애착 단계(7개월~2세)**: 영아는 양육자에게 분명한 애착을 형성하며, 애착 대상에게 능동적으로 접근하거나 접촉을 시도한다. 따라서 이 단계에서는 애착 대상이 떠나면 분리불안을 보인다.
- **상호관계형성 단계(2세 이후)**: 영아는 사회적 관계에 대한 기본 이해를 획득함으로써 양육자와 협력관계를 형성할 수 있으며, 인지능력의 발달로 양육자가 다시 돌아올 것을 알기 때문에 분리불안을 보이지 않고 기다릴 수 있다.

불안정한 애착은 영아의 기질적 문제도 영향을 주긴 하지만, 기본적으로는 엄마 자신이 정신적으로 불안하고 양육에 일관성이 없을 때 형성되기 쉽다. 불안정한 애착을 갖게 되면 영아는 그렇지 않은 영아들에 비해 정신적·행동적 문제를 가질 가능성이 높아진다. 나아가 후에 성인이 되어서도 어떤 문제 상황에서 쉽게 좌절하고 포기할 가능성이 높다. 이렇듯 건강하고 안정된 애착 관계를 형성하기 위해서는 부모의 애정이 주된 요인이 되는데, 특히 영아가 울거나 주의나 관심을 요구하는 신호를 보낼 때 민감하게 반응해 주는 것이 중요하다. 애착을 형성하는 데는 애착이 반드시 영아와 엄마와의 관계에서만 이루어져야 하는 것이 아니라 자극을 주고 반응하는 애정의 질에 의해 더 좌우된다.

❸ 배변훈련

영아기 후반부가 되면 영아는 부모로부터 배변훈련을 통해 외적 통제를 처음으로 경험하게 된다. 배변훈련은 개인차로 인해 그 훈련시기가 다르지만, 생후 18개월경에 시작하는 것이 좋다. 심리학자들은 배변훈련이 인간의 성격에 많은 영향을 미친다고 보아왔는데, 특히 프로이트(S. Freud)[19]는 배변훈련을 지나치게 엄격하게 시킬 경우 항문기적 성향, 즉 지나치게 인색하거나 결벽성을 가진 성격으로 발달하기 쉽다고 하였다. 또한, 에릭슨(E. Ericsson)[20]은 엄격한 배변훈련으로 자율감 대신 수치심을 갖게 되거나 외부의 통제에 대한 무력감으로 발전할 수 있다고 보았다. 따라서 배변훈련은 영아가 신체적으로 괄약근이 충분히 발달하고 준비가 되었을 때 시작하는 것이 바람직하며, 영아에게 긴장감이나 불안을 주지 않고 여유 있게 기다려 주면서 하는 것이 정신건강 유지에 도움이 된다.

3) 유아기 발달과 정신건강

유아기는 2세부터 6세까지를 말한다. 유아기는 발달의 가속화, 가변성, 결정적 시기로 초기경험과 환경이 이후의 지적발달과 성격발달 등 인간발달에 지대한 영향을 미친다. 유아기는 대인관계, 문제해결 능력, 창조성 등을 비롯한 인간성의 기초가 다져지는 시기이다.

---

19) 프로이트(1895.12.3~1982.10.9)는 오스트리아 태생 영국의 아동정신분석 창시자로, 자아 또는 의식이 어떻게 기능하여 고통스러운 생각, 충동, 감정을 회피하는지를 이해하는 데 중요한 공헌을 했다. 히스테리 치료법의 연구에서 무의식의 존재를 확신하고 카타르시스나 자유 연상법을 이용하는 정신분석 방법을 발견하여, 잠재의식을 바탕으로 한 심층 심리학을 수립하였다. 또한, 꿈, 농담, 성욕의 분석에서도 새로운 분야를 개척하였다. 젊은 시절 초등학교에서 교편을 잡았으며 아동들에 대한 관찰을 통해 아동심리학을 연구하게 되었다. 빈 정신분석학회 회장으로 재직하는(1925~28) 동안 아동정신분석에 대한 자신의 연구법을 개괄하는 논문을 썼다.

20) 에릭슨(1902.6.15~1994.5.12)은 독일 태생 미국의 정신분석학자로, 개인의 정체감, 역사·정치·문화와 심리학의 상호작용에 관한 그의 저술들은 심리·사회적 문제에 대한 전문적인 접근법에 영향을 미쳤으며, 비전문가들 사이에서도 관심을 끌었다. 청년시절에 예술학교를 다녔고 유럽을 여행했다. 1927년 빈에 있는 작은 사립학교에서 예술·역사·지리를 가르쳐 달라는 정신분석학자 안나 프로이트의 요청을 받은 것이 인연이 되어 정신분석학에 입문하게 되었으며 정신분석가가 되기 위한 수련을 쌓게 되었다.

(1) 운동능력, 공감각의 발달과 정신건강

유아기는 운동능력이 발달하여 자신의 신체를 조정하는 능력을 기르는 때이다(김연진 외, 2010). 특히 3세에서 6세에 이르는 시기의 유아는 달리고 뛰고 기어오르는 등의 기본적인 운동기능에서 거의 완전한 발달을 성취하게 된다. 따라서 유아가 안전하고 자유롭게 움직이고 활동할 수 있도록 배려해야 한다. 그래야만 유아가 정신적·정서적으로 안정된 상태에서 바람직하게 성장해 갈 수 있다.

또한, 유아의 공감각은 감각기관의 구조나 기능이 미분화되어 생기는 것으로 소리를 듣고 색을 느끼거나 색을 보고 차가움과 따뜻함을 느낀다. 공감각이란 한 감각을 자극했을 때, 그 영향이 다른 감각에 미쳐 그것이 자극된 것같이 느끼는 것을 말한다(Rivera, 1996, 임성현 역, 2005). 따라서 유아에게는 최대한 부드러우면서도 자애로운 신체적 접촉을 하며 따뜻한 말로 양육하는 것이 정신건강에 도움이 된다.

(2) 인지발달과 정신건강

유아기에는 연필이나 크레파스 등의 사물이나 도구를 조작하는 기술도 날마다 발전한다. 또한, 역할놀이나 이야기하기 등의 활동을 통해서 창의력과 상상력 등이 풍성해지고, 어휘와 개념 발달도 급속하게 확장된다. 그리하여 이 시기의 유아는 생각을 표현하고 판단을 내리고 문제를 해결하고 계획을 세우는 등의 능력에서 급속한 성장을 보인다. 유아는 이를 통해서 사고가 확장되고 점점 더 독립적인 개체가 되어 간다.

무엇보다도 사고는 문제를 해결하기 위하여 작용하는 정신활동 전체라고 할 수 있다. 정신활동에는 많은 대상에서 일반적인 유사성을 가려내어 종합하는 개념과 두 개 이상의 개념과의 관계를 결정짓는 판단, 판단에서 새로운 결론을 이끌어 내는 추리 등이 포함되어 있다(Rivera, 1996, 임성현 역, 2005). 이러한 사고능력을 포함한 이 시기 유아의 인지발달은 피아제(J. Piaget)[21] 인지발달의 네

단계 중 두 번째에 해당한다. 이 단계에서는 논리적인 조작이 불가능하므로 전조작기라고 부른다. 전조작기의 사고는 경직되어 있고, 한 번에 한 가지 측면만을 고려하며, 사물을 외관만으로 판단하는 특성이 있다(장연집 외, 2008). 전 조작기는 다시 전개념적 사고기(2~4세)와 직관적 사고기(4~6세)로 구분한다(이소현, 2003).

❶ 전개념적 사고기

전개념적 사고기의 유아는 대상을 상징화하고 내면화하는 과정에서 성숙한 개념을 발달시키지 못한다. 이 시기 사고는 정신적 표상능력이 생기면서 상상놀이나 지연모방이 가능해지는 상징적 사고, 다른 사람의 관점을 고려하지 못하는 자기중심적 사고, 생명이 없는 대상에게 생명과 감정을 부여하는 물활론적 사고, 모든 사물이나 자연현상이 사람의 필요로 만들어졌다고 생각하는 인공론적 사고, 한 특정한 사건으로부터 다른 특정 사건을 추론하는 전환적 추론의 특성을 보인다.

❷ 직관적 사고기

직관적 사고란 어떤 사물을 볼 때 그 두드러진 속성을 토대로 사고하는 것으로 전체와 부분의 관계를 정확히 파악하지 못하고, 과제에 대한 이해나 처리방식이 직관으로 좌우된다. 따라서 외양이 바뀌어도 그 속성이 변하지 않는다는 보존개념, 전체와 부분이나 상위유목과 하위유목 간의 관계를 이해하는 유목화 개념, 사물을 순서대로 나열하는 서열화 개념이 아직 발달하지 않은 상태이다.

---

21) 피아제(1896.8.9~1980.9.17)는 스위스의 심리학자로, 어린이가 이해력을 획득하는 과정을 체계적으로 연구한 최초의 학자였다. 많은 사람은 그를 20세기 발달심리학의 대표자로 생각한다. 어린 시절에는 동물학에 관심을 가졌다. 10세 때 그는 백색종 참새에 대한 관찰 결과를 논문으로 발표했고, 연체동물에 대한 논문을 여러 편 발표해 15세 때에는 이미 유럽 동물학자들 사이에서 명성을 얻게 되었다. 뇌샤텔대학교에서 동물학과 철학을 공부하고, 1918년에 동물학 박사학위를 받았다. 그러나 그 직후 생물학 지식과 인식론에 대한 홍미가 결합되어 심리학에 관심을 갖게 되었다.

이상을 요약하면, 논리적이며 이성적인 판단능력이 매우 미흡한 유아기에 자신의 표현을 발산하는 능력을 키워 주지 못하면 앞으로 자라 나가면서 자신감이 없거나 열등감이 커질 가능성이 높아지게 된다. 그러므로 이 시기 유아에게는 자기 생각을 자유롭게 표현하도록 배려하는 일이 정신건강상 매우 필요하고 중요하다.

(3) 언어발달과 정신건강

언어발달에 있어서도 사고발달과 맥을 같이 하는데, 영아기보다는 더 효율적으로 의사소통할 수 있다. 그러나 사고의 자기중심성 때문에 사회화된 언어를 능숙하게 구사하지는 못한다(이소현, 2003). 이 시기 언어적 특징을 보면(장연집 외, 2008), 주격 조사를 주격의 명사 형태와 상관없이 사용하는 등의 과잉일반화가 나타난다(예: "양말이가 없어"). 또한, 부정적 개념을 말할 때 단어나 구절 앞에 '안'자를 붙이는 경향이 있다(예: "나는 안 학교 가.").

그렇다면 유아를 어떻게 대해야 할까? 우선은 유아기 언어발달의 특징을 이해하여야 한다. 그래야 적극적으로 유아의 말에 반응해 줄 뿐만 아니라 격려와 칭찬을 많이 할 수 있다. 아이는 자신의 말을 들어 주고 긍정적인 반응을 받고 있다고 느낄 때, 언어능력을 더욱더 신장시켜 나갈 것이다. 그리고 이는 자신감과 당당함을 기초로 하는 긍정적인 자아정체감을 형성해 나가는 토대가 될 것이다.

(4) 정서발달과 정신건강

정서와 정신은 인간의 그 어떤 다른 측면보다도 밀접하게 연관되어 있다. 가령 정서적으로 불안하게 되면 이는 고스란히 정신영역에 영향을 미친다. 그래서 정서발달은 정신건강과 직결된다고 말한다.

유아의 정서적 특징은 다음과 같다(장연집 외, 2008; 김연진 외, 2010).

- 유아의 정서는 경과시간이 짧다. 유아의 정서는 보통 2~3분 계속 나타났다가 갑자기 멈추는데, 이러한 현상은 유아가 성인과는 달리 그들의 정서를 외적 행동으로 남김없이 표현하기 때문이다.
- 유아의 정서는 강렬하다. 유아의 정서는 폭발하듯 표현된다.
- 유아의 정서는 변하기 쉽다. 유아의 정서는 돌발적이고 극단적으로 변하는 경향이 있다.
- 유아의 정서는 자주 나타난다. 유아는 성장하면서 여러 가지 상황이나 경우에 적응하는 능력이 발달하므로 성인보다 정서를 표현하는 횟수가 많다.
- 유아의 정서적 반응의 유형은 대체로 비슷하거나 학습과 환경에 의해 점차 개별화된다.

(5) 정체성과 정신건강

유아기 발달 특성 중 하나는 자신의 독립된 정체성을 이해하게 된다는 것이다. 자기 자신이 독립적인 개체임을 이해하고 인식하는 것은 자율성의 발달에 필수적인 요소이다(이소현, 2003). 즉, 유아기에는 유아 자신이 스스로 자신을 한 개인으로 점차 인식하게 되면서 자신에 대해 긍정적 혹은 부정적 개념을 형성하기 시작하는데, 자신을 하나의 독립체로서 인식하고 자신의 몸을 스스로 조절한다는 것을 깨닫게 된다. 그리하여 자기의 일을 스스로 잘할 수 있다는 생각을 하게 된다.

그리고 자신의 신체적 변화를 다른 사람과 비교함으로써 몸에 관심을 갖게 되고 신체적 자의식을 갖게 된다(장연집 외, 2008). 또한, 유아는 자신이 다른 사람보다 열등하거나 다른 사람과 비교해서 자신에게 대우가 좋지 않거나 불공평한 대우를 받는다는 생각이 들면 열등의식을 형성하게 된다. 그리하여 이를 보완하기 위한 행동을 하게 되는데, 이것이 유아에게서 나타나는 경쟁의 심리과정이다(Rivera, 1996; 임성현 역, 2005). 이러한 과정을 통해 이 시기에 자신에게 부여하는 가치와 자존감이 발달하게 된다.

(6) 사회성과 정신건강

유아기 정신건강에서 중요한 또 하나의 요인은 또래 간의 사회적 행동이다(장연집 외, 2008). 유아기 아동은 성장하면서 가족과는 다른 형태의 또래라는 집단과 접촉하게 된다. 또래는 유아기 아동의 사회화 과정에서 매우 중요한 역할을 하며, 특히 현대에는 맞벌이 가정과 외동이 가족, 조기교육의 증가로 인해 가족과 지내는 시간이 적어짐으로써 가족이나 형제의 영향보다는 외부환경에 의해 사회적 성장이 이루어지는 경향이 높으므로 더욱 중요하다고 할 수 있다(Elias & Saucier, 2006, 김명선 역, 2007).

유아기 후반에 이르면 유아 대부분은 다른 사람과 상호작용하고 차례를 지키는 등의 행동을 보이게 되는데, 특히 조기에 유치원이나 어린이집 등의 집단활동을 경험하는 유아는 더 빨리 이러한 사회적 기술을 보이곤 한다. 또한, 이 시기에는 또래에 대한 사회적 지식을 형성하게 된다. 또래에 대한 사회적 지식이란 집단 구성원을 인식하고, 집단 내 개인들의 행동 특성을 알고, 또래에 대한 개인적인 판단을 하는 것을 의미한다. 예를 들어 이 시기의 유아는 또래 내의 유아들에 대한 특성과 행동에 대해서 서로 잡담을 주고받게 되며, 다른 사람이 어떻게 생각하고 느끼는지에 대한 감정이입을 발달시키고, '제일 친한 친구'의 개념을 이해하고 적용하게 된다(이소현, 2003; 장연집 외, 2008).

특히 대체로 3~5세가 되면 또래와 서로 가까이 지내면서 놀이를 하는데, 사회적 교류로써 이러한 경험을 통해 유아는 만족과 욕구불만을 겪는다. 이는 다시 유아의 사교적 행동이나 이타적 행동, 공격적 행동에 영향을 주는 역할을 한다. 또한, 또래 관계는 부모의 격려와 훈련, 조언 등이나 기타 가족 환경에 의해 영향을 받을 수 있다. 학대나 부모의 불화나 이혼, 비일관적 훈육 등과 같은 부정적인 환경은 아동으로 하여금 공격적으로 행동하게끔 하거나 낮은 사회적 지위를 갖도록 영향을 줄 수 있다(장연집 외, 2008).

유아기 아동의 사회성은 부모의 양육태도에 따라 차이를 보인다. 유아는 부모나 주위 사람들에 대한 동일시 과정을 통해 가치태도와 행동기준을 내면화하게 된다. 이것은 유아가 속해 있는 사회나 문화집단의 규칙과 기준을 학습하는 사회화 과정이다(Elias & Saucier, 2006, 김명선 역, 2007). 이때 중요한 것이 부모와의 긍정적인 인간관계이다. 부모의 양육태도, 부모와 유아의 관계 등 가정적 환경은 유아가 자신과 세계를 긍정적으로 받아들이고 세상이 안전하고 살아갈 만한 곳이라고 지각한다. 그리하여 희망을 품고 살아가는 힘을 길러 주는 데 결정적인 역할을 한다. 따라서 부모가 민주적인 양육태도를 취하고 따뜻한 애정과 더불어 부드러운 통제를 하는 것이 중요하다(임창재, 2006).

특히 가정은 인간의 삶이 시작되고 인간 형성의 가장 중요한 사회화가 이루어지는 기초 생활공동체이다. 가정은 기본적인 생활양식, 행동양식, 가치관 등이 형성되고 부모-형제의 상호관계를 통해 성격과 행동발달에 직접적인 영향을 준다. 오늘날의 가정은 핵가족화, 취업여성의 증가, 가족구성원의 해체와 변형 등과 같은 형태적 변화에서부터 상부상조의 기능 저하, 양육기능 저하, 가족관리의 변화와 같은 기능적 변화에 이르기까지 많은 변화가 일어나고 있다. 그럼에도 여전히 유아의 건강한 발달을 위해서 가정은 매우 중요하며, 오히려 그 어느 때보다도 아동의 정신건강을 위한 기본 단위로서 가정의 중요성은 더 커졌다(Rivera, 1996, 임성현 역, 2005). 따라서 사회복지기관이나 교육기관 등에서 유아의 또래 관계가 원만하게 형성될 수 있도록 유아의 처지에서 이해하고 수용하는 환경이 마련되어야 한다.

아동과 청소년기의 정신건강

C/H/A/P/T/E/R 05

• 학/습/목/표 •

- 아동기 정신건강의 중요성을 이해한다.
- 아동기 정신건강 증진 전략을 설명할 수 있다.
- 청소년기 정신건강의 중요성을 이해한다.
- 청소년기 정신건강 증진 전략을 설명할 수 있다.

제1절 아동기의 정신건강

아동기는 유아기와 청소년기의 중간에 해당하는 만 6~12, 13세 정도의 초등학교 생활을 하는 시기를 말한다. 이 시기에는 추상적인 사고가 가능해지는 등 지적인 발달이 현저하며, 사회성이 증대된다. 신체와 신경계의 급속한 성장과 더불어 현저한 정신적 발달이 동시에 이루어진다. 이 시기에 있는 많은 아이는 바르고 씩씩하게 성장해 가지만, 그렇지 못한 아이들도 있다. 정신적·정서적으로 장애 판정을 받은 아이들뿐만 아니라 소위 일반아동으로 불리는 아이들 가운데에도 다양한 모습으로 정신건강의 문제를 드러내는 경우가 뜻밖에 많다. 예를 들면, 신경질적인 아이, 사소한 일로도 마음에 상처를 크게 받는 아이, 불안해서 안절부절못하는 아이, 또래 친구를 괴롭히거나 때리는 아이들이 있다.

1. 아동기 정신건강 문제의 원인

아동기 정신건강 문제의 원인은 복합적이다. 그래서 아동기 정신건강 문제의 원인을 찾을 때는 아동 개인의 본성과 아동이 경험한 환경을 함께 생각해야 한다. 유전, 뇌 손상, 질병이나 아동기 기질과 같은 요인뿐 아니라 불안정한 가족구조, 가정폭력, 만성적인 가정불화, 아동 성 학대를 비롯한 아동학대와 잘못된 양육은 아동의 정신건강에 심각한 영향을 끼친다. 또한, 부모의 정신장애는 아동의 정신건강과 상관관계가 높다. 예를 들어 어머니의 우울증은 부적절한 양육 행동과 상관관계가 있으며, 아동의 삶에도 우울증적 영향을 끼친다. 그리고 빈곤이나 부적절한 주거환경, 영양 결핍, 만성적인 스트레스 상황은 아동에게 더 많은 정서적 문제를 일으키는 요인이 된다(김혜련·신혜섭, 2001; 이윤로, 2005).

2. 아동기 발달과 정신건강 문제

아동기 발달은 아동이 생존에 필요한 기능을 습득하고 환경에 맞춰 나가는 적응과정이다. 발달은 단계적으로 일어나고, 각 단계에는 이루어야 할 발달과제가 있다. 그러나 발달 정도는 개인별 차이가 있으며, 아동의 성, 기질, 신체상태, 유전성에 따라 차이를 보이게 된다.

이러한 아동기 발달의 특징은 다음과 같다(최성윤, 1993; 김재은, 1996).

- 학교라는 조직에 적응해야 하는 새로운 과제를 시작한다.
- 지식과 기술을 연마하는 과정에서 스스로 일을 성공적으로 해냈다는 자신감, 효능감과 만족감을 얻는 것이 중요하다.
- 친구와의 사귐을 통해 사회성을 높일 뿐만 아니라, 단체의식을 기르고 규율과 법을 준수함으로써 장차 사회생활을 해 나가는 중요한 기초를 닦는다.
- 직접 관찰할 수 있는 사물의 속성, 인과관계 등 구체적 현상에 관심을 가짐으로써 인지 발달을 이룬다.

1) 아동기 발달과 정신건강

아동은 이 시기에 외적 성장과 더불어 정서를 내면화시킨다. 이 시기에 초등학교 입학을 하므로 학령기 혹은 학동기라고 부른다. 아동기는 성장 잠재기로서 유아기나 청소년기와 비교할 때 성장 속도는 느리지만, 결국에는 상당한 성숙을 이루고 운동기술도 발달한다. 또한, 정서적으로는 더욱더 분화되어 정서표현 방식이 유아기보다 다양해지고, 또래와의 애착이 형성되어 사회적 관계도 확대된다(장연집 외, 2008).

그래서 정신적으로 건강한 아동은 학습, 학교생활 등을 자신의 능력 안에서 해낼 수 있고, 적절하게 놀이를 즐기며, 가족과 친구와의 관계를 원만하게 맺을 수 있다. 반면, 정신적으로 건강하지 않은 아동은 이 시기 아동의 성과 나이에 맞지 않는 생각과 행동, 감정을 보이고 정신적 발달이 정지, 지연, 퇴행, 왜곡되는 현상이 일어난다.

(1) 인지

아동의 인지는 기존의 문화를 받아들여 학습함으로써 현저한 발달을 나타낸다. 생활공간도 가정에서 학교, 사회로 확대되며, 가족 이외의 친구들을 사귀게 되고 집단생활을 하게 되면서 세상에 대해 흥미를 갖고 지적 생활이 복잡 다양하게 된다. 점차 자기중심성에서 벗어나 다른 사람의 관점을 고려하는 능력이 향상된다.

특히 이 시기가 되면 아동은 사건과 사물 사이의 원칙이나 관계를 이해하고 이용할 수 있다. 또한, 앞서 유아기에서 아직 획득되지 못했던 보존개념이나 서열화, 유목화 등에 대한 이해가 발달한다. 따라서 아동기에는 외부자극을 인지하여 의미 있는 지식으로 전환하는 심리적 과정인 지각조직을 분화시킬 수 있게 된다. 그리하여 논리적 방식으로 지각정보를 구성해 나갈 수 있다. 이러한 능력은 아동이 읽기를 하거나 셈을 이해하거나 창의적인 예술작업을 하는 능력이 점차 증가하는 데서 찾아볼 수 있다.

(2) 언어

아동기에는 언어를 지적인 의사소통도구로 인식하고 학습도구로 인식할 정도로 언어능력이 현저하게 발달한다. 때때로 문법적 오류를 범하기도 한다. 그렇지만 유아기 때의 특이한 어법을 사용하지 않는다. 말의 길이도 길어지고 문장은 복잡해져서 비교적 의미 있는 생각을 할 수 있게 된다. 언어능력은 이해(읽기와 듣기)와 표현(쓰기와 말하기)으로 구분할 수 있으며, 문자 언어와 구두 언어로 나누어 표현한다. 아동기 초기에는 이해와 구두 언어가, 후기에는 표현과 문자 언어가 발달한다. 무엇보다도 아동기에는 대상 참조적 의사소통기능[22]이 발달한다. 즉, 아동이 대화하는 상대방의 나이, 성별, 이해 정도, 사고방식 등과 같은 것을 알고, 이런 여건에 맞게 자기언어를 선택 조절해서 구사하는 것이다. 이 같은

22) 대상 참조적 의사소통기능(referential communication skills)이란 어떤 대상이나 사건에 대해 서로의 정보교환으로 행위를 수정하게 하는 말하는 사람과 듣는 사람 사이의 상호작용으로서, 언어의 화용론적 기술로 사물이나 장소, 생각과 같은 특정한 참조물에 대해 다른 사람과 정보를 주고받는 것을 말한다. 즉, 여러 대상 중에서 참조물을 정확하게 파악할 수 있도록 말하는 사람이 참조물의 특징이나 속성을 선택하여 언어적으로 기술하는 능력으로, 특정한 정보를 제공하고 이해하는 능력이라 할 수 있다. 여기서 '참조'란 대화, 쓰기 혹은 몸짓에 의해 의사소통이 될 수 있는 대상, 사건, 아이디어 등을 의미한다.

기능은 아동의 사회성 발달과도 영향을 주고받으면서 계속 발달한다.

(3) 정서

유아기의 정서가 미분화된 직접표현이라고 한다면, 아동기의 정서는 불쾌 감정을 스스로 억제하고 분화된 간접표현이라고 할 수 있다. 즉, 내면화된 정서로 발달하여 가는 것이다. 아동기에는 공포보다 분노가 더 자주 나타나는데, 욕망이 좌절되거나 실수했을 때, 놀림을 받거나 야단을 맞았을 때 나타나기 쉽다. 아동기의 공포는 처음에는 시각적이고 청각적인 대상이나 구체적이고 직접적인 자극으로 일어나지만, 점차 상상적이고 가상적인 공포, 즉 걱정과 근심의 형태로 나타나는 경향이 있다.

애정의 정서는 주변 사람들로부터 사랑을 받음으로써 발달한다. 즉, 부모-자녀 간의 애정 관계가 원만하지 못하면 문제 행동이나 부적응 행동을 하여 애정을 추구하지만, 부모의 애정이 지나치게 이기적이면 사회성 발달을 지연시키고 자율성을 저해하는 결과를 일으키기도 한다. 또한, 질투는 사랑하는 사람 혹은 사랑받고 싶은 사람을 다른 사람에게 빼앗길 때 혹은 자기의 능력으로는 도저히 불가능하여 다른 사람에게 압도당할 때 일어난다. 따라서 아동의 정서적 성숙을 촉진하기 위해서는 아동이 처해 있는 외부 상태만 살피는 것보다는 욕구수준이나 자아구조와 같은 내부 상태를 파악하는 것이 필요하다.

아동은 정서적으로 자신을 통제하고 자기의 사회적 역할을 인식하며 또래와 잘 어울리는 방법을 배워야 한다. 부모의 강력한 영향에서 벗어나 친구들과의 놀이나 친구들로부터 인정받는 것에 민감해지며, 학교 수업과정에서 지적 성취도는 아동의 자아 성장에 막대한 영향을 준다. 이때 아동은 자신의 한계를 인식하고 성인의 요구에 적절히 반응하고 자신의 행동을 통제함으로써, 일상생활에서 부딪치는 다양한 사회적 상황에 나름대로 적절하고도 효율적인 적응방법을 익힐 수 있다. 그러나 실패를 거듭하거나 가정이나 사회에서 부정적인 피드백을 받게 되면 아동은 부적절감이나 열등감을 갖게 된다. 따라서 부모와 사회복지사, 교사 등 주변의 성인들은 아동을 격려하고 지지하고 인정하여 자존감을 고취해 주어야 한다(김영숙·이경아, 1998).

2) 아동기 정신건강의 문제

이 시기에 발생하는 가장 흔한 정신건강의 문제는 분리불안과 학교 공포증, 우울증과 강박증, 틱 장애, 품행장애, 주의력 결핍과 과잉행동장애, 학습장애 등이 있다. 이러한 정신건강의 문제가 발생한 아동은 학교 성적이 뚜렷하게 저하되며, 열심히 하는데도 성적이 오르지 않게 된다. 또한, 학교 가는 것, 잠자러 가는 것, 나이에 맞는 활동 참여에도 지장을 줄 정도의 극심한 불안을 경험하기도 한다. 때로는 무표정해지고, 다른 사람과 어울리기를 싫어하기도 한다. 그리고 행동 조절에도 어려움을 겪게 되어서 과다활동, 꼼지락거리기, 보통 놀이시간을 넘어선 지속적 움직임 등이 나타나게 된다. 그뿐만 아니라 지나친 공격성향을 보이기도 한다. 즉, 지속적(6개월이 넘는) 반항 또는 공격성향을 드러내고, 부모나 교사, 사회복지사 등 권위자에 대한 도발적 반항이나 설명할 수 없는 잦은 생떼를 부리기도 한다. 더욱이 식욕 상실이나 증가, 체중 저하나 증가, 이물질을 먹는 행동이나 지나친 자위행위, 과다 노출, 과다 수면, 불면증, 지속적 악몽, 야뇨증 등의 현상이 나타나기도 한다.

특히 지적장애와 유아 자폐증과 같은 장애는 주로 영·유아기에서부터 나타나며, 조현병(정신분열병)이나 기분장애와 물질 관련 장애 등은 아동기와 성인기 모두에서 시작될 수 있다. 아동기에 나타나는 정신건강의 문제를 구체적으로 살펴보면 다음과 같다(김혜련·신혜섭, 2001; 이준우·손덕순, 2010).

(1) 학습장애

지능은 정상이지만 듣기, 말하기, 읽기, 쓰기, 추리 또는 계산 능력에 심각한 문제가 나타나는 여러 장애를 말한다. 즉, 학습장애는 아동의 특정 나이·교육수준과 지능에서 기대되는 학습 수준보다 낮은 상태를 말한다. 학습장애는 학습의 기회나 교육적인 자극이 부족할 때, 집중력 부족과 우울증, 불안 등의 정서적 문제를 일으켜 신경학적 이상으로 나타날 수도 있다. 또한, 학습과 관련이 있는 뇌 기능 영역의 결함 혹은 결핍으로 말미암아 일어나기도 한다.

(2) 운동기술장애

운동기술장애는 아동의 발달단계에서 기대되는 근육운동 조절과 발달에 장애가 있고, 이러한 장애가 학업성취와 일상생활의 활동을 방해하는 것을 말한다. 학습장애, 주의력 결핍, 과잉 운동장애 등과 같이 나타날 수 있다. 미숙아, 저산소증, 영양실조, 출생 때 저체중, 신경화학적 요인, 발달성 언어장애, 충동적 행동이 있는 아동이나 학습장애가 있는 아동에게 흔히 나타난다.

(3) 의사소통장애

의사소통장애는 말과 언어 중 한 영역에 장애가 있어서 의사소통이 곤란한 상태를 말한다. 말소리의 발음, 흐름, 음성의 손상은 말장애로 정의하며, 문자, 구어, 기타 상징체계의 이해와 활용의 손상은 언어장애로 본다. 말 더듬이나 조음장애, 발성장애와 같은 증상 등을 의사소통장애로 정의한다.

(4) 전반적 발달장애

전반적 발달장애는 발달의 여러 분야에서 심각하고 광범위한 장애가 나타나는 것인데, 대표적인 것으로 자폐성 장애가 있다. 전반적 발달장애에 속하는 다른 장애는 다음과 같다. 레트 장애는 생후 6개월까지는 정상적으로 발달하다가 그 후 퇴행현상이 심하게 나타나는 것이며 여아에게서 주로 나타난다. 아동기 붕괴성 장애는 출생 후 2년 동안 뚜렷한 정상적 성장발달이 이루어진 후, 지적·사회적 기능의 상실 등 여러 가지 기능 영역에서 현저한 퇴행이 나타난다. 주로 남아에게 나타나며 언어기능, 사회적 상호작용, 적응 행동기능, 대변이나 소변조절기능, 놀이기능, 운동성 기능 영역 등이 손상되며 경련, 척추결핵과 같은 대사질환을 동반한다. 아스퍼거 장애는 사회적 상호작용의 장애를 심하게 나타내지만, 정상적인 지능과 언어발달을 보인다. 주의력 결핍과 과잉행동장애는 주의산만, 충동성, 흥분성과 지나친 활동을 보이는 장애이다. 이러한 특징 때문에 이들은 또래와의 학업에서 곤란을 경험하고, 어른의 요구에 따르지 못한다.

(5) 아동기 행동장애

아동기 행동장애에는 반항성 장애와 품행장애가 있다. 반항성 장애는 부정적이거나 무례한 행동을 보이고 거짓말 등의 행동을 하며 이로 인하여 사회 기능과 학업수행 기능 등에 손상을 가져온다. 품행장애는 더욱 심각한 행동을 보이며, 다른 사람의 권리를 침해하거나 공격적이다.

(6) 아동기 우울

아동기 우울은 종종 신체화되어 나타나며 이때 많이 나타나는 공포와 수면장애는 불안으로 인한 것이다. 학교 공포증은 초등학교 저학년에서 나타난다. 틱장애는 갑작스럽게 나타나는 반복적이고 비율동적이며 상동증적인 운동이나 음성이 나타나는 것으로 불안이나 스트레스에 의해 더 심해질 수 있다. 유뇨증은 5세 이후에도 옷이나 침대에 반복적으로 소변을 보는 경우이고, 대변을 보는 유분증도 있다. 말을 이해하고 할 줄 알아도 어떤 상황에 닥쳐서는 말을 하지 않는 선택적 함구증과 부모가 제대로 돌보아 주지 못할 때 나타나는 반응성 애착장애, 그리고 반복적이고 쉽게 억제할 수 없는 상동증적 운동장애가 있다.

3) 아동기 정신건강 증진 전략

아동기의 정신건강을 증진하려면 어떻게 해야 할까? 조기 발견, 정신건강에 대한 관심이나 이해, 적절한 진단과 치료 등의 전략이 있어야 한다. 특히 분노나 공격성 등 정서를 조절하고 통제하는 적절한 기술이나 방법을 학습하도록 하는 것이 중요하다. 아동의 정신건강 상태는 신체적 건강에도 영향을 주기 때문에 정신건강을 도모하기 위해서는 충분한 영양과 수면, 청결하고 위생적인 환경, 규칙적인 생활습관과 긍정적 자아개념을 형성하고 자신의 정서를 올바로 인식, 조절, 표현할 수 있게끔 해야 한다(최성윤, 1993; 김재은, 1996; 조남진, 1998).

(1) 긍정적 자아개념 형성

긍정적 자아개념이란 자기 자신을 유능하고 중요하며 가치 있다고 생각하는 것을 말한다. 자신에 대한 긍정적 인식은 정신건강 유지에 매우 중요한 요소이다. 정신건강을 증진하고자 하는 목적은 아동으로 하여금 긍정적 자아개념을 갖고, 자신의 감정을 바르게 인식하고 표현하며, 자신감이나 자기존중감이 형성되게끔 하기 위해서이다.

긍정적 자아개념이 형성된 아동은 다른 사람의 약점에 대해서도 비교적 관대하다. 반면, 자신에 대한 자신감과 신뢰감이 없는 아동은 다른 사람에 대해 방어적으로 행동하거나 무례한 행동을 한다. 또 만약 자신이 무력하고 가치가 없으며 다른 사람의 사랑이나 관심을 받지 못한다고 느낄 때는 자기존중감이 모자란 행동을 하게 된다.

따라서 부모와 교사, 사회복지사 등은 아동이 자신의 능력에 대해 긍정적으로 인식하고 노력할 수 있도록 필요한 도움과 격려, 칭찬을 많이 해 주고, 아동이 다른 사람의 사랑을 받고 있다고 느끼도록 도와야 한다.

(2) 정서인식과 조절, 표현능력 증진

아동이 자신의 정서를 조절할 수 있으려면 자신의 감정을 인식하고 표현할 수 있어야 한다. 아동은 자신의 욕구보다 실제 의사소통의 능력이 부족할 때, 그것을 수용하거나 오랫동안 기다리는 것을 견디지 못한다. 따라서 효과적인 정서인식과 조절, 표현능력 등을 증진하게 할 필요가 있다.

(3) 합리적인 행동 증진

아동이 자신의 요구와 다른 사람의 권리를 존중하면서 합리적인 행동을 할 수 있게 하려면 어떻게 해야 할까? 다른 사람의 권리를 인정하고 존중해 주려면 아동으로 하여금 자신이 할 수 있는 일이 무엇인지를 생각해 보도록 한다. 예를 들어 교실에서 함부로 뛰어다니거나 다른 아이들의 활동을 방해하는 아동이 있다고 가정하자. 이때 아동에게 무조건 행동을 제재하기보다는 왜 그 행동이 문제가 되는지 설명해 주어야 한다. 아울러 행동에 분명한 규칙을 제시하고, 이 규칙을 모든 사람이 지켜야 한다는 것도 설명해 주어야 한다. 동시에 규칙을 어겼을 때의 벌칙도 분명히 하고, 규칙이 정해진 이유도 설명해 주어야 한다.

제2절 청소년기의 정신건강

청소년기의 정신건강 문제는 아동기나 그 이전의 영·유아기에 시작되어 지속하는 경우가 허다하다. 아동기의 가벼운 행동문제를 청소년기에도 그대로 지속할 수도 있다. 예를 들면, 버릇없는 아동이 청소년기에 더 반항적이고 막무가내일 수 있다는 것이다. 지적장애, 자폐증, 발달장애 등은 일생을 통하여 영향을 미치므로 청소년기가 되어서 새로운 문제점으로 나타날 수가 있다. 또한, 불안이나 우울함이 아동기에 시작하여 없어지지 못했을 때, 청소년기에는 성장에 따른 스트레스로 더 복잡한 형태가 되어 나타날 수도 있다. 하지만 모든 청소년이 다 문제를 가지는 것은 아니다. 오히려 60~80% 이상의 청소년은 정신건강에서 비교적 원만하고 건전한 성장을 한다. 20~30% 정도의 청소년이 비교적 심각한 부적응을 가지며, 15~20%가 정신건강의 문제를 보이게 된다(이영호 외, 2010).

청소년기는 아동에서 성인으로 성장해 가는 시기이며, 급격한 신체적 발달과 더불어 스트레스와 정서적 변화가 많은 시기이다. 에릭슨(Erikson)은 청소년기를 정체성 대 정체성 혼돈의 발달 단계라고 하였다. 자율성과 정체감의 형성은 부모의 양육방식과 관련된다. 청소년기는 사춘기 혹은 생식 능력의 획득으로 대표되는 신체상의 변화를 볼 수 있으며, 신체의 성숙뿐만 아니라 심리적·사회적·정신적 변화를 포괄하는 시기이다. 청소년기에는 아동기에 잠복하여 있던 성적 욕구가 폭발적으로 분출한다. 이 시기에 개인은 자신의 성적 충동을 억제하고 다스리는 법을 터득한다. 이와 함께 개인은 청소년기에 부모로부터의 정서적인 독립을 원하며, 이것은 자기다움을 찾으려 하는 것으로 반드시 거쳐야 할 단계이다. 개인은 독립과 자주성 획득이라는 전혀 새로운 의무를 안게 되며, 역할이 분명한 아동기·성인기와 달리 이 시기의 개인에게는 확실한 의무가 없다. 이와 같은 요소가 청소년기를 규정한다. 여기에 어떻게 반응하는가에 따라 개인의 성인기가 일정 부분 결정된다. 청소년기는 여러 가지 독특한 행동 양식이 나타나고 긴장과 스트레스가 잇따를 수도 있으나 별다른 고통 없이 자연스럽고 평화롭게 진행되는 경우도 있다.

1. 청소년기 정신건강 문제의 원인

청소년기 정신건강 문제의 원인은 유전적 원인, 선천적인 체질, 스트레스 경험 등이 상호작용한다. 가족의 불안정성과 의사소통의 장애는 청소년기 정신건강 문제를 지속하는 요인으로 작용한다. 예를 들어 가출은 역기능적이고 학대하는 가족으로부터 탈피하려는 시도로 나타나는 경우가 많다. 물론 청소년기 가출의 중요한 요인에는 충동성, 학교생활, 사회 환경 등도 있다. 가출 후 청소년은 물질의존, 신체적·성적 폭력, 범법 행위나 자살의 문제에 더 자주 노출된다. 또한, 우리나라는 학벌주의로 인하여 대학입시 관련 스트레스가 높으며, 고교 3학년의 시기에 많은 문제가 발생할 수 있다. 학업성취와 관련된 평가 상황에 대한 불안, 등교와 관련된 불안 등이 있다(김혜련·신혜섭, 2001).

2. 청소년기 발달과 정신건강 문제

1) 청소년기 발달과 정신건강

청소년기는 12~13세에서 18~19세까지에 해당하는 시기로, 청소년기를 학자에 따라 성적 변화의 징후에 따라 시작하기도 하고, 자신의 존재 의미에 대한 의문에서 시작하기도 한다. 또는 관념과 이상의 형성과 더불어 시작하기도 하고, 집단의 규범 준수를 통해 또래로부터 수용받고자 하는 사회적 욕구에서 시작하기도 한다(장연집 외, 2008).

(1) 신체

사춘기에 접어들면서 급격한 신체 성장이 이루어지는데 개인차는 있지만, 성장급등기 동안 성인이 된 후 키의 98%가 자라는 것으로 보고되고 있다. 사춘기의 신체발육과 성적 발달의 성장률은 해가 갈수록 가속화되는 경향이 있다. 왜 그럴까? 그 이유는 생활 수준이 높아지면서 건강, 영양, 심리적 보살핌 등에서 더 좋은 환경적 요인이 작용하기 때문이다.

사춘기에는 성호르몬의 분비와 더불어 성적 발육이 시작되는데 개인차는 있지만, 발달 순서는 비교적 고정적이다. 여아는 유방의 발육이 가장 먼저 시작되고, 이어 음모가 자라기 시작하며, 신장과 체중의 급증이 나타나고, 마지막으로 초경이 있게 된다. 남아는 고환의 발육이 먼저 시작되고, 음모가 자라며, 고환의 발육이 계속되다가 음경이 커지고 몽정이 있다. 신체발육의 급증이 있게 된 후 변성이 나타나고, 마지막으로 체모가 자란다. 사춘기 성장은 대체로 2년 동안 계속되며, 난자와 정자를 배출할 수 있게 되면 성장이 완성된 것이다.

(2) 심리

사춘기의 신체적 변화는 여러 가지 심리적 변화를 수반한다. 특히 성숙 속도가 지나치게 빠르거나 늦은 경우에는 심리적 부적응을 경험할 수 있다. 그러나 신체적 성숙이 심리적 적응에 미치는 영향에 관한 최근까지의 연구를 살펴보면, 연구마다 일치하지 않는 결과가 보고되고 있어 조기성숙의 긍정적 혹은 부정적 영향에 대해 결론을 내리는 것은 주의해야 한다.

(3) 인지

피아제(Piaget)에 의하면 청소년기의 인지발달단계는 형식적 조작기에 해당한다. 이는 인지발달의 마지막 단계로 성인기까지 지속한다. 형식적 조작사고의 일반적 특징은 주어진 문제를 해결하는 방안에 대해 체계적으로 가설을 설정하고, 그 검증을 통해 결론을 도출하는 가설 연역적 사고의 발달양상을 보인다.

이를 통해 청소년기 사고의 특징을 살펴보면 다음과 같다(장연집 외, 2008).

첫째, 청소년은 여러 현상에 대해 가설을 설정할 수 있으므로 구체적이고 실재론적인 아동기 사고의 한계에서 벗어나 다양한 가능성에 대해 생각할 수 있다. 가능성에 대한 가설설정 능력은 물리적 사태에 대한 과학적 사고에 국한되는 것이 아니라 사회, 정치, 종교, 철학 등 전 영역에 걸쳐 이상주의 형태로 확장된다. 이러한 청소년기 이상주의는 자신의 관념에 대한 집착과 이를 달성하기 위한 추구, 자신의 관념과 일치하지 않는 것에 대한 비판으로 나타나게 된다.

더 나은 사회를 만들기 위해 기존 사회를 파괴하고 개혁하고자 하는 성향은 형식적 조작사고에서 기인하는 것이다.

둘째, 청소년기 사고의 특징은 여러 명제 간의 논리적 추론을 다루는 명제적 사고를 가능하게 한다. 명제적 사고란 'A이면서 동시에 B', 'A이지만 B는 아님', 'A도 아니고 B도 아님'과 같은 세 개의 명제를 바탕으로 가설을 설정하고 논리적으로 추론해 나가는 능력을 의미한다.

셋째, 청소년기 가설 연역적 사고의 발달은 추상적이며 융통성 있는 사고를 가능하게 한다. 청소년기에서는 가시적인 외적 준거로 쉽게 자신을 평가하고 수용하던 아동기의 구체적이고 조작적인 자아에서 벗어나 더욱 추상적이고 내재적인 자아를 탐색한다. 많은 변인을 체계적으로 탐색할 수 있는 형식적 조작사고의 발달로 인해 청소년기에는 자신을 탐색하고 기술하며 평가하는 영역이 아동기보다 훨씬 세분된다.

따라서 학업능력에 대한 자아인지 뿐만 아니라 직업적 유능성, 운동능력, 외모, 사회적 수용도, 교육관계, 낭만적 호소력, 행동 등 많은 영역에서 자아를 인지할 수 있게 된다. 이렇게 영역별로 다양하게 분화되어 때로는 서로 모순되는 하위 자아에 내적 일관성을 부여하여 하나의 자아로 통합해 나가는 중요한 과정이 청소년기에 이루어진다. 이러한 통합과정은 일반적으로 일시적인 혼돈과 부정적인 자아평가를 거치게 된다. 가장 혼돈으로 느끼는 시기는 15~16세를 전후하는 시기로, 이 시기를 지나 후기로 가면서 자아통합이 차츰 이루어지기 시작한다.

(4) 부모 – 자녀 관계

이전의 심리학자들은 청소년기를 아동기까지 지속하던 부모에 대한 의존과 동일시에서 벗어나 자율성과 책임감을 획득해야 하는 시기라고 하였다. 또한, 청소년기의 부모 - 자녀 관계는 부모에게서 독립하려는 청소년들의 욕구와 이러한 자율성을 인정하지 않으려는 부모의 상반된 욕구 사이에서 일어나는 필연적인 갈등을 수반한다. 그러나 최근의 학자들은 청소년기가 반드시 부모로부터 자율성과 독립을 획득해야 한다기보다는 부모와 안정된 애착관계를 유지하며, 의사결정 능력이 부족한 분야에서는 부모로부터 계속적인 조언을 받는 것이 도움이 되는 시기라고 보고 있다.

특히 청소년기의 부모에 대한 애착은 사회적 유능성, 정서적 적응, 자아존중감, 신체적 건강 등 여러 측면에서 건강한 삶을 촉진하는 요인이 된다. 따라서 부모-자녀 관계에 있어 안정된 애착과 신뢰의 유지는 청소년기의 긍정적인 심리발달에 중요하다. 또한, 부모 - 자녀 간에 일어나는 가벼운 갈등은 오히려 심리적 발달에 긍정적인 영향을 미칠 수도 있다. 이러한 갈등을 해결해 나가는 과정에서의 능력은 부모에게서 독립하여 성인으로 이행하는 과정을 촉진시켜 주는 진정한 힘이 된다.

따라서 아동기 발달에서 언급되었던 부모의 양육 방식은 청소년기 발달에서도 밀접한 영향을 미친다. 부모가 명확한 행동기준을 제시하면서 동시에 적절한 정도의 자율성을 부여하는 것은 청소년으로 하여금 적극적이고 책임감 있으며, 독립적으로 행동하도록 이끌어 주는 등 자아존중감과 학업성취에도 긍정적인 영향을 준다.

(5) 친구 관계

청소년기의 친구 관계는 단순히 놀이 친구를 필요로 하는 아동기와는 달리 서로 내면을 깊이 이해하고자 하는 욕구가 있으므로 아동기보다 그 의미가 훨씬 크다. 나이가 들어감에 따라 청소년의 사회적 네트워크도 확대된다. 그리하여 친구 관계의 범위와 크기도 확장된다. 이 시기의 친구 집단은 상호 응집성이 높은 단짝 집단과 몇 개의 단짝 집단이 모여 형성되는 교류 집단으로 구분될 수 있다. 청소년기에 우정을 형성하는 데에는 흥미, 성격, 신체적 특성, 태도, 가치,

행동의 유사성이 가장 큰 요인이 되며, 이러한 유사성이 빈번한 상호작용을 통해 더욱 강화되면 우정이 형성되고 지속할 수 있다.

청소년기의 친구 관계가 갖는 특징은 다른 연령집단과 비교할 때 강한 소속감을 느낀다는 것이다. 따라서 이 시기에 집단 동조 압력에 의해 집단의 바람직한 가치 규범에 동조하는 것은 성인기 집단에서의 사회생활을 준비하는 데 도움이 되지만, 그렇지 못할 때에는 비행과 같은 문제 행동을 일으킬 수 있다. 또한, 친구 집단 안에서 차지하는 역할과 지위는 청소년기 자아존중감 형성에 중요한 요인이 된다. 각종 운동이나 사회적 활동에 있어 친구 집단 내에서 지도자가 되는 청소년은 높은 자아존중감을 획득하지만, 사회적 기술과 지도성이 낮은 청소년은 낮은 자아존중감을 형성하게 된다.

(6) 자아 양식

다양한 가능성에 대한 가설설정 능력의 발달로 청소년기에는 자아에 대해서도 일종의 가설을 설정하게 되는데, 이상적 자아는 청소년기 특유의 자아양식이다. 때로 아동기까지 지녀온 실제적 자아와 이상적 자아는 괴리를 낳게 되기도 하는데, 이 두 자아 간의 적절한 괴리는 실제적 자아수준을 높여 주는 동기의 기능을 하기도 한다. 하지만 지나친 불일치는 부적응의 한 지표로 볼 수도 있다.

자아가 여러 하위영역에서 여러 형태의 혼돈을 겪으면서 점차 안정되고 통합된 자기평가에 도달하게 되는 것을 자아존중감이라고 하는데, 이러한 자기평가는 중요한 주변 사람이 주는 평가에 영향을 많이 받는다. 즉, 여러 하위영역에서 자신이 중요한 임무를 수행하고 있다고 다른 사람이 믿어 준다고 인지할 때 높은 자아존중감을 가진다. 하지만 그렇지 못할 때는 자아존중감이 낮아진다. 그리고 이러한 자아존중감은 자아정체성이라는 개념과도 연관이 있다. 즉, 긍정적인 자기평가와 부정적인 자기평가 간의 갈등과 이를 극복해 가는 과정과 더불어, 상반되는 자아를 통합하여 한 사람의 성인으로서 보여 줄 일반적인 자아를 형성하는 과정이 정체성 위기이다. 따라서 자아정체성 탐색과정에서 자신에 대한 다양한 가능성의 발견과 함께 자신의 한계를 인정하고 수용함으로써 객관적인 자아정체감을 확립하게 된다.

2) 청소년기의 정신건강 문제

청소년기에 주로 발생하는 정신건강 문제에 대해 구체적으로 설명하면 다음과 같다(김혜련·신혜섭, 2001; 이준우·손덕순, 2010).

(1) 불안과 우울

청소년기의 가장 흔한 정신건강 문제는 불안과 우울로, 이는 진로선택의 갈등이나 시험 불안, 폭력적 행동, 가출, 여러 가지 약물중독이라는 어려움을 일으킬 수 있다. 특히 청소년기 우울은 발달과정에서 나타날 수 있는 자존감의 상실과 관련되며 무기력감으로도 나타난다. 때때로 행동화되기도 하며 극단적일 때 자살로도 나타난다. 자살을 생각하고 있는 청소년은 예전과는 다른 행동을 보이며 언어적·비언어적 단서를 보인다. 상실경험이나 충동성은 청소년의 자살위험을 높인다.

이러한 청소년기의 정신건강을 위해서는 국가적 차원에서의 예방사업이 필요하며, 비행이나 약물중독에 대한 치료 프로그램이 개발·보급되어야 하고, 더불어 원만한 가정교육이 이루어질 필요가 있다. 나아가 사회적으로 청소년에 대한 관심과 애정 어린 사회 분위기가 조성되는 것이 중요하다.

(2) 적응 반응의 문제

적응 반응의 문제는 이사, 성적 부진, 이성 친구와의 이별 등 특정 스트레스에 대한 적절한 문제해결 능력이 일시적으로 상실되어, 일시적으로 발달상의 지체를 보이는 경우이다. 스트레스 유발 요인이 3개월 이내에 생긴 반응으로 정서적, 행동상의 증상으로 발현되며 일단 스트레스가 제거되면 그 증상이 6개월 이상 지속하지 않는다.

(3) 청소년기 행동장애

청소년기 행동장애는 아동기에 발생하여 지속하는 경우가 많다. 예를 들어 아동기에 진단받은 주의력 결핍과 과잉행동장애를 가진 아동은 이것이 청소년기나 성인기에 이르기까지 계속될 수 있다. 이들은 학교생활에 어려움을 지니며, 공격성이 나타날 때 다른 행동장애 또는 약물복용의 문제를 수반할 수 있다.

(4) 청소년기 물질남용

청소년기 물질남용은 친구와 어울리다가 혹은 또래의 권유로 시작되는 경우가 많다. 즉, 전통적인 사회규범을 따르기보다는 약물을 사용하는 또래와의 관계를 더 중요시할 때 그 위험이 커진다. 우리나라 청소년의 알코올 남용은 매우 높다. 또한, 강박적으로 약물을 사용하는 약물 사용자는 알코올도 같이 사용하는 것으로 보고되고 있다. 약물중독 청소년은 약물중독 외에 우울증, 불안장애, 행동장애 등과 중복으로 진단되는 경우도 많고 조울증 발병 정도도 높다.

(5) 청소년기 품행장애

청소년기 품행장애는 아동기보다 더 사람이나 동물에 대한 공격성이 강해지고, 재산 파괴, 사기 또는 도둑질과 같은 행동이 반복적이고 지속해서 나타날 수 있다. 이들은 폭발적인 분노를 보이고 갈등에 대하여 인내심이 낮으며 불안정하고 거친 행동을 보인다. 물질남용과 같이 나타나기도 하며, 청소년기 일탈행위의 주요 요인이다. 치료는 행동요법과 공격성 조절, 가족적 개입, 약물치료를 같이 해야 한다.

(6) 섭식장애

섭식장애로 신경성 식욕부진증을 들 수 있는데, 13~20세의 여성에게 많다. 이들은 심한 체중감소에도 불구하고 자신이 비만이라고 생각하여 계속 식사를 거부하고, 심하면 사망에까지 이른다. 이들 대상자는 신체적 변화와 성장에 대한 두려움이 있고 부모와 공생적 관계가 있다. 또한, 문화적인 요인에 따른 날씬한 여성에 대한 신망도 주요 원인이다. 섭식장애는 과식 후 토해내는 신경성 폭식증과 같이 나타나기도 한다.

(7) 정신병

정신병은 청소년기에 시작되는 경우가 많다. 조현병(정신분열병)이나 양극성 장애는 청소년기에 시작하여 초기에는 우울과 반사회적 장애가 섞여 있기도 한다. 주요 양상은 성인과 같다. 청소년기 강박장애는 확인하고, 행동을 지연하고, 되풀이하여 생각하는 증상을 보인다. 이들은 대체로 보통 이상의 지능을 가진 것으로 보인다.

3) 청소년기의 정신건강 증진 전략

청소년기의 정신건강 증진 전략은 다음과 같다(이윤로, 2005; 이영호, 2006).

(1) 예방

청소년기의 정신건강 문제에 대해 가장 효과적인 개입방법은 예방이다. 위험성이 있는 청소년을 조기 발견하여 도움을 주고, 청소년이 주어진 환경에 잘 적응할 수 있도록 적응능력을 키워 주는 것이야말로 의미 있는 일이다. 특히 청소년의 삶에서 많은 시간을 차지하고 있으며 대인관계가 주로 이루어지는 학교생활에 잘 적응할 수 있도록 도와주는 것은 여러 가지 청소년 문제의 예방에 필수적이다.

(2) 스트레스 제거와 완화

가능한 스트레스 원인을 줄여 주고, 제거하거나 줄일 수 없는 스트레스는 더 잘 극복할 수 있도록 해 주는 전략이 필요하다. 구체적인 전략은 다음과 같다.

❶ 사정

포괄적인 평가를 통해 스트레스 상황과 그로 인한 문제를 사정한다. 즉, 스트레스의 원인과 현 상황을 검토하고, 실제적인 문제를 파악한다.

❷ 개인상담

청소년의 걱정이나 염려를 들어 주며 두려움, 분노, 좌절 등을 말로 표현하도록 격려한다. 스트레스가 개인에게 어떤 의미가 있으며, 어릴 때 심리적인 경험 혹은 상처와 어떤 연관이 있는지를 알도록 돕는다. 주위 사람의 지나친 관심과 배려가 오히려 적응 문제나 증상을 더 강화할 수 있다.

❸ 가족상담

스트레스의 많은 부분이 가족에서 비롯되기도 한다. 가족은 중요한 지지체계이다. 따라서 가족상담이 매우 중요하다. 부모가 스트레스가 되는 환경 조정에 실권을 가진 경우도 많다.

❹ 집단상담

집단사회사업 기술을 통하여 비슷한 스트레스를 받은 청소년을 모아서 동병상련(同病相憐)의 기회를 가지며 서로 돕고 지지해 주도록 한다.

(3) 지지 망 형성

부모, 형제, 또래, 교사, 학교체계, 사회복지사 등을 청소년의 지지체계 혹은 지지 망으로 형성해 나갈 필요가 있다. 특히 학교생활 적응력을 강화하기 위한 전략은 매우 중요하다. 구체적으로 살펴보면 다음과 같다.

❶ 청소년의 발달단계에 맞춘 학교환경 만들기

청소년기의 자율성과 자기결정권에 대한 욕구를 충족시키고 지속적인 발달을 촉진하기 위해 각 연령대마다 다른 형태와 목표의 교육환경과 훈육이 제공되어야 한다. 긍정적인 학교 분위기는 스트레스를 줄여 준다.

❷ 긍정적인 교사의 영향

청소년 개개인의 욕구와 자존심을 존중하고 개인의 능력에 따라 유연한 교과지도를 시행함으로써, 스승에 대한 사랑과 존경, 신뢰를 심어 줄 수 있다면 청소년의 스트레스 극복과 정신건강 증진에 많은 도움이 될 것이다.

❸ 사회적인 지지체계 만들기

청소년 개인을 위한 네트워크를 만들어 주는 것이다. 예를 들면, 방과 후 활동, 멘토(mentor) 프로그램, 형제자매 결연, 또래상담 프로그램 등을 통해 다양한 연령대의 상호 연결을 강화하여 상부상조할 수 있도록 한다.

❹ 지역사회복지관 중심 학교사회사업

학교 부적응 청소년이 가지고 있는 여러 문제를 직접 도와줄 수 있을 뿐만 아니라, 부모와의 연계에서도 교사의 연계보다 훨씬 접근이 쉽다. 이에 지역사회복지관에서는 많은 경험을 바탕으로 풍부한 자원을 제공하고 연계하는 통합적인 프로그램이 가능하다. 또한, 지역사회복지관 중심 접근방법은 사회복지관이 주체가 되어 학교와 협력체계를 구축해 학교현장 또는 복지관에서 다양한 서비스를 제공할 수 있다는 장점이 있다. 변화하는 학교체계와 기존의 한계점이 반영된 새로운 접근방법이 필요한 시점에서, 지역사회복지관 중심의 가칭 학교사회사업지원센터는 그 필요성만큼이나 효과성이 매우 크므로 적용을 적극적으로 모색해 볼 필요가 있다(이준우·최희철, 2011).

성인과 중년기의 정신건강

C/H/A/P/T/E/R 06

• 학/습/목/표 •

- 성인기 정신건강의 중요성을 이해한다.
- 성인기 정신건강 증진 전략을 설명할 수 있다.
- 중년기 정신건강의 중요성을 이해한다.
- 중년기 정신건강 증진 전략을 설명할 수 있다.

제1절 성인기의 정신건강

성인기는 다 자라 성년이 되어 법적으로 완전한 행위능력이 있다고 보는 시기로, 대략 만 18~19세부터 40~45세까지로 본다. 사회문화적으로는 나이 규정과는 상관없이 행위에 대한 책임을 지고, 경제적으로 독립된 상태를 기본으로 한다. 이 시기 동안 성인은 신체 발달을 마치고, 대부분 사람이 집을 떠나 직업을 갖고, 결혼하고, 아이를 낳아 가족을 이루는 중요한 변화가 일어난다. 또 자신의 남은 생에 영향을 미치게 될 많은 결정을 내리게 되며, 이 시기의 생활방식이 노년기 건강을 결정하게 된다. 그리고 성인 초기에는 새롭게 만들어지는 관계 탓에 여러 영역에서 갈등이 생기게 된다. 그러므로 부모, 자녀, 부부 등과 같은 다양한 사회적 관계 속에서 자신의 책임과 역할을 적절히 수행해야 한다.

1. 성인기 정신건강 문제의 원인

청소년기에 있었던 급격한 변화와 이에 따른 갈등은 성인기에 점차 감소한다. 성인기는 정체감이 형성되고 인격이 더욱 성숙해지고 안정되는 시기이다. 성인기 정신건강의 문제는 대부분 성인기에 주어진 발달과제가 제대로 수행되지 못한 것이 주된 원인이며, 그 외에는 과도한 스트레스나 정신 영역에 질환 혹은 장애가 발생했을 때이다(이영호, 2006; 유수현 외, 2010; 이영호 외, 2010).

1) 스트레스

성인기에 가장 크게 느끼는 스트레스는 직장과 일에 관련된 경우가 대부분일 것이다. 많은 성인이 갖는 고민이 자신이 일하는 곳에서 자아실현의 욕구를 어떻게 충족시키고 자신의 존재를 어떻게 인정받느냐 하는 것이다. 직장인들이 가장 보람을 느끼는 일은 자신의 뛰어난 자질과 가장으로서의 능력을 인정받는 것이라고 한다(권육상, 2005). 하지만 이 시기에는 직장 내의 인간관계, 과도한 업무, 신체적 피로가 스트레스로 작용하여 정신건강에 부정적인 영향을 끼친다. 여성은 임신, 출산 등의 생리적 변화를 겪는다. 이러한 변화와 더불어 지지적이지 못한 환경조건이 가중되면 정신건강의 위험요인으로 작용한다(김혜련·신혜섭, 2001).

2) 심리적 갈등

성인기에는 부부간·고부간·부모-자녀 간 등 가정에서의 인간관계에 의한 심리적 갈등에서 일어나는 신경증, 직장이나 직업상의 인간관계 또는 사고에 의한 갈등으로 일어나는 신경증, 그리고 가까운 일가의 사망이나 경제적 압박에 의한 신경증 등이 정신건강 문제의 원인으로 대두한다.

실제로 성인기에는 가정과 사회에서의 경험이 풍부해지고 책임과 의무를 수행하면서 위기에 대처하는 심리·사회적 능력이 증가할 수 있다. 한편, 다양한 취미나 오락, 음주 등으로 스트레스를 없앨 수도 있다. 비교적 가정과 사회에서의 경험이 풍부해지고 책임과 의무를 수행하면서 위기에 대처하는 심리·사회적 관습이나 규범에 적응하며 자아실현을 위해 노력한다. 그러나 성숙한 인격이 형성되지 못함으로써 심리적 갈등이 심해졌을 때 인간관계에서 문제가 발생하고, 직업적으로도 위기가 올 수 있다(박선환 외, 2008; 임성혜 외, 2009).

3) 정신장애

성인기 정신건강 문제의 원인 중 가장 극심한 것으로는 정신장애를 들 수 있다. 성인기 정신장애로는 인격장애가 있다. 인격장애는 대체로 성인기 초기에 시작되고 문화적 기대로부터 심하게 벗어난 행동을 지속해서 보이며, 그 개인에게 고통이나 사회적 장애가 초래된다. 또 실직이나 가족의 사망과 같은 충격 때문에 일시적으로 오는 심인성 정신장애가 있을 수 있고, 신체적 질병이나 변화와 관계되는 정신적·신체적 증상이 있다. 우리나라에서는 서구보다 정신장애가 더욱 신체화되어 나타나는 것으로 알려졌다(진교훈, 2002). 그리고 불안장애나 우울장애는 성인기에 가장 많이 나타나는 장애이며, 적절하게 치료되지 않았을 때 만성화되어 삶의 다양한 영역을 제한한다. 불안장애나 우울장애보다 유병률은 낮지만, 조현병(정신분열병)과 양극성 장애는 성인기 초기에 가장 많이 발병되며, 삽화가 되풀이될 수 있다(설진화, 2008).

2. 성인기 발달과 정신건강 문제

성인기는 한 사람의 성인으로서 사회적 역할을 시작하는 시기이다. 이 시기에 가장 중요한 과제로는 '사랑'과 '일'을 해야 한다는 것이다. 그러나 성인으로서 성숙한 사랑을 할 수 있는 능력이나 안정된 자존감을 갖추지 못한 때에는 배우자와의 안정된 관계는 물론 자녀양육에도 어려움을 겪게 된다. 따라서 이 시기의 정신건강에 가장 크게 영향을 미치는 것은 이성 교제와 결혼, 또한 직업을 갖고 이를 유지·발전시키는 일이다(장연집 외, 2008).

1) 생활방식의 변화와 정신건강 문제

성인기는 신체적으로 가장 건강한 시기로서, 다른 시기보다 만성적 질병이 가장 적게 보고되고 있다. 그러나 이 시기에 흡연, 음주, 약물흡입 경향은 급격히 증가한다. 이러한 흡연이나 음주 등과 같은 행위는 생활습관으로 굳어지고 이는 생활방식이 된다(유수현 외, 2010). 성인기의 생활방식이 중년기나 노년기 신체·정신적 건강상태를 결정한다고 할 수 있다.

실제로 성인기에 흡연과 음주를 통제하는 등 좋은 생활습관을 형성하는 일은 중년기와 노년기 건강유지와 직결된다(장연집 외, 2008). 하지만 성인기에 있는 많은 사람은 치열한 사회적인 경쟁 체제 속에서 살아남기 위해 사투를 벌여야 하고, 그 과정에서 엄청난 스트레스 상황으로 내몰릴 경우가 빈번하다. 그러다 보니 과도한 흡연이나 음주 등이 자연스러운 일상생활이 되기가 쉬우며 그러면서 점차 신체적·정신적 건강이 위협받게 될 수 있다.

2) 인간관계와 정신건강 문제

에릭슨(Erikson)은 성인기를 자아정체감을 확립한 후 친밀감을 발달시키는 시기이며, 이 시기는 다른 사람과 적절한 관계를 형성하고, 연애와 결혼을 통해 가정을 형성하며, 자녀를 낳고 양육하는 시기라고 하였다(김혜련·신혜섭, 2001). 그래서 성인기의 사람이 자신에 대한 합리적인 자아정체감을 가진다면 다른 사람들과 진정한 친밀감을 형성할 수 있다. 진정한 친밀감이란 성적 친밀감을 포함하고 있는데, 이는 다른 사람과의 상호관계에서 진실한 심리적인 친밀감을 발전시키는 능력이다. 어떤 사람이 자신에 대한 정체감이 확실하지 않다면 대인관계에서 친밀감을 형성하기 어렵게 되고, 그 반대의 경우에는 우정, 지도력, 사랑 등의 형태로 친밀감을 형성한다(권육상, 2005).

특히 가정은 서로의 약점과 의존성을 표현할 수 있는 장소인 동시에 서로에 대한 확신과 사랑을 공유하는 적절한 공간이다. 그러나 서로 다른 환경에서 성장한 사람이 결혼을 하여 가정을 이룬다고 해서 처음부터 친밀감을 형성하기란 쉽지 않다. 성인기에 한 가정을 이루어서 사랑하는 관계로 지속해서 발전하기 위해서는 상호 간의 노력이 있어야 하고, 때로는 엄청난 도전을 감내해야 한다. 친밀감이란 상대방과 가깝게 되는 과정에서 자신의 정체감을 잃지 않고서도 상대와 개방적이고 지지적이며 다정한 관계를 맺는 능력이고, 서로의 욕구에 대한 인식뿐 아니라 공감할 수 있는 능력을 말한다(장연집 외, 2008).

이 시기에 친밀감을 획득하지 못한 사람들은 지나치게 자기중심적이 되면서 동시에 자신의 사회적 행동과 적응에 대해 걱정하고 불안해하기 때문에 원만한 사회적 상호작용을 이루지 못함으로써 소외감에 빠져들게 된다. 그리하여 자신의 안정감을 위하여 자신과 다른 사람 간에 장애물을 설치한다. 이러한 사람은 아동기의 누적된 경험을 통하여 연약한 자기 개념을 발달시켜서 경직되고 완고한 자아정체감을 형성한다. 한편, 소외감뿐만 아니라 다른 사람과 지나치게 가까운 관계 또한 자아정체감에 위협을 준다. 더욱이 의존성이 심한 사람은 성인기에서 필요한 독립성을 스스로 획득하지 못하기 때문에 정체감의 혼돈뿐만 아니라, 의존할 수 있는 대상을 배우자로 찾는 경향이 있다(이영호 외, 2010).

3) 인지발달과 정신건강 문제

성인기 인지발달의 특징은 형식적 조작사고가 강화되고, 공고화되는 시기이다. 더욱 다양하면서 적합한 가설을 설정하고, 관련 변인을 더 체계적으로 찾아내고 분석하며, 비교하고 통합할 수 있게 되면서 유능한 문제해결 능력을 갖추게 된다. 또 다른 관점으로 성인기의 인지 양상을 살펴보면, 성인기를 직장이나 사회, 크게는 생태적 맥락 내에서 발생하는 여러 가지 복잡한 문제를 해결하고 적응해 나가야 하는 시기로 본다(장연집 외, 2008).

따라서 성인기는 청소년기의 논리적이며 가설 중심적인 사고로부터 현실에 대한 실용적인 적응방안을 탐색하는 실제적인 문제해결 사고로의 변화과정을 의미한다고 볼 수 있다. 즉, 논리적 사고 기술과 현실에 대한 실용적 적응 기술이 동시에 요구된다. 청소년기와 구별되는 또 다른 성인기 사고의 특징은 현상을 양극화하는 이분법적 사고의 경향이 있는 청소년기 사고와는 달리 다른 사람의 관점과 견해의 다양성을 수용하면서 다면적이고 상대적 사고로 대치한다는 점이다. 즉, 지식과 의견에 대해 절대성을 부여하는 것이 아니라, 시대 상황적 맥락에 따라 바뀔 수 있다는 진리의 상대성을 이해할 수 있게 된다(임성혜 외, 2009).

4) 성과 정신건강 문제

성인기 사랑은 개인의 완성감과 충족감을 더해 주며 성적 관계를 포함한다. 즉, 성인기는 이성과의 성관계가 확립되는 시기이다. 오늘날에는 혼전 성관계가 급격히 보편화하고, 성관계 대상의 수도 증가하는 경향이 있다. 그럼에도 불구하고 혼외 성관계는 성인기 가정 위기의 주된 원인이 되며, 그에 따라 정신건강에도 악영향을 미치게 된다. 한편, 성관계가 원활하지 못함으로 발생하는 부부간의 갈등과 소외 현상도 정신건강에 부정적으로 영향을 미친다. 또한, 성인기에 도달하면 그 비율이 높지는 않지만, 동성애가 개인의 성적 취향으로 확립되기도 한다(진교훈, 2002).

5) 진로와 정신건강 문제

성인기의 중요한 발달과업에는 진로가 포함된다. 일생에서 지속할 직업을 선택하고 주어진 업무에 충실히 종사하는 일은 성인기의 성공적인 발달 여부를 결정하는 중요 요인이다. 성인기부터 이후 중년기와 노년기 동안의 진로 발달은 선택, 적응, 유지, 은퇴의 네 과정을 거친다(장연집 외, 2008). 성인기에 직업을 선택하면 대부분의 사람은 자신의 직업에 적응하고자 노력한다. 직업이 요구하는 새로운 역할에 자신을 맞추어 가는 적응과정은 성인기 발달의 핵심과제이다.

얼마나 빨리 안정적인 직업을 획득했는지, 어느 연령에 안정적인 유지단계에 들어섰는지가 진로 발달의 성공 여부를 가늠하는 기준이 될 수는 없다. 진로계획은 궁극적으로 어떤 가치를 지닌 목표를 향해 삶을 살 것인가 하는 문제와 관련되어 있기 때문이다. 일반적으로는 '경제적으로 풍요로운 삶'과 '철학적으로 의미 있는 삶'으로 구분해 볼 수 있는데, 물질적 가치관이 만연한 오늘날에는 경제적으로 풍요로운 삶을 지향하는 경향이 높다(장연집 외, 2008).

이처럼 직업이 성인기 사람의 자아실현 욕구를 충족시켜 주기도 하지만, 경제적 측면에서는 상당한 스트레스를 주기도 한다. 가정 경제의 무거운 책임감은 고달픈 직장생활의 어려움을 승화시켜 나가는 긍정적인 기능을 하기도 하지만 실제로는 정신건강의 문제가 되기도 한다. 그리하여 급기야 자신의 능력과 존재에 대한 인정을 받지 못하는 상황에 부닥치기도 하면서 상당한 자괴감과 낙심, 절망, 불안 등을 경험할 수도 있다.

6) 생애 발달적 접근과 정신건강 문제

성인기를 생애 발달적 접근으로 살펴보면, 결혼, 실직, 이혼, 배우자의 죽음 등 일상에서 경험하는 여러 가지 생활사건이 가치관, 태도, 성격 등 개인의 심리적 특성에 영향을 준다는 것을 알 수 있다. 그러나 생활사건 경험 자체가 직접적으로 개인에게 영향을 주기보다는 개인이 속해 있는 생태적 맥락 내의 여러 요인이 매개 또는 중재역할을 하면서 개인의 궁극적인 적응에 영향을 미친다. 예를 들어 이혼이라는 생활 사건을 경험하지만, 가족이나 친구의 정서적 지지나 이혼을 경험하는 나이, 경제적 상황, 자녀의 유무 등에 따라 이혼에 대처하는 방식이 달라진다. 또한, 사회 문화적으로 개인이 속해 있는 사회가 이혼에 대해 갖고 있는 가치나 태도에 따라서도 대처방식은 달라질 수 있다(장연집 외, 2008).

제2절 중년기의 정신건강

일반적으로 중년기는 40~60세 전후에 해당하는 시기이다. 중년기는 문자 그대로 인생을 전·후반으로 양분할 때, 그 중간의 기간에서 인생 전반을 반성하고 정리하며 후반을 준비하고 새로운 삶을 모색하는 과도기라고 할 수 있다. 중년기는 최초로 쇠퇴의 징후가 나타나며 개인적인 삶은 줄어들고 다음 세대인 노년기를 준비해야 하는 시기이기도 하다(김교헌 외, 2010; 유수현 외, 2010).

1. 중년기 정신건강 문제의 원인

중년기에 접어들면서 모든 신체의 시스템은 점진적으로 노화되고 신체적 힘과 원기가 감퇴하여 가는 신체적 변화가 나타난다. 중년기에는 생활공간과 활동범위의 제약으로 운동량이 부족해지면서 자연히 체중이 늘고, 머리는 희끗희끗해지며, 주름살이 생기기 시작한다. 또한, 쉽게 피곤해지고 이러한 피로나 스트레스를 회복하는 데 이전보다 많은 시간이 걸리게 된다. 이처럼 중년기 남녀 모두 신체적으로 젊었을 때의 탄력과 활력이 줄고, 점점 쇠진하다가 누적된 피로와 스트레스로 신체적인 건강문제가 생길 가능성이 높다(장연집 외, 2008).

중년기 정신건강 문제의 원인으로 가장 대표적인 것은 신체적 기능의 쇠퇴와 그에 따른 정신건강 문제의 빈번한 발생이다. 몸이 지치고 약해지면 정신도 쇠약해지는 것이다.

중년기에 가장 뚜렷하게 쇠퇴하는 두 가지 감각기능은 시각과 청각이다. 시각의 감퇴는 노안과 망막의 민감성 저하로 나타나며, 청각의 경우에는 40세경에 고음에 대한 민감성의 감퇴가 먼저 나타나고, 50대에는 저음에 대한 감퇴가 시작된다. 또한, 신체구조와 기능의 변화로 인해 건강이 약화될 수 있다. 60세쯤 되면 키가 2cm 가량 줄어든다. 피부탄력이 줄고 주름과 흰머리가 생기며 체중이 느는 것은 보편적인 중년기의 신체변화 특징이다(장연집 외, 2008).

이 시기의 신체적 건강상태는 정서적 안정성과 성격유형과도 밀접한 관계가 있으며, 이는 동시에 정신건강에도 큰 영향을 미친다. 개인의 성격과 적응 유형이 중년기의 수명과 직결되는 대표적 질환인 심장병이나 고혈압, 암의 발병률과 밀접한 관계가 있다는 것은 널리 알려져 있다(임성혜 외, 2009). 또한, 중년기에 나타나는 성적인 변화 중에는 대표적으로 여성의 폐경이 있다. 폐경은 보통 40대 후반에서 50대 초반에 나타난다. 이를 전후하여 갱년기 증상이 나타나는데, 얼굴의 홍조, 식은땀, 만성적 피로감, 메스꺼움, 심장박동의 증가는 대표적인 신체적 증상이다. 이와 더불어 우울, 초조, 불안정 등의 심리적 증상도 나타난다.

이러한 갱년기 장애는 심리적인 문제보다 성호르몬 불균형에서 오는 것이므로 치료를 통해 극복 가능한 것으로 밝혀지고 있다. 남성도 남성호르몬 분비의 감소로 인해 성욕 감퇴와 함께 심리적인 의욕 감퇴, 불안, 초조 등의 갱년기 장애를 경험하는데, 실제 남성호르몬의 감소 정도는 미미한 것으로 밝혀져 남성 갱년기 장애의 증상은 생리적이라기보다는 쇠퇴를 지각하는 심리적 반응에서 비롯된 것으로 보인다. 이렇게 중년기에 나타나는 신체적 변화는 정신건강에 지대한 영향을 미친다(이영호 외, 2010). 예를 들면, 중년의 여성과 남성은 각각 에스트로겐과 테스토스테론 분비의 감소로 인한 신체적 변화를 겪으면서 여성다움과 남성다움이 많이 억제된다.

다음으로, 중년기 정신건강 문제의 원인으로 말할 수 있는 것은 주변 여건의 급격한 변화이다. 중년기 때에는 정년퇴직, 실직, 자녀의 성장과 결혼 등에 따라 다양한 정신건강 문제가 발생하게 된다. 이러한 중년기 상황의 변화로 말미암아 정서적 발달과정 속에서 청년기가 가장 큰 변화를 보였듯이 중년기도 성인기의 신체적, 정서적 특징을 버리고 인생의 새로운 시기로 들어가는 과도기적 특성을 지닌다(박선환 외, 2008). 가령, 여성은 아내, 어머니가 되기로 결심한 성인기에 어느 정도 자아정체성의 위기를 해결했으나 결혼 후 10여년이 지난 중년기에서는 자기 실존에 대한 의문을 제기하게 된다고 한다.

이들의 자아정체성은 더는 아내, 어머니 역할과 관련된 것이 아니라는 것을 자각하기 시작하면서 독자적인 자아정체성을 수립하고자 하는 욕구에 직면하게 된다. 내가 누구이며, 무엇을 할 수 있으며, 어떻게 다시 자기 인생을 찾을 수 있을까 하는 불안감을 경험하기도 한다. 특히 이때는 그들의 품 안에 있던 자식들이 각자 자기 갈 길을 가게 되면서, 집에 홀로 있게 되는 여성은 텅 빈 감정을 느낀다. 자녀들이 성장하여 집을 떠나면 남성은 정서적이고 표현적으로 변하는데 비해, 여성은 자기주장적이고 독립적으로 변하는 성 역할 교차 현상이 나타난다. 이러한 현상은 중년기에 해당하는 사람들이 유사하게 경험하는 정신건강상의 변화이다(진교훈, 2002).

더욱이 현대사회가 가져다 준 가전제품의 획기적인 개발과 보급은 가정에서 여성의 노동 역할을 격감시켜, 바쁘지 않고 적당한 일을 찾지 못해 심한 방황을 하기도 한다. 그래서 심한 우울증이 생기기도 한다(장연집 외, 2008). 남편과 아버지로서 중년기를 보내는 남자들도 자식들이 집을 떠나고 직업에 대한 회의가 들면서 우울함이나 스트레스로 인한 불안 등이 생길 수 있다. 또한, 자신을 비난하고 낮은 자존감으로 인해 정신건강상에 문제가 생길 수 있다(권육상, 2005).

2. 중년기 발달과 정신건강 문제

1) 인지발달과 정신건강

중년기에는 생물학적 노화가 진행되어 점진적으로 기억력이 감퇴하는 인지적 측면의 변화를 경험하게 된다. 더욱이 자신이 다른 사람보다 더 빨리 노화하고 있다는 생각이나 인지 능력을 유지하기 위해 노력해야겠다는 생각을 하게 될 때 의기소침해지기 쉽다.

중년기의 인지발달에는 몇 가지 특징이 있는데 첫째, 중년기 지능의 일률적인 감퇴는 없다는 것이다. 지능의 감퇴 여부는 교육경험, 사회문화적 배경 등에 따른 개인차가 크며, 과제에 따라서도 차이를 보인다. 둘째, 중년기에는 뇌신경 성숙에 따라 발달하는 유동적 지능은 감퇴하며, 이 때문에 정보처리 속도가 떨어지게 되는데 이는 신경원의 정보전달 기제의 쇠퇴에서 비롯된다. 셋째, 후천적 경험이나 학습으로 습득되는 결정성 지능의 감퇴 여부는 교육수준, 직업, 문화적 배경에 따라 차이가 있다(장연집 외, 2008).

또한, 중년기에 들어서면 많은 사람이 기억력 감퇴를 호소하는데, 실제로 50세 이후에 저장된 기억정보를 활성화하는 데 필요한 시간은 20~30세 때 필요한 시간보다 60% 가까이 증가한다. 그러나 실제로 기억능력의 감퇴가 일어나는 영역은 별로 없다. 따라서 기억능력의 감퇴로 느껴지는 것은 모두 정보처리시간이 길어지는 데 기인하는 것으로 보인다. 이와 함께 기억과제의 연습량 부족도 원인일 수 있다. 이전까지는 교육적 경험이 지속하지만, 중년기에는 형식적 교육을 받을 기회가 적으므로 연습량이 줄어들어 기억감퇴가 일어난다고 생각해 볼 수 있다(김교헌 외, 2010).

한편, 중년기에 속하는 사람들은 같은 직종에 상당기간 종사해 왔으므로 전문가로서 그 직종의 전문적 능력을 획득하게 된다. 전문가란 특정 분야 지식의 학습에 많은 시간과 노력을 투자한 결과, 형식적인 규칙이나 절차를 적용하기보다는 획득된 경험을 바탕으로 상황에 대해 직관적으로 반응하는 사람들이다. 이들은 문제해결도 정확하지만 빠르고 효율적이다. 이러한 전문성의 증가는 중년기 인지발달을 특징짓는 중요한 준거가 된다(이영호 외, 2010).

특히 이 시기는 인생의 복잡하고 불확실한 상황에 대해 뛰어난 통찰력과 판단력을 가능하게 하는 전문적 지식으로서 지혜를 갖추는 시기이기도 하다. 근래 들어 지능의 본질과 중요성에 대한 인식이 추상적 사고와 교과학습 중심의 인지능력에서 실제 삶의 맥락에 활용 가능한 실용적 능력으로 옮겨감에 따라 지혜는 중년기 인지 능력의 중요한 측면으로 받아들여지고 있다. 지혜를 구성하는 요인들이 객관적 지식, 방략적(方略的) 지식, 삶의 맥락에 대한 지식, 삶의 불확실성에 대한 지식, 삶의 상대성에 대한 지식임을 볼 때, 지혜란 추상적인 철학적 개념이 아니라 측정과 계발을 할 수 있는 중년기 인지적 능력의 한 측면임을 알 수 있다. 동서양을 막론하고 지혜는 삶의 의미를 이해하는 것과 밀접하게 관련된다. 동양에서는 삶의 의미의 직접적인 경험적 지식을 강조하는 데 비해 서양의 지혜는 지적 능력과 추론의 역할을 강조한다(임성혜 외, 2009).

2) 사회적 변화와 정신건강

사회적인 면에서도 큰 변화를 나타내며 재적응을 해야 하는 시기가 중년기인데, 우선 이 시기의 사람들은 배우자나 친구의 죽음을 경험한다. 때로는 이혼이나 별거상태에서 홀로 있는 사람의 경우도 있다. 물론 홀로 있는 삶에 어느 정도

훈련이 되어 있는 사람은 주어지는 사실을 받아들일 수 있지만, 그렇지 않을 경우는 재혼이나 새로운 인간관계 설정을 통해서 사회적 욕구를 성취시킨다. 그러나 이들의 인간관계는 대집단 중심의 관계가 아니고 몇몇 마음이 맞는 사람과의 관계인 소집단 중심으로 바뀐다. 사람을 사귈 때에도 요란하지 않게 조용한 관계를 유지하고 싶어 한다. 활기찬 오락보다는 에너지가 덜 소모되는 오락을 즐기고 대화의 지리를 깊이 가짐으로써 관계를 가진다.

실제로 중년기에 일어나는 사회적 변화는 중년기 정신건강에 큰 영향을 미친다. 정신건강의 문제로 작용할 수 있는 주요한 사회적 변화는 다음과 같다(장연집 외, 2008; 유수현 외, 2010; 이영호 외, 2010).

(1) 빈 둥지 증후군

빈 둥지 증후군은 중년의 주부가 자기 정체성 상실을 느끼는 심리적 현상이다. 대부분 여성은 결혼하게 되면 자신의 욕구보다는 아이들, 남편, 시집, 친정 등 다른 사람의 욕구를 충족시키는 것을 인생의 목표로 삼게 된다. 그러나 점점 나이가 들고 자녀들이 성장함에 따라 엄마의 역할이 줄어든다. 언제부터인가 남편보다는 자식에게 더욱 정성을 쏟으면서 살아가던 여성으로서는 자신의 정체성을 잃게 될 위험에 빠진다. 게다가 사회활동을 지속해서 하기보다는 가정이라는 틀 속에 갇혀 살아오느라, 가족관계가 인간관계 대부분을 차지하던 주부들은 더욱 자신의 처지에 대해 비관하게 된다. 이런 상황을 빈 둥지에 남겨진 어미 새와 같다고 해서 '빈 둥지 증후군(empty nest syndrome)'이라고 한다.

빈 둥지 증후군 자체가 질병은 아니지만 제대로 대처하지 못하면 우울증이 되기도 한다. 특히 중산층 이상의 생활수준과 대졸 이상의 학력을 지닌 주부들 사이에서 이런 빈 둥지 증후군이 흔히 발생한다. 빈 둥지 증후군은 아이를 둔 부모라면 누구나 겪는 것이며, 단번에 만족할 만한 대안을 얻기는 힘들다는 것을 깨닫는 것이 무엇보다 중요하다. 처음 시작할 때는 달성하기 쉬운 목표를 정하고 차근히 준비해야 한다. 자원봉사, 종교생활, 평생교육, 재취업 등 활동을 통해 인생의 즐거움을 찾으며 정신적 건강을 유지하려는 노력이 크게 도움이 된다. 무엇보다 새로운 정체성을 시험해 보려는 아내 혹은 어머니에 대한 가족들의 지지가 매우 중요하다. 사회적 경험이 상대적으로 적었던 주부가 새로이 무언가를 시작한다는 것이 처음에는 다소 미진해 보일 수 있지만, 중년 이후를 준비하려는 주부의 계획을 깎아내리지 말아야 하며, 함께 해결해 나가려는 적극적인 모습을 보여 주어야 한다.

참고자료 6-1 갱년기 빈 둥지 증후군 극복법

1. **봉사활동을 하라:** 전업주부는 가족들을 빼고 나면 나의 존재 가치는 무엇인지 혼란을 겪어 빈 둥지 증후군이 심하게 나타난다. 이러한 때에는 봉사활동 등을 통해 가치 있고 보람찬 일에 시간을 할애하는 것이 정서적인 포만감을 주어 도움이 된다.
2. **위축되지 마라:** 빈 둥지 증후군 여성들은 나이가 들어버린 자신의 모습, 이제 할 일이 없어진 듯한 느낌으로 위축되고 소극적으로 변하기 쉽다. 하지만 오히려 더 당당하게 행동하는 것이 정서적인 상실감을 없애는 데에 도움이 된다.
3. **충분한 감정표현을 하라:** 위축된 갱년기 여성들은 속마음을 잘 드러내지 않게 된다. 하지만 이렇게 참다가 갑자기 감정이 표출될 경우에는 심장에 충격을 줄 수 있다. 또한, 공격적인 감정이 동맥경화를 유발할 수 있다는 자료가 나타나, 평소의 충분하고 솔직한 감정표현이 중요하게 여겨진다.
4. **절대로 은퇴하지 마라:** 전업주부가 아니라면 은퇴하지 말고 계속 자기 일을 할 것을 권한다. 그 안에서 느끼는 성취감은 상실감이 상당히 큰 갱년기 여성에게 큰 정서적 보상을 줄 수 있다. 전업주부인 경우에는 할 수 있는 소일거리를 찾는 것도 도움이 된다.

출처: 뉴스와이어(2008. 1. 14), 여성미한의원.

(2) 조기 은퇴

은퇴는 두 가지 의미에서 생각해 볼 수 있다. 먼저 무거운 사회적 책임과 역할에서 벗어나서 자유스러워진다는 점에서 볼 때 새로운 삶을 시작할 수 있는 도전의 기회일 수 있다. 그러나 직업생활을 함으로써 누렸던 경제적 권한과 심리적 안정감, 사회적 역할 등을 상실한다는 점에서는 위기일 수 있다. 즉, 남성들은 은퇴하게 되면 수입 감소뿐만 아니라 사회적 지위의 상실, 자아정체감의 상실, 사회적 유대관계의 감소, 역할 상실 등을 경험하게 된다.

특히 50세를 전후로 하여 많은 직장에서 퇴직사태가 벌어지고 있다. 이러한 조기 은퇴는 상대적으로 퇴직자의 노화를 재촉하고 중년기의 위기를 유발하는 원인이 된다. 조기 은퇴는 많은 압박감을 준다. 그리고 격렬한 감정의 폭발과 변칙적인 반응 등이 예상되며, 긴 휴가 동안 계속해서 일하지 않으면 자신이 쓸모없다는 느낌이 들기 때문에 우울증에 빠지는 일이 많다. 그러나 은퇴의 시기에는 생각의 전환이 필요하다. 은퇴는 완전히 새로운 삶의 시작이므로 계획과 준비를 새로 해야 한다. 이전까지의 생활은 참고하는 정도로만 여기고 새로운 단계의 삶으로 전환해야 한다. 은퇴는 새로운 삶을 시작할 기회이다. 새로운 삶을 시작하려니 준비가 부족하다는 생각이 들겠지만 있는 그대로 거기서 새롭게 시작해야 한다.

(3) 죽음 불안

중년기의 사람들은 지나온 삶에 비교해서 짧은 미래를 소유하고 있는 사람들이다. 그래서 언제 자기에게 찾아올지 모르는 죽음을 준비해야 하는 시기이다. 그러나 인간은 누구나 죽음을 두려워하고 죽음을 회피하면서 살다 보니 마치 자신에게는 죽음이 존재하지 않는 것처럼 생각하는 경향이 있다.

그러나 중년기에는 아무리 피하려고 해도 죽음이라는 불안의 존재를 떨쳐 버릴 수 없다. 실제로 친구들이나 선배들의 죽음을 구체적이며 현실적으로 접하는 경우가 빈번하다. 그러므로 중년은 끊임없이 자신을 추적하며 따라붙어 다니는 죽음을 만나는 훈련을 해야 한다. 나는 어쩔 수 없이 죽을 수밖에 없는 존재라는 사실을 자각하고 죽음과 친구처럼 친해질 수 있게 하거나, 자기 죽음과 만나 볼 수 있는 프로그램을 통해서 간접경험을 할 수 있다면 훌륭한 노년을 맞이할 수 있을 것이다.

노년기의 정신건강

C/H/A/P/T/E/R 07

• 학/습/목/표 •

- 노년을 보는 관점 변화를 이해하고, 성공적 노화에 대해 설명할 수 있다.
- 노년기의 발달과 정신건강의 중요성을 설명할 수 있다.
- 노년기 정신건강 증진 전략을 설명할 수 있다.

제1절 노년기에 대한 새로운 관점

정상적인 인간의 일생에서 마지막 단계인 노년기에 대해 일치된 정의는 내려져 있지 않다. 따라서 생물학을 비롯해 사망률과 유병률(有病率)의 상태를 말하는 인구학, 고용과 퇴직, 사회학 등 분야마다 각각 다른 기준을 적용하고 있다. 그러나 통계와 공공행정의 편의를 위해 대부분 60세나 65세 이상의 연령층을 노년기로 규정한다. 사회별로 또는 한 사회 내부에서도 노년층이라고 간주하는 보편적 연령기준은 정해져 있지 않다. 한 사회가 몇 살을 노령의 기준으로 보는가하는 것과 어느 정도의 연령을 늙었다고 생각하는 것 사이에는 종종 괴리가 있다. 더욱이 생물학자 간에는 노화의 고유한 생물학적 원인의 존재 여부에 대해 의견이 일치하지 않는다. 비록 많은 국가나 사회가 40대 중반에서 70대까지를 노령으로 보고 있으나, 현재 서구국가 대부분에서는 60세 혹은 65세 이상의 인구를 퇴직 또는 노년사회복지제도의 대상으로 적용하고 있다.

노인들은 생리적·심리적·사회적 역할 등 여러 측면에서 젊은 연령층과는 다른 특성을 보이고 있다. 신체적 노화, 심리적 위축과 경제력의 상실로 급변하는 사회에 대한 적응력의 약화는 무력감, 외로움, 소외감을 더욱 크게 느끼게 할 것이다. 더욱이 노년 기간의 연장은 생물적인 존재만이 아닌 심리·사회적인 존재로서의 가치 있는 삶을 추구하려는 욕구 증대를 동반할 것이다. 이처럼 노인의 삶에서 고령기란 경험적인 면에서 많은 질적인 변화를 내재하고 있기에 그들의 다양한 욕구와 필요에 대한 세심한 관심이 필요하다(권진숙 외, 2009).

우리는 모두 늙어 간다. 지금 이 순간은 여러분에게 있어서 가장 늙은 순간이며, 미래에 뒤돌아보게 된다면 가장 짧은 순간이기도 하다. 우리는 모두 만족하거나 후회하면서 뒤를 돌아볼 수도 있고 희망이나 두려움을 가지고 앞을 내다볼 수도 있다. 나이가 든다는 것은 생명이 지닌 자연 질서의 한 부분으로서 마지막을 향해 달려간다는 점에서는 아쉽고 서글플 수밖에 없는 일이지만, 다른 한편으로 노년은 경험의 축적, 배움, 기회 등을 통하여 삶이 풍요로워지는 성숙의 과정이기도 하다(김교헌 외, 2010).

1. 노년에 대한 기존의 관점과 새로운 관점

대략 1세기 전까지만 해도 노인은 한 마을의 존경받는 존재였다. 그러나 근래 들어 노인은 신체적으로 쇠약하고 병들고 추하며, 인지적 기능은 감퇴하고 사고는 고착되었으며 책임 있는 직업을 감당할 수 없는 존재로 간주하고 있다. 노년기에 대한 이러한 사회 전반의 부정적 관점은 노인들 스스로 자신을 무능한 존재로 받아들이게 해 의존적인 삶을 살도록 하였다. 즉, 노인에 대해 부정적인 편견을 갖는 생태적 풍토가 노년기 적응과 발달에 부정적인 영향을 주는 것이다. 만약 사회의 풍토가 노인을 유능하고 중요한 대상으로 보고, 노인에 대해 현명함과 지혜, 자기 통제력을 가진 존재로 보면서 관점을 달리한다면 노년기의 삶 역시 적응적으로 변화할 수 있을 것이다(장연집 외, 2008).

실제로 기존의 노년에 대한 개념은 노인들을 더욱 비참하게 만들 수 있다. 노인을 이해한다고 하면서 말하는 노쇠, 고독, 소외, 단절, 빈곤 등과 같은 용어는 노년을 불쌍한 세대로 낙인찍어 절망과 허무로 이끌어 갈 가능성이 높다. 하지만 노년은 '여전히 소중한 존재, 여전히 새로움을 추구하시는 분, 참으로 아름다우신 어르신, 지혜로우신 어르신, 후손에게 꿈을 물려주시는 분, 풍성한 결실을 보게 해 주시는 분' 등과 같은 말로 그 이미지가 개선되어야 한다. 즉, 노년을 부정적으로 보기보다 오히려 적극적이며 당당한 노년에 대한 관점을 받아들인 가운데 노인을 부러워함으로 바라볼 수 있어야 한다. 그들 생애의 발자취에 대한 축하와 얼마 남지 않은 죽음 너머의 또 다른 세계를 향한 금의환향에 대한 존경, 그리고 그들이 경험해 나간 삶의 경력과 연단에 대한 가치 부여로부터 노년에 대한 새로운 인식이 시작되어야 한다.

2. 성공적 노화

노년기는 인간발달의 마지막 단계이다. 대부분이 믿고 있는 잘못된 생각 중 하나는 인간이 70세쯤 되면 자신이 살아왔던 삶에 대해 돌아보며 평화롭고 고통 없는 죽음을 희망하고 준비한다는 것이다. 그러나 이런 생각은 매우 단순하고 옳지 않은 것이다. 노년기에 대한 문화적 정형과 신화는 거의 사실이 아니며, 이롭지도 않다. 은퇴 후에도 활발한 활동을 하는 사람들을 볼 수 있듯이, 70대의 나이에도 얼마든지 능동적이고 중요한 사람이 될 수 있다(김유숙 외, 2007).

많은 사람은 노년기 동안 에너지가 감소하고 모든 것을 상실해 가므로 노화는 불가피하게 우울과 절망을 초래할 것으로 생각한다. 그러나 많은 노인은 우울증에 걸리지 않으며 비교적 높은 수준의 안녕감을 유지하고 있다. 이처럼 생물학적으로 노년기 동안 성공적으로 생존할 수 있음은 물론, 건강한 정신을 가지고 즐겁게 생활할 수 있는 것을 성공적 노화라 한다(김교헌 외, 2010). 또한, 성공적 노화는 질병이나 질병과 관련된 장애가 없고, 좋은 인지적·신체적 기능을 유지하고 있으며, 생산적 활동을 수행하고 다른 사람과 활발히 교류할 수 있도록 적극적인 생활태도를 지니는 것이다.

이처럼 중년기의 능동적이고 적극적인 생활양식을 노년기에도 계속하는 것이 노인들의 안녕감과 만족을 위해 필수적이다. 노인들은 정서적 만족을 중요시하기 때문에 사회적 연결망을 선택적으로 축소하여 그다지 중요하지 않은 사람들과의 접촉을 줄이고 친밀한 개인들과 더 많은 시간을 보낸다. 그리하여 정서적 위험을 최소화하고 긍정적 정서 경험을 극대화한다. 이러한 긍정적 정서를 경험하기 위해 사회적 연결망을 선택적으로 축소하는 것이 성공적 노화를 가능하게 한다.

성공적 노화에는 다양한 생물학적, 심리학적, 사회문화적 요인이 영향을 미친다. 즉, 유전자상의 문제가 없다고 할 때, 만일 우리가 가족과 지역사회 친구들과 유대관계를 가질 뿐 아니라 긍정적 조망을 가지고 정신적으로나 신체적으로 적극성을 유지한다면 성공적으로 늙어갈 가능성이 크다고 볼 수 있다. 성공적 노화의 통합적 개념 정의를 시도한 홍현방(2002)은 성공적 노화를 과거와 현재를 수용하고 죽음을 받아들이는 동시에 삶의 의미나 목표를 잃지 않고 정상적으로 성숙해 가는 심리적인 발달과정이며, 정신이나 신체상의 질병이 없어 기능적이고, 사회적인 관계를 유지하며 사는 것이라고 하였다. 따라서 성공적으로 노화한 사람들은 긍정적 조망을 지니고 있고 더 큰 자기 이해를 바탕으로 최적의 적응을 하는 특징을 지닌다(김교헌 외, 2010 재인용).

노년기를 건강하고 바람직하게 보내기 위해서는 지금까지 살아온 자신의 인생을 있는 그대로 받아들이며 그 삶이 어떤 것이었나에 관계없이 달성하지 못한 일보다 이룩한 일과 행운에 감사하고 긍지와 보람을 가지고 바라보는 긍정적인 태도가 필요하다. 즉, 자신의 삶 전체를 수용하는 것이 중요한데, 이는 자신에게 의미를 준 사람과 자신의 삶에 부과된 책임, 그리고 자신의 죽음까지도 받아들이며, 자신의 삶의 절대적인 의미를 발견하고, 이를 대체할 수 없는 귀중한 것으로 여기는 것이다.

노년기의 덕목인 지혜는 죽음에 직면하여 얻게 되는 인생의 의미에 대한 통찰로 노년기의 지적인 힘일 뿐 아니라 중요한 심리적 자원이 된다(정옥분, 2000). 이 지혜를 통한 통찰은 노년기를 궁극적인 절망으로 이끌지 않고 새로운 종류의 지혜를 얻어 인생의 의미를 찾고 보람을 느끼게 하며, 더 차원 높은 인생으로 나아갈 수 있게 해 준다.

3. 현재 지향성과 노년기 건강

'현재'에 초점을 맞추는 것은 노년기 심리적 안녕을 유지하는 데 있어서 매우 중요한 요소이다. 이것은 과거 혹은 이전에 성취한 것들에 대한 가치를 부정한다는 의미가 아니다. 과거는 현재와 미래의 계획을 위한 기초로 사용된다. 삶은 계속되는 과정이다. 그러므로 균형을 유지하는 것이 좋다(김유숙 외, 2007).

나이를 먹어 가는 것의 장점 중 하나는 더는 직업전선에서 경쟁할 필요가 없어진다는 것이다. 오히려 자신의 삶을 유능하고 즐겁고 만족스러운 태도로 이끌어 나갈 수 있다. 일을 수행하는 데 대한 불안 혹은 실적기준에 따른 평가에 대해 걱정하지 않아도 된다. 한마디로 노년기에 이르면 일의 결과나 사람들의 평가로부터 만족을 얻기 위해 많은 에너지를 투자할 필요가 없어진다. 인간은 나이를 먹으면서 성취보다는 관계가 더 중요하게 된다. 즉, 주변 사람들과의 관계를 통하여 높은 심리적 안녕을 즐길 수 있다. 관계는 부부, 친척, 어른이 된 자녀, 손자, 이웃, 일터, 지역사회, 관심을 두고 참여하는 그룹에서의 우정 등을 포함할 수 있다.

건강하지 않은 심리적 상태를 가지고 있는 노인들은 많은 경우에 가난하고, 건강이 좋지 않으며, 우울증이나 알코올 중독을 가지고 있을 수 있다. 그러나 노인들에게 있어서 가장 최악의 상태는 외롭게 고립되는 경우다. 일생을 통하여 관계를 유지해 나가는 것은 심리적 안녕에 있어 매우 중요한 것인데, 특히 나이를 먹어 가면서 더욱 그렇다. 그러므로 과거의 관계에만 집착하지 말고, 현재에서 다양한 관계를 만들고 유지해 나가야 한다.

제2절 노년기의 정신건강

1. 노년기 정신건강 문제의 원인

노년기는 생물학적·심리적·사회적 요인이 복합적으로 영향을 미쳐서 나타나고, 유전적·환경적 요인에 따라 개인차가 심하여 노년기를 명확한 연령으로 구분하기는 어렵다. 그렇지만 연령 기준으로 정의하는 방법이 가장 무난한 것으로 받아들여지고 있는 것이 또한 현실이다. 1981년 6월 5일에 재정·공포된 노인복지법은 노인을 65세 이상으로 규정하고 있으며, 이는 현재에도 그대로 적용되고 있다.

노년기 정신건강 문제의 가장 큰 원인은 노화이다. 노화란 성숙한 유기체의 제반 기능이 시간이 경과함에 따라 비가역적으로 소진해 가는 과정이다. 그로 인해서 내외 환경으로부터의 스트레스에 대한 적응력이 떨어지고 죽음의 가능성이 더 높아진다. 그러나 노화는 단순히 신체변화만이 아니고, 행동에서의 변화와 주변 세계를 보는 데 있어서의 변화를 수반한다. 노화는 신체, 인지 및 심리·사회적 측면에서 변화가 일어나는 일종의 평생과정인 것이다(김교헌 외, 2010).

2. 노년기 발달과 정신건강 문제

인간의 성장과 발달에 관한 연구가 축적되면서, 인생의 마지막 단계인 노년기에도 나름대로의 발달과제와 목적과 발달을 위한 노력의 당위성이 분명히 있다는 것이 드러나고 있다. 최근에는 인생의 마지막 단계인 노년기에도 발달적 변화가 있다는 사실에 크게 주목하고 있다(강봉규, 2000).

노년기 발달과 정신건강 문제는 다음과 같다(장연집 외, 2008; 김교헌 외, 2010).

1) 노년의 신체적 변화

노년기에는 여러 가지 신체적 노화현상이 일어나는데, 등이 굽고, 팔과 다리, 얼굴의 지방은 감소하며 턱과 몸통의 살은 늘어나 체형이 바뀌게 된다. 체모도 줄어들고 피부 건조와 주름, 노화 반점이 나타난다. 뇌의 무게는 노년기까지 약 10%가 감소하는데, 주로 뇌세포 손상 때문으로 알려졌다. 뇌세포의 손상은 세포 수의 감소보다는 위축 때문에 나타난다. 또한, 신경전달 기제의 둔화로 뇌 기능이 느려지며, 이로 말미암아 정보처리 속도가 떨어진다. 수면에도 변화가

와서 전체 수면시간이 줄어들며 자주 잠에서 깨어나는데, 노인의 1/3이 불면증을 호소한다. 감각기능의 손상도 두드러져서 시각적 예민성이 급격히 감소하고, 시감각 능력의 변화로 시지각 감퇴가 일어난다.

중년기 동안의 신체변화가 비교적 점진적으로 이루어진다면 노년기의 신체변화는 급격하게 이루어진다고 볼 수 있다. 특히 신장과 체중이 감소하고, 주름과 노화 반점이 많아지며, 행동이 둔화되는 등 외모와 움직임의 변화가 일어난다. 시각, 청각, 후각, 미각, 촉각, 통각이 감퇴되는 시감각 기관의 변화를 보인다. 혈압이 상승하고, 허파기능이 저하되는 순환계와 호흡기의 변화, 면역체계의 효능성이 감소하는 면역체계의 변화, 대뇌기능이 전반적으로 둔화되는 대뇌기능의 변화, 잠들기 어렵고 계속해서 잘 자지 못하고 깊은 잠을 자는 것이 어려운 수면의 변화를 겪기도 한다. 또한, 이러한 신체적 변화는 심리적 결과를 초래한다. 특히 시각과 청각의 손상은 일상생활에서의 의존성을 증대시키는 기능 쇠퇴의 위험요인이 된다.

2) 노년의 인지적 변화

지능의 감퇴는 20대부터 시작되어 60대가 되면 가속화된다. 그러나 지능은 단일한 것이 아니라 여러 가지로 구성되며, 나이에 따른 변화도 다르다. 지능을 교육과 경험의 영향을 크게 받는 결정지능과 중추신경계의 기능에 더 많이 의존하는 유동성 지능으로 구분했을 때, 결정지능이 유동성 지능보다 나이에 따른 감퇴가 덜하다. 그리고 언어성 지능은 나이가 증가해도 큰 변화 없이 유지되지만, 시·공간적 기술에 주로 의존하는 동작성 지능은 감퇴한다. 그리고 노인들은 자극에 대한 반응을 결정할 때 속도보다는 정확성을 중시하는 경향이 있기 때문에 반응을 결정하는 데 시간이 오래 걸린다.

기억은 새로이 들어온 정보를 수초에서 몇 분까지 보관하는 단기(1차)기억, 대뇌의 기억창고 속에 들어온 정보를 수분 내지 수 시간 혹은 수일까지 보관하는 장기(2차)기억, 생애 동안 교육에 의하거나 매일매일 경험의 축적에 의해 획득되어 수개월 혹은 수년에 걸쳐 아주 오랫동안 기억되는 원격(3차)기억으로 나뉜다. 노인들의 기억력이 감퇴된다는 사실은 널리 인정되고 있지만, 1차 기억인 단기기억과 3차 기억인 원격기억은 감퇴가 적다. 다만, 2차 기억인 장기기억은 젊은이들보다 감퇴가 뚜렷하다.

하지만 최근에는 노년기 인지발달 관점의 변화로 인해 노년기 특유의 긍정적 인지능력을 식별하려는 목적으로 연구가 이루어지고 있다. 특히 성인기와는 질적으로 다른 노년기 특유의 유능성은 추상적이고 가설 연역적인 형식적 조작사고 모형으로는 설명할 수 없는 부분이다. 따라서 개인의 내적 삶과 경험에 바탕을 두고 있어 주관적이고 직관적인 노년기 사고를 객관적이고 추상적이며 합리적인 사고 모형으로 해석하거나 진단하는 것에는 무리가 있다.

노인이 몸담은 일상의 삶이라는 사회문화적 맥락 내에서 인지발달을 고려한다면 노년기는 인지적으로 매우 풍요하며, 더 발전된 문제해결 사고를 갖는 단계라고 볼 수 있다. 그리고 노년기 지적 능력의 감퇴는 주로 반응속도의 둔화가 주요인이라고 보고되고 있다. 그러나 변화 양상에서 개인차가 매우 큰 것은 건강, 성격, 교육수준, 문화적 환경, 검사에 임하는 태도 등 여러 가지 개인적 특성에 의해 결정된다. 물론 노년기에는 분명한 기억감퇴가 일어나는데, 그 원인으로는 중추신경계의 손상 등 생물학적 요인, 주의 능력의 결함과 정보를 처리하는 전반적인 인지적 역량의 감소, 그리고 경험, 동기, 성격, 문화적 요인을 들 수 있다.

따라서 정상노화로 인해 인지처리 속도의 저하와 같은 인지변화가 흔하기는 하지만 90대에도 높은 인지기능을 유지하는 사람들도 존재하는 등 개인차가 있다. 인지기능의 보존은 노인의 삶의 질과 생존에 필수적이다. 또한, 일부의 인지기능은 나이가 들면서 오히려 향상되기도 하고, 저하된 기능을 보상하는 능력도 존재한다. 뇌의 기능적 보유고(reserve)가 큰 사람은 노화에 의한 변화에도 불구하고 학습과 적응을 유지하는 능력이 더 향상될 수도 있다. 노화된 뇌에서도 상당한 수준의 적응성이 있다는 최근 자료는 이러한 사실을 실험적으로 뒷받침한다.

3) 노년의 심리·사회적 변화

노년기를 제2의 유년기라고 할 만큼 노인들은 자신에 대한 정서적 유대가 강해지고, 자기중심적으로 변하며, 남에게 의존적이게 된다. 애정의 대상을 상실하거나, 의존적 욕구가 충족되지 않거나, 자존심에 손상을 받으면 자기애적인 발달단계로 퇴행하게 된다. 또한, 노인들은 역할 수행의 수준이 낮아져서 사회적 역할에 대한 자아의 투자가 적어지지만, 친근한 사물에 대한 애착심이 강해지고, 후세에 유산을 남기려는 경향이 커진다.

그리고 노년기에는 성 역할에 대한 지각에 변화가 생기며, 주위 환경과의 관계에서 적극적이던 자세가 소극적인 대처방식으로 전환되고 외부지향적인 태도가 내부지향적으로 변한다. 노년기에는 사랑하는 소중한 사람을 잃는 상실을 경험한다. 특히 사별은 사람이 경험하는 것 중에서 가장 강렬하고 극적인 경험 중의 하나로 감정적, 신체적, 정신적으로 부정적인 영향을 미친다. 사별은 아내나 남편의 역할이 상실됨과 동시에 부부로서 함께 가졌던 사회적 관계망의 단절을 가져와 사회적 소외감을 증가시킬 수 있다.

한편, 노년기의 빈곤문제는 노인 문제 가운데 가장 광범위하고 노인생활에 심각한 영향을 미친다. 산업사회에서 노인을 위한 소득보장제도가 마련되어 있지 않은 경우 노인들은 더 빈곤해질 수밖에 없다. 우리나라뿐 아니라 어느 나라나 대개 노인층이 가장 빈곤한 인구층을 형성하고 있는 것이 현실이다. 더욱이 노인의 질병은 장기적일 뿐만 아니라 주로 합병증의 형태로 발전하기 때문에 이전보다 더 많은 의료비가 필요하게 되고, 직장이나 사회에서 은퇴하게 되므로 빈곤이 급속도로 심화할 수 있다.

4) 노년기 정신건강 문제

노년기 삶의 여러 국면에서 나타나는 변화는 다양한 정신건강 문제를 일으킨다. 실제로 노인의 평균수명이 늘어나고 전체 인구에 대한 노인인구의 비율이 증가하면서 노인의 정신건강 문제에 대한 관심도 늘어나고 있다(김혜련·신혜섭, 2001).

(1) 고독과 소외의 문제

노년기 정신건강 문제 중 가장 흔한 것은 고독과 소외의 문제이다. 노년기에 접어들면서 과거에 수행해 온 여러 가지 역할을 상실하고, 수십 년에 걸쳐 지속해 온 주위 사람들과의 의미 있는 관계를 하나둘씩 상실하는 데서 고독과 소외를 경험하게 된다. 이처럼 서로의 깊은 마음을 주고받는 배우자나 친구가 사라짐으로써 고령 노인의 사회적 및 심리적 고독은 상승작용을 일으킨다.

(2) 우울증

노년기 우울증은 노년기 정신장애 중 가장 흔한 질환의 하나로, 치료를 통하여 도움을 받을 수 있는 경우가 많아서 우울증을 발견하고 진단하는 것은 매우 중요하다. 특히 요양원이나 의료기관에 장기간 입원해 있는 경우 우울 증상이 더 많은 것으로 보인다. 노인은 신체적·정신적 쇠퇴와 더불어 의존성이 증가하며, 이러한 의존성의 증가는 무기력감을 주거나 자아통제감, 자존감을 저하하게 하여 우울증을 일으키는 것이다.

신체적 증상의 호소로 우울을 표현하기도 하며 건강염려증이나 수면장애를 동반하기도 한다. 우울 증상은 노년기 스트레스적 사건과 다양한 상실(배우자의 죽음, 건강악화, 퇴직 등)과 관련되며, 우울 증상이 있으면서 사회적 지지가 적고 알코올 남용의 경력이 있는 경우 노년기 자살의 위험이 커진다. 그러나 주요우울증이나 기분부전장애가 진단될 정도의 심한 우울 증상은 노년기에 발병하는 경우는 드물고 이전에 발병하여 노년기까지 지속하여 온 것이다.

노년기에 겪게 되는 직업과 역할의 상실, 빈곤, 외로움, 사별 등이 우울증의 위험을 높일 수 있는 것으로 인식되어 왔다. 노인들은 상실을 겪고 난 뒤 젊은 사람들보다 주요 우울삽화를 경험하기 쉽다는 연구도 있다. 노년기 우울증은 발현 양상의 복합성, 주변의 관심 저하, 본인의 인식 부족 등의 원인으로 발견이 늦어지고 적절히 치료를 받지 못하는 경향이 있다. 노년기 우울증의 경과에 대해서는 우울증 환자의 60% 이상이 회복되지만, 25~30% 정도는 증상이 있거나 장애가 남는 것으로 보이며 재발률은 연령에 따라 증가하는 것으로 나타난다. 심리·사회적 요인도 예후와 관련이 있지만 인지기능장애와 신체적 질환이 더 일관적인 예측인자라는 연구도 있다(대한노인정신의학회 편, 1998).

(3) 치매

치매는 기억력과 언어, 실행능력 등 전반적인 인지기능의 장애를 일으키고 나아가 정서변화 및 행동문제, 그리고 인격변화 등을 초래하는 질환이다. 치매의 유병률은 진단 기준과 연구방법 등에 의해 다양하게 나타나는데, 대체로 65세 이상의 노인에서 약 5~7% 정도로 알려졌고, 연령이 증가함에 따라 그 유병률도 현저하게 증가하여 80세 이상에서는 30~40% 정도에 이른다고 알려졌다. 또한, 치매는 원인에 따라 다양한 종류로 나누어지는데, 그중 알츠하이머형 치매가 가장 흔한 치매로서 전체 치매의 약 50%를 차지하고 있다(대한노인정신의학회 편, 1998).

치매와 노인 우울증은 그 증상으로 인하여 환자 개인에게 커다란 고통을 안겨 줄 뿐만 아니라, 가족을 비롯하여 사회적·국가적으로도 손실과 부담을 일으킨다. 따라서 노인 우울증과 치매를 비롯한 노인성 정신장애에 대한 예방과 진단과 치료, 질환에 대한 깊이 있는 연구와 이해가 필요하다.

(4) 죽음의 문제

노년기에 이르면 죽음에 대해 더 많이 생각하고 죽어가는 과정이나 죽음에 대한 직접적인 경험을 할 기회가 더 많이 생긴다. 따라서 죽음을 어떻게 맞이할 것인가? 하는 것은 노년기 심리에서 매우 중요하며, 노인들은 젊은 성인들보다 삶과 죽음의 의미를 더 많이 생각할 수밖에 없다. 사람들은 보편적으로 죽음에 대한 근본적인 불안이 있다. 죽음은 모든 사람이 경험하는 피할 수 없는 단계이지만, 노인들에게 가장 심각한 문제로 제기된다. 이러한 죽음을 받아들이는 태도는 긍정적으로 죽음을 수용하는 경우와 부정적으로 죽음을 거부하는 두 가지 경우로 구분할 수 있다.

퀴블러 로스(Kubler-Ross)는 죽음을 앞둔 시기에 죽어가는 과정은 성장의 최종적 단계일 수 있다고 하였다. 종교적 신념이나 자아정체감이 확립된 사람이 그렇지 못한 사람보다 죽음의 공포가 적다는 보고가 있다. 그러므로 죽음에 대한 건강한 사고를 확립하여 죽음과 가깝게 사귀는 것이 필요하고, 삶의 순간순간을 감사하며 만족한 마음으로 받아들여 노년의 불안과 공포를 이겨내는 태도가 필요하다. 노년기에 죽음의 의미를 직시하는 것은 삶의 마지막 단계를 적절히 준비하게 되고, 죽음이 임박하여 닥쳐올 여러 가지 변화에 적극적이며 생산적으로 대처할 수 있게 한다. 따라서 노년을 잘 준비한 노인들은 친구 관계, 여가활동, 직장, 봉사활동 등을 통하여 마지막 죽음까지도 수용하는 태도를 보일 수 있을 것이다.

잠시 쉬어갑시다

환절기면 으레 찾아오는 단골손님이 감기라고 하지만 가을로 접어들면서 유독 감기 환자가 많은 이유는 무엇일까? 습하고 더운 공기가 건조하고 찬 공기로 변화하는 시기이기 때문일 것이다. 그렇다면 감기를 어떻게 피할 수 있을까?

가장 손쉽게 할 수 있는 예방법은 보온이다. 한방에서는 감기의 가장 흔한 원인을 찬 기운의 감촉으로 보고 있는데, 찬 기운이 가장 쉽게 침범하는 곳이 풍부, 풍지 등의 혈위가 있는 목 뒷 부위, 그리고 손, 발 등의 신체 말단 부위이다. 그래서 목 뒤 머리카락이 나기 시작하는 주변부를 머플러로 감싸 주고 손과 발을 따뜻하게 하는 것이 찬 기운의 침입을 막을 수 있는 가장 효과적인 방법이다. 그다음으로 생강이나 계피, 꿀 등 따뜻한 성질을 가진 차를 마시거나 평소 따뜻한 물을 자주 마셔 기관지를 건조한 공기로부터 보호하고 몸을 따뜻하게 데워 외부의 한기를 극복하는 방법이 있다. 속부터 데워서 체표로 들어오려는 찬 기운을 막아내는 원리이다.

인체의 정기를 허약하게 하는 요인으로는 과로와 스트레스가 대표적이다. 이를 가장 손쉽게 극복할 수 있는 것이 수면시간을 의도적으로 늘리는 일이다. 몸 상태가 조금 안 좋다고 느껴지면, 일부러라도 한두 시간 정도 평소보다 일찍 잠자리에 들어 보자. 정기가 크게 손상된 것이 아니라면 다음 날 아침 숙면의 효과를 실감하게 될 것이다. 평소 규칙적인 운동과 적절한 영양 섭취가 이루어지고 있다면 감기 정도는 이런 방법만으로도 손쉽게 예방할 수 있다.

출처: 부산일보(2013. 11. 4), 이수정 수안한의원 원장.

PART 3.
정신건강의 주요 이슈

스트레스와 정신건강

C/H/A/P/T/E/R 08

• 학/습/목/표 •

- 스트레스의 개념을 이해하고, 설명할 수 있다.
- 스트레스의 원인과 증상을 설명할 수 있다.
- 스트레스 대처를 위한 여러 방안을 제시할 수 있다.

제1절 스트레스의 개념

스트레스(stress)[23]란 무엇인가? 스트레스란 적응하기 어려운 환경이나 조건에 처할 때 느끼는 심리적, 신체적 긴장 상태를 의미한다. 인간은 외부로부터 압력을 받게 되면 긴장, 흥분, 각성 또는 불안과 같은 생리적 반응이 일어나게 된다. 이러한 외부의 압력을 스트레스 요인(stressor)이라 하고, 여기서 벗어나 원상태

23) 심리학에서 스트레스(stress)는 스트레스 요인에 대항하기 위한 심신의 변화과정을 뜻한다. 이러한 반응이 일어나는 이유는 외부로부터 위협이나 도전을 받을 때 몸을 보호하기 위해서이다.

로 되돌아가려는 반작용을 스트레스라고 한다. 엄밀한 의미에서 외부의 압력인 스트레스 요인은 그 반작용인 스트레스와는 뚜렷이 구별하여야 한다.

스트레스 요인은 매우 다양하다. 큰 소음, 직업 상실, 논쟁, 은퇴, 배우자 사망, 시험, 유독물질, 인생목표 상실, 요양원 입소, 중증의 질병 등이 있다. 스트레스는 불안, 울화증, 열등의식, 아동 학대, 배우자 학대, 공격성, 분노의 폭발적 표현, 적대감, 참을성 상실, 말 더듬기, 우울증, 자살기도 등과 같은 정서적 행동상의 문제를 일으킨다.

체내에는 외부로부터 오는 자극에 대응하기 위해 스스로를 변화시키는 작용이 있고, 그 변화는 자극의 내용 여하를 불문하고 항상 일정하다. 이와 같은 사실에 기초하여 셀리에(Selye)는 '일반적응증후(General Adaptation Syndrome: GAS)'라는 개념을 발표했다(김희경 외, 2011 재인용). 여기서 일반적(General)이란 스트레스의 결과가 신체 부위에 영향을 준다는 뜻이고, 적응(Adaptation)이란 스트레스의 원인으로부터 신체를 대처 또는 적응시킨다는 의미이며, 증후(Syndrome)란 스트레스 결과에 의해 어떤 반응이 일어난다는 의미이다.

스트레스를 경험하게 되면 우리의 신체는 생리적으로 원래의 상태로 되돌아가기 위하여 스트레스와 정면으로 투쟁하거나 스트레스로부터 도망을 치게 된다. 다시 말하면, 스트레스는 스트레스 요인에 대처하여 평온한 상태(homeostasis)를 유지하기 위한 생리적 반응, 즉 '전투 아니면 도피(fight or flight)' 반응의 과정이다.

지나치게 높은 스트레스 조건에서는 주어진 문제를 해결하려는 동기 수준이 지나치게 높다. 그렇기 때문에 주어진 문제에 대한 관심의 범위가 극도로 좁아지게 되고, 따라서 몇 가지 제한된 문제해결의 단서에만 집착하게 된다. 예컨대 운동선수들이 중요한 경기에서 자신의 기록에 못 미치는 결과를 나타내는 것은 정신적으로 지나친 스트레스를 받기 때문이다.

스트레스가 너무 높게 되면 불안을 일으키게 되고 이러한 불안은 신체가 떨리게 되는 이른바 생리적 불순의 자동반응을 일으키게 되어, 문제해결에 간접적

방해역할을 한다는 것이다. 즉, 문제를 해결하기보다는 불안을 없애고자 하는 동기에만 집착하게 되며, 감정적·방어적 대처행동에 더 많은 관심을 갖게 된다. 중대한 일에 처해 있거나 매우 위험한 상태에 처해 있을 때 말을 더듬고 손발이 떨리는 경우가 이런 경우에 해당한다.

이상을 요약하면, 스트레스 수준이 지나치게 높거나 낮아도 바람직한 것이 아니므로, 스트레스는 항상 적당한 수준을 유지해야 한다.

제2절 스트레스의 원인과 증상

1. 스트레스의 원인

1) 생리적 근원

(1) 신경체계

❶ 중추신경계: 대뇌

전체 뇌 무게의 80% 이상을 차지하는 가장 큰 부분으로서 좌우 두 개의 반구로 이루어져 있다. 대뇌는 대뇌반구·종뇌라고 하는 전뇌의 앞부분에서 발달된 결합조직으로, 시상과 시상하부 등으로 이루어져 있다. 대뇌에는 지각 통합 중추, 언어와 추상적 사고를 할 수 있는 고도의 지적 기능 수행 중추, 수의운동을 담당하는 중추 등이 있다. 대뇌는 부위에 따라서 대뇌피질, 대뇌수질, 대뇌핵, 변연계로 부른다.

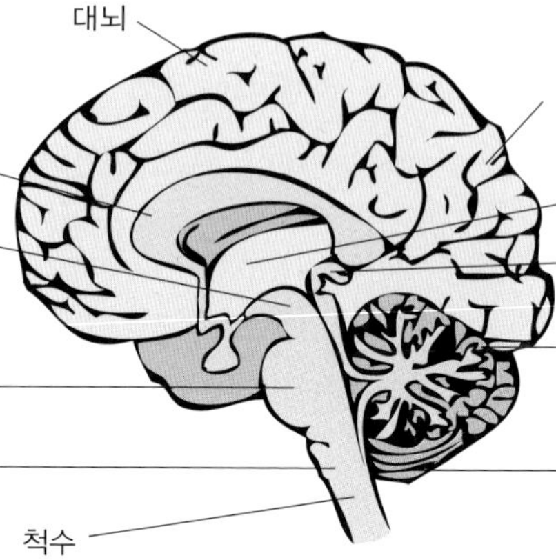

[그림 8-1] 인간의 뇌 구조

대뇌반구는 수초신경섬유로 된 안쪽의 백질과 주름이 많이 진 회백질의 바깥 피질로 이루어져 있는데, 바깥 피질의 발달 정도로 인간의 뇌와 다른 포유동물의 뇌를 구별한다. 백질의 신경섬유는 주로 대뇌피질의 여러 기능 분야를 서로 연결해 주며, 일부 구조는 독자적인 중요한 기능을 담당하기도 한다. 대뇌는 앞에서 뒤쪽으로 이어진 깊은 열(裂)에 의해 2개의 반구로 나누어져서 각각 반대쪽에 해당하는 인체의 활동을 조절한다. 이 중 하나는 기능상 우위에 있고 언어와 사고를 담당하는 특수화한 신경기구이며, 왼손잡이와 오른손잡이 같은 공간 선호를 결정한다. 다른 하나는 얼굴을 인식하는 등 더욱 정교하고 복잡한 인지활동을 조절한다.

두 반구는 뇌량으로 연결되어 있는데, 뇌량은 백질로 된 두꺼운 띠로 인체 양쪽에서 오는 지각정보와 기능적인 반응을 통합한다. 다른 중요한 대뇌 구조물로는 대사조절과 항상성 유지에 관계하는 시상하부, 감정과 본능에 관계된 중요한 감각연결중추인 시상 등이 있다. 이러한 구조물은 뇌세포에 영양분을 공급하고 충격 흡수를 돕는 뇌척수액으로 둘러싸여 있다.

- **대뇌피질**: 대뇌반구의 표층을 이루는 두께 2~24mm 정도의 회백질을 대뇌피질이라고 한다. 대뇌피질은 주름이 많이 잡혀 있는 호두 같은 형태이다. 대뇌피질에는 약 140억 개의 신경세포가 밀집되어 있다. 각 층을 구성하고 있는 신경세포는 피질의 부위에 따라 모양, 크기, 배열 등이 다르다. 대뇌피질은 감각, 운동의 최고 중추이며 이성행동을 주관하고 있다. 각 부위마다 다른 기능을 맡고 있으며, 운동 영역, 감각 영역, 연합 영역으로 나눈다.

  대뇌피질의 회백질은 표면의 주요 주름에 의해 보통 4엽(葉)으로 나누어지며 때때로 대뇌변연계 또는 변연엽을 제5엽으로 간주하기도 한다(이렇게 세분하는 것은 주로 편의에 따른 것임). 전두엽은 운동과 언어조절중추, 두정엽은 체감조절중추(촉각과 위치감각), 측두엽은 청각과 기억조절중추를 포함한다. 뇌의 뒤쪽에 위치한 후두엽은 주로 시각을 담당한다. 변연엽은 냄새, 맛, 정서적 반응과 관계가 있다.

- **대뇌수질**: 대뇌피질 아래에는 대뇌수질이 위치하여 대뇌피질의 각 영역을 연결한다. 유수신경섬유로 구성되어 있기 때문에 흰색으로 보이며, 신경섬유는 다발을 이루어 대뇌피질의 여러 중추를 연결한다. 대뇌수질 안쪽 깊숙한 곳에는 기저핵이라고 하는 한 무리의 핵이 위치하고 있다.
- **대뇌핵**: 대뇌핵은 신경세포가 모여 있는 회백질 덩어리로서, 대뇌피질과 척수를 연결하는 감각로, 운동로의 중계소 역할을 한다.
- **변연계**: 변연계는 대뇌반구의 안쪽과 밑면에 해당하는 부분으로서 행동의 동기와 감정 상태에 관련된 기능을 하며, 대뇌피질의 의식적, 지적인 기능과 뇌간의 무의식적인 기능을 서로 연결하는 역할도 한다.

  변연계의 대표적인 기능은 처벌, 보상, 분노, 공격, 성적 각성, 학습 등이다. 편도핵의 손상은 공격성향을 증가시키고, 중격핵의 손상은 극단적인 초조감이나 공격을 수반하지 않는 분노 반응을 일으킨다. 해마핵의 손상은 장기기억의 손상을 일으킬 수 있고, 학습을 느리게 하거나 차단할 수 있다.

❷ 자율신경계

사람의 말초신경계는 체신경계와 자율신경계로 구분된다. 체신경계는 우리의 의식이 관여하는 신경충격을 전달하는 반면, 자율신경계는 우리의 체내에서 일어나는 일, 즉 무의식적, 불수의적인 반응과 관련되어 있다. 자율신경계는 본질적으로 운동신경계이며 심장·폐·소화기관·신장·방광·혈관·홍채·후각상피·땀샘·침샘 등에 분포되어 있다. 자율신경계는 다시 교감신경계와 부교감신경계로 나누어진다.

교감신경계는 척수 신경에 의해 내장 기관과 뇌를 연결시킨다. 이 신경계가 자극을 받으면 심장박동률이 증가하고 근육으로 흐르는 혈액량이 증가하는 반면, 피부로 흐르는 혈액량이 감소함으로써 생물체는 긴장 상태에 대비하게 된다. 부교감신경계의 신경 섬유는 뇌신경으로서, 자극을 받으면 소화액의 분비가 증가하고 심장박동은 감소된다.

교감신경계와 부교감신경계는 서로 반대작용을 한다. 그 이유는 이들이 효과기에서 방출하는 신경전달물질이 서로 다르기 때문인데, 교감신경은 대개 아드레날린을 분비하고 부교감신경은 아세틸콜린을 분비한다. 예컨대 교감신경은 심장박동을 촉진하고 부교감신경은 이를 억제한다. 이처럼 교감신경과 부교감신경이 서로 반대 작용을 하여 그 효과를 줄이고 몸의 항상성을 유지하는 것을 길항 작용[24]이라고 한다.

(2) 내분비선

호르몬을 분비하는 선(腺)이면서도 그 분비물을 운반하는 관(管) 없이 혈액이나 림프관 속으로 호르몬을 분비한다. 분비된 호르몬은 혈관이나 림프관을 따라 체내를 순환하며, 표적기관으로 이동하여 조절작용을 일으킨다. 그렇기 때문에 내분비선

24) 서로 반대되는 두 가지 요인이 동시에 작용하여 그 효과를 서로 상쇄시키는 일. 심장박동을 촉진하는 교감신경과 이를 억제하는 부교감신경의 작용, 약물을 병용한 경우에 서로 약효를 약화시키는 작용 따위가 이에 해당한다. 약물, 세균, 근육, 신경 등에서 볼 수 있다.

조직 내부에는 많은 모세혈관이 분포하고 있는 경우가 많다(김희경 외, 2011).

종류에 따라 그 기원이 다양하며, 척추동물의 내분비선에 속하는 것으로는 뇌하수체, 송과선, 갑상선, 부갑상선, 부신, 방절, 흉선, 이자의 랑게르한스섬, 정소의 간세포, 난소의 황체, 태반, 난포 등이 있다. 그 밖에 소장, 침샘, 비장, 위 등도 호르몬을 분비한다.

내분비선에 이상이 생기면 호르몬의 균형이 깨지면서 인체의 전반적인 생리 기능에 영향을 준다. 이로 말미암아 당뇨병, 심장병, 골다공증, 갑상선질환 등의 다양한 증상이 나타난다. 주요 내분비선과 그 기능은 〈표 8-1〉과 같다.

〈표 8-1〉 주요 내분비선과 기능

내분비선	호르몬		기 능
갑상선	티록신		체내의 신진대사 조절, 섭취한 음식물은 티록신에 의해 필요한 에너지로 분해됨
부갑상선	부갑상선 호르몬		혈액 속의 인산염과 칼슘 수준을 통제, 특히 혈액 속에 칼슘 수준이 낮으면 신경계통이 흥분하게 되어 지나치게 예민해지며, 근육경련이 일어남
췌장	인슐린		적정 수준의 혈당량을 유지시켜 줌
뇌하수체	전엽	뇌하수체 전엽호르몬	다른 내분비선의 활동을 자극하는 많은 호르몬을 분비시킴
		성장 호르몬	인체의 성장을 조절
	후엽	뇌하수체 후엽호르몬	분만 시 자궁을 수축시키고, 유선을 자극하여 젖을 분비시킴. 혈압을 높이고 체세포의 수분량을 조절함
생식선	고환(남), 난소(여)		생식관의 성숙과 관련, 2차적 성 특징을 결정함
부신	피질	부신피질 호르몬	부신피질 자극호르몬의 자극을 받아 혈당 수준을 높이고, 신체가 상해에 대응할 수 있도록 함
	수질	부신수질 호르몬 (에피네프린, 노에피네프린)	자율신경계통의 연결을 받아 에피네프린과 노에피네프린을 분비. 에피네프린은 교감신경계 활동을 촉진시켜 심장박동 촉진, 소화기능 억제, 동공 확장, 혈당 수준을 높임. 노에피네프린은 혈당 수축과 혈압을 상승시키고, 뇌하수체 전엽에 가서 부신피질 자극호르몬 방출을 자극하여 스트레스에 대처할 준비를 시킴

출처: 김희경 외(2011), 정신건강론, p. 120.

(3) 면역계

❶ 면역체계

면역체는 생물체 내에서 병원체와 종양 세포 등을 탐지한 다음, 죽임으로써 질병으로부터 생명체를 보호하는 기능을 하는 가장 정교한 생물학적인 구조 및 과정을 의미한다. 인간면역체계는 기능이 서로 다른 다양한 세포로 이루어져 있다.

- **비(非)특이성 면역**: 병원체에 대한 저항력을 의미한다. 병원체의 본질에 상관없이 반응하는 면역 반응으로, 바이러스가 침입하면 피부·점막·인터페론(interferon)[25)] 등이 가장 먼저 반응한다.
- **특이성 면역**: 항원의 체내 침입을 인식하고 항체를 생성하여 이를 파괴한다. 이것은 비특이성 면역 반응만으로는 항원에 대항하기에 부족할 때 나타나는 과정이다. 어떤 바이러스와 처음 마주친 후 계속해서 같은 바이러스와 만나게 될 때 이루어지지 때문에 후천적 면역이라고도 한다. 특이성 면역은 항체를 생성시켜 항원과 싸우는 면역과 면역세포가 직접 항원과 싸우는 세포성 면역으로 나누어진다. 대표적인 특이성 면역세포로 T임파구와 B임파구 세포를 들 수 있다.

❷ 신경 - 내분비 - 면역체계

면역체계는 다른 생리적 체계와 통합되어 있으며, 대뇌의 통제를 받는다. 면역체계에 영향을 주는 주요 신경 - 내분비체계는 '시상하부 - 뇌하수체 - 부신'체계이다. 스트레스가 발생하면 시상하부는 부신피질 자극호르몬 방출인자를 통해,

25) 인터페론은 바이러스에 대한 방어 반응으로 체내 세포에서 생성되며 서로 연관성을 가진 일련의 단백질로, 세포 안에서 바이러스가 증식하는 것을 막고, 이러한 생물에 대항해서 체내에서 빠르게 합성되는 매우 중요한 방어체계이다. 대부분의 바이러스 감염이 사람의 생명에 크게 지장을 주지 않는 것은 주로 인터페론의 작용 때문이다. 모든 척추동물은 인터페론을 생성하고 몇몇 무척추동물도 이것을 생성하는 것으로 추정된다. 인터페론은 세포가 바이러스나 그 밖의 외부물질에 의해 자극을 받을 때만 생성되지만, 바이러스의 증식을 직접 막지 못한다.

뇌하수체가 부신피질 자극호르몬을 방출하도록 촉진하고, 부신피질 자극호르몬은 다시 부신피질이 코티졸(cortisol)과 코티코스테로이드(corticosteroids)를 방출하도록 신호한다.

부신선의 분비는 다시 면역체계를 자극하여 방어 반응이 T와 B임파구의 생성을 억제하거나 손상시키는 경향이 있다. 그리하여 감염질환에 대한 저항력이 떨어지고, 감기나 독감 같은 흔한 질병에 대한 취약성은 증가하게 된다.

2) 심리적 근원

(1) 결핍

결핍이란 개인의 욕구를 만족시킬 수단이 없거나 모자라는 상태를 의미한다. 결핍은 객관적 사실이기도 하지만, 정보를 받아들이는 주관적 경험을 토대로 만족과 불만족이 결정된다.

❶ 신체적 고립

신체적 고립이란 어떤 집단이나 장소로부터 격리된 것을 의미한다. 그러나 신체적 고립으로 생기는 스트레스는 정서적·지적 고립에서 생기는 스트레스에 비하면 쉽게 견딜 수 있다.

❷ 정서적 고립

정서적 고립이란 자신과 보통 사람들과의 격리를 뜻하는 것으로, 신체적 고립만이 '격리'라는 용어를 사용하는 것은 아니다. 예를 들어 어떤 단체의 책임자, 군의 지휘관, 정치지도자들은 가끔 '고위층의 외로움'을 이야기하며, 노인문제도 이러한 정서적 고립으로 말미암아 스트레스가 심각하기 때문에 발생한다.

❸ 작업의 요구

일을 하여 부를 획득할 수 있는 기회를 갖는 것은 자본주의 국가에서 인간의 중요한 권리 중 하나이지만, 일할 기회를 잃은 사람은 스트레스를 받게 된다.

세계 나라 대부분에서 많은 사람이 일할 수 있는 능력은 갖추고 있으나, 일할 기회가 없는 경우가 많다. 이로 말미암아 심각한 문제가 일어난다. 예를 들어 특히 나이 많은 사람에게서 강제적인 정년퇴직이나 사회의 기능적 구성원의 지위를 빼앗으면 어떤 일이 일어날까? 일을 통해 사회에 공헌하고, 개인적 부를 이룩하며, 개인의 존엄과 존재가치를 느끼는 그들의 자존심에 커다란 영향을 줄 것이다.

그러나 사회 전체에 불행한 일이 많을 때는 자신의 불행을 그리 심각하게 느끼지 않고, 불평도 적게 된다. 즉, 다른 사람의 심한 불행과 비교하여 자신의 불행을 위안한다. 이러한 현상을 상대적 결핍이라고 하는데, 자신보다 더 못한 처지의 사람도 있다는 것을 앎으로써 스트레스가 약간 완화될 수도 있다.

(2) 욕구좌절

욕구좌절이란 목표지향적인 행동이 내·외적 원인에 의해서 방해된 상태 혹은 그때에 경험하는 정서 상태를 의미한다. 개인의 욕구가 좌절되면, 그에 따른 스트레스를 경험하게 된다.

❶ 사회적 장애

물리적 장애와 비교할 때, 더욱 극복하기 어려운 장애가 바로 사회적 장애이다. 사회경제적 요인은 아주 빈번하게 욕구좌절을 일으킨다(예: 여성이라는 이유로 승진에서 제외 당한다. 집안 형편이 어려워 학업을 잇지 못하고, 그로 말미암아 원하지 않는 직업을 갖는다).

❷ 물리적 장애

물리적 장애란 개인의 욕구를 좌절시키는 장애가 물리적인 것으로, 사람들로 하여금 좌절을 줄이고, 예방하고, 제거하게 하도록 한다. 이로 말미암아 발명하고 창조하는 행위를 하게 할 수도 있다(예: 아파트 열쇠를 두고 집에서 나온다. 지진으로 인명과 재산피해를 입는다).

❸ 신체적 결함

개인의 신체적 특징은 만족을 얻거나 자존심을 유지하는 데 장애로서 작용하기도 한다. 신체적 자신감과 밀접한 관련이 있는 것으로 '성적 자신감'이 있다. 성적 기능장애와 관련된 스트레스는 상당히 일상적이어서, 결혼한 미국인의 약 50%가 이 문제로 고민하고 있다고 한다(Sodock, 2000, 김희경 외, 2011 재인용).

❹ 심리적 결함

심리적 결함과 관련된 좌절은 인식능력, 정서, 자존심의 결함으로부터 발생한다. 씨워드(Seaward, 1994)는 지적장애인들로부터 정신적 혼란이 많이 나타나는 것은 실패와 좌절 및 조롱을 자주 접하기 때문이라고 하였다. 이영호(2006)는 지적장애인들 공격행동의 많은 부분은 좌절의 결과라고 하였다.

(3) 심리적 갈등

내적 요구와 외적 요구가 비교적 약한 것일 때 발생하는 갈등은 큰 문제가 없다. 하지만 그 요구가 강력할 때에는 심각한 문제를 일으킨다.

한편, 두 가지 목표가 모두 바람직한 것일 때 접근-접근 갈등이 발생하고, 어떤 목표가 긍정적인 측면과 부정적인 측면을 함께 가지고 있을 때 접근-회피 갈등이 발생하며, 부정적인 두 대상 가운데 한 가지를 선택해야 할 때 회피-회피 갈등이 발생한다. 어떤 목표가 갖는 힘(유인책, valence)은 자극 내부에 원래부터 존재하는 것만이 아니라 판단하는 사람의 주관적 가치도 개입되어 있다.

❶ 접근-접근 갈등

접근-접근 갈등이란 정적 유인가(긍정적이거나 매력적인 가치를 가짐으로써, 이끌리게 만드는 것)를 가진 두 개의 목표가 동시에 존재할 때 생기는 갈등을 말한다. 이때 어느 하나를 선택한다는 것은 다른 하나를 포기하게 되는 것이다. 이런 때에는 결정을 내리기까지 많은 불안과 스트레스가 계속된다.

❷ 접근 - 회피 갈등

접근 - 회피 갈등이란 하나의 대상 속에 비슷한 힘의 정적 유인가와 부적 유인가(부정적이거나 회피하고 싶게 만드는 것)를 동시에 포함하고 있을 때 생기는 갈등을 말한다. 이럴 때는 하고 싶은 것(정적 유인가)과 했을 때 닥치는 위험(부적 유인가)이 한 가지 행위 속에 함께 있다. 그렇기 때문에 할 것인지 말 것인지를 결정하기 어려워 갈등을 느끼게 된다.

❸ 회피 - 회피 갈등

회피 - 회피 갈등이란 부적 유인가를 가진 두 개의 대상 중 하나를 선택해야만 할 때 생기는 갈등으로, 가장 큰 스트레스를 유발한다. 이러한 회피 - 회피 갈등을 해결하려는 능력은 성숙 정도와 밀접하게 관련된다. 성숙한 사람은 그 결정에 대한 책임을 질 줄 알며, 피할 수 없는 상황에 객관적으로 대처하려 노력한다. 미성숙한 사람은 두 개의 양립할 수 없는 상황 중에 어느 하나를 선택하지 않고, 선택을 지연시키려 한다.

(4) 압박감

압박감은 내적·외적 요소에 의해 느끼게 되며, 이것은 스트레스의 원인으로 작용하게 된다.

❶ 선입견

선입관념이라고도 하는 선입견이란 어떤 사람이나 사물 또는 주의나 주장에 대하여, 직접 경험하지 않은 상태에서 미리 마음속에 굳어진 견해를 뜻한다. 좀 더 구체적으로 말하면, 사물·사항·인물 등에 대해 미리 접한 정보나 자신이 처음 접했을 때 자신이 가진 지식이 강력하게 작용하여, 그들 대상에 대해 형성되는 고정적이며 변화하기 어려운 평가와 견해를 말한다.

선입견은 역사적·사회적·종교적인 것 등 다양한 요소에 의해 형성되는데, 호의적일수도 악의적일 수도 있다. 그러나 선입견은 그 근거가 명확하지 않고, 일단 가지게 되면 그것이 고정되기 쉽다는 특징이 있다. 선입견과 관련되는 일이 일어나면 무비판적이고 감정적인 태도로 나타난다. 선입견이 합리화되고 고정되면 편견이 되고, 객관적 사실이 왜곡적으로 인지되어 그 모순을 깨닫지 못하게 된다. 인종적·사회적 편견 등은 대부분 선입견에 기인한다.

선입견은 인간사회의 불편등 문제와 동일시되며, 주로 사회적·경제적으로 구분해 놓은 것이다. 선입견은 인종, 종교, 국적, 출생지, 사회적 계층 등 다양한 요인에 근거하며, 보편적으로 작용해 왔다. 이러한 선입견으로 말미암아 사람들은 사회적 압박과 스트레스를 경험하게 된다.

❷ 고립

개인은 다른 사람들과 효과적으로 관계를 맺으며 살아가지만, 그렇지 못한 경우 심한 스트레스를 느끼게 된다. 즉, 일반적인 사회인과 함께 섞일 수 없다는 점으로 압박감을 느끼며, 장애인, 다문화가정 자녀, 노인 등 일상생활에서 쉽게 확인할 수 있다.

❸ 범죄와 폭력

범죄와 폭력은 안전에 대한 불안을 증가시키고, 스트레스 요인으로 작용한다.

2. 스트레스의 증상

스트레스에 대한 일반적인 증상은 다양하다. 일반적인 증상을 신체·생리적 증상, 심리적 증상, 감정적 증상, 그리고 행동적 증상 등으로 나누기도 하지만, 여기서는 크게 두 가지, 즉 ① 신체·생리적 반응과 ② 심리적 반응으로 나누어 살펴본다.

스트레스 반응은 자극 호르몬인 아드레날린이나 다른 호르몬이 혈중 내로 분비되어 우리 몸을 보호하려고 하는 반응이다. 이 반응은 위험에 대처해 싸우거나 그 상황을 피할 수 있는 힘과 에너지를 제공한다.

1) 신체·생리적 반응

씨워드(1994)는 스트레스가 신체적·생리적 질병을 초래한다고 하였고, 로마스와 샤마(Romas & Shama, 1995)는 스트레스 관련 장애를 현대인의 건강문제 제1로 인식한다고 하였다. 예를 들면, 피로, 소화불량, 편두통, 긴장성 두통, 고혈압, 심장병, 대장염, 궤양, 변비, 설사, 부정맥, 협심증, 당뇨, 동통[26], 관절염, 암, 감기, 불면증, 갑상선 기능 항진증, 피부염, 부종, 기관지염, 알코올 중독, 전염병, 야뇨증, 알레르기 등은 스트레스와 일부 관련이 있는 것으로 보고되고 있다.

이러한 스트레스 반응에 대한 신체변화는 다음과 같다.

- 근육, 뇌, 심장에 더 많은 혈액을 보낼 수 있도록 혈압이 증가한다.
- 더 많은 산소를 얻기 위해 호흡이 빨라진다.
- 행동할 준비를 해야 하므로 근육이 빨라진다.
- 상황판단과 빠른 행동을 위해 정신이 더 명료해지고, 감각기관이 더 예민해진다.
- 추가 에너지를 위해서 혈액 중에 있는 당, 지방, 콜레스테롤의 양이 증가한다.
- 위험을 대비한 중요한 장기인 뇌, 심장, 근육 등으로 가는 혈류가 증가한다.
- 위험한 시기에 혈액이 가장 적게 요구되는 곳인 피부, 소화기관, 신장, 간

26) 통증이라고도 하는 동통(疼痛)은 신경에 가해지는 어떤 자극으로 인해 몸이 쑤시고 아픈 것을 뜻한다. 특수한 신경종말에 대한 자극에 의하여 생기는 다소 국한성인 불쾌, 고민의 감각 및 고통으로서 당사자는 그 원인을 피하려고 하기 때문에 방위기구의 역할을 한다.

등으로 가는 혈류는 감소한다.

- 외상을 입었을 때 출혈을 방지하기 위해 혈소판이나 혈액응고 인자가 증가한다.

2) 심리적 반응

스트레스를 지속해서 받게 되면, 앞서 말한 두통, 식욕부진, 소화불량, 피로 등의 신체적 반응은 물론 불안, 초조, 짜증, 우울, 공포 등과 같은 심리적 반응이 나타나기도 한다.

(1) 우울감

정서적 긴장과 불안은 그 스트레스가 지속할 때 누적되어 우울증으로 발전된다. 그래서 우울증의 발생에 있어 스트레스가 어떤 역할을 하는지에 대한 관심은 날로 증가하고 있다. 주요 우울장애라고도 하는 우울증은 정신질환의 하나이다.

우울증의 주요 증상은 한때 우울한 기분을 느끼는 것과는 달리 우울하고 슬픈 감정과 의욕저하 등 다양한 신체적인 증상이 함께 나타나 지속한다. 우리나라에서는 대략 1년에 320만 명 정도 발명하며, 여성의 발병빈도가 남성과 비교할 때 약 2배 정도 높다. 평생 여성은 10~25%, 남성은 5~12% 정도가 적어도 한번은 우울증에 걸리며 우울증 환자의 50% 이상이 20대에서 50대 사이에 발병한다. 우울증은 전 연령에 나타나는데, 평균 연령은 대략 40세이다.

(2) 무력감

무력감은 자신의 생활에 여러 조건을 자신이 통제할 수 없다고 생각하는 데서 발생한다. 이것은 개인의 살아가려는 의지와 결정에 큰 영향을 미친다.

샐리그만과 오버미에르(Seligmam & Overmier, 1997)는 학습과 연습으로 스트레스를 성공적으로 대처할 수 있다고 보고하였다(김희경 외, 2011 재인용).

성공적인 스트레스 대처방법을 학습하지 못해서, 어떤 일을 하든지 아무런 변화가 없음을 여러 번 경험한 사람은 무력감이 생기고 무감동해진다.

(3) 외상 후 스트레스 장애

외상 후 스트레스 장애(Post-Traumatic Stress Disorder: PTSD)는 신체적인 손상과 생명의 위협을 받은 사고에서 정신적으로 충격을 받은 뒤에 나타나는 불안장애를 말한다. 환자는 사건을 직접 경험하거나 목격했어야 한다. 여기서 사건이란 전쟁, 사고, 자연 재앙, 폭력 등 심각한 신체 손상이나 생명을 위협하는 경험을 의미한다. 환자는 외상적 경험에 대하여 공포심과 아무도 도와 줄 수 없다는 느낌을 갖게 되며, 반복적으로 사건이 회상되고 환자는 다시 기억나는 것을 회피하려고 애를 쓰게 된다.

❶ 외상에 대한 반응

외상을 겪고 나서 생존자들이 처음 느끼는 것은 살아남았다는 것에 대한 안도감이다. 하지만 생존자들은 이후 자신이 겪은 일에 대한 생각을 멈출 수가 없음을 알게 된다. 많은 생존자가 주변의 소리나 자극에 대해 강렬하게 반응하거나 높은 각성상태로 고통을 받기도 한다.

외상 이후 대부분은 '스트레스 반응'을 겪게 되는데, 이러한 반응은 개인의 나약함과는 관련이 없다. 스트레스 반응은 며칠 또는 몇 주까지도 지속되지만, 대부분은 시간이 지나면서 천천히 나아지게 된다. 어떤 종류의 외상성 사건이라도 생존자들은 공통적인 스트레스 반응을 경험하게 된다. 이러한 경험은 참전군인, 아동, 재해 및 사고의 생존자 모두에게 해당된다. 외상성 사건 이후 어떤 반응이 나타나는가를 이해하고 있다면 본인이나 사랑하는 사람이 외상을 겪었을 때 도움이 될 것이다.

- 외상에 대한 일반적인 반응
  - 미래에 대해 희망이 없다.
  - 외톨이라는 생각이 들거나 다른 사람에 대한 관심이 없어진다.
  - 집중을 하거나 결정을 내리기 어렵다.
  - 갑작스러운 소리에 예민하거나 쉽게 놀란다.
  - 경계하는 느낌이 들며 과민하다.
  - 괴로운 꿈을 꾸거나, 기억이 떠오른다(플래시백).
  - 직장이나 학교생활에 곤란을 느낀다.
- 외상에 대한 신체반응
  - 속이 불편하고 식사를 잘 하지 못한다.
  - 잠을 자지 못하고 피로감이 있다.
  - 심장이 뛰거나, 숨이 차고, 초조하다.
  - 땀이 난다.
  - 당시 사고를 생각하면 머리가 아프다.
  - 운동, 식사, 부부관계, 규칙적인 건강관리를 하지 못한다.
  - 과도한 담배, 술, 약물, 음식물을 섭취한다.
  - 기존의 신체질환이 악화된다.
- 외상에 대한 감정적인 반응
  - 과민하거나, 희망이 없다고 느끼거나, 공포, 슬픔 등을 느낀다.
  - 놀란 느낌이 들고, 멍하며, 애정이나 기쁨을 느낄 수가 없다.
  - 사건과 관계있는 사람, 장소, 사물을 회피한다.
  - 예민하고, 분노를 표현한다.
  - 쉽게 화가 나거나 흥분한다.
  - 자신을 비난하거나, 다른 사람과 세상에 대한 부정적인 생각을 한다.
  - 다른 사람을 믿지 못하고, 갈등이 생기며, 과도한 간섭을 한다.

- 고립되어 거절당했다거나 버려졌다고 느낀다.
- 친밀감을 느낄 수 없고 외톨이라고 느낀다.

❷ 외상 후 스트레스 장애의 원인

외상 후 스트레스 장애는 일반 인구의 8%가 평생 한 번 이상 경험을 하게 된다고 한다. 남자는 전쟁 경험이 많고, 여자는 물리적 폭행, 강간을 당한 경우가 많다. 베트남 참전 용사의 약 30%가 외상 후 스트레스 장애를 경험했다고 한다.

원인은 물론 어떤 외상적 사건이 질병을 일으키지만, 외상을 경험한 모든 사람에게서 병이 발병하지는 않는 것을 고려하면 이 질병의 원인은 단순히 외상만은 아니고 다른 생물학적, 정신 사회적 요소가 발병에 관여하는 것으로 생각된다. 생물학적 요인으로는 신경전달물질인 도파민, 노르에피네프린, 벤조다이아제핀 수용체, 그리고 시상하부 - 뇌하수체 - 부신 축의 기능 등이 연관이 있는 것으로 보고되고 있다.

또한, 외상 후 스트레스 장애의 위험 인자로는 어렸을 때 경험한 심리적 상처, 경계선 성격과 같은 성격 장애, 부적절한 가족, 주변의 지지 체계 부족, 여성, 정신과 질환에 취약한 유전적 특성, 스트레스가 되는 생활의 변화, 과도한 음주 등으로 알려져 있다.

❸ 외상 후 스트레스 장애의 증상

환자는 간혹 해리 상태를 경험하기도 하고, 공황 발작과 같은 심한 불안을 느끼거나 착각이나 환각 등을 경험할 수도 있다. 외상 후 스트레스 장애의 주요한 증상은 크게 다음의 3가지이다: 첫째, 꿈이나 반복되는 생각을 통한 외상의 재(再)경험, 둘째, 외상과 연관되는 상황을 피하려고 하거나 무감각해지는 것, 셋째, 자율신경계가 과하게 각성되어 쉽게 놀라고 집중력 저하, 수면 장애, 짜증 증가 등.

❹ 외상 후 스트레스 장애의 경과와 합병증

외상 후 스트레스 장애는 일정 시간이 지난 뒤에 발생하는데, 30년 넘어서 증상이 생기는 경우도 있다. 치료받지 않으면 30%의 환자는 스스로 증상이 호전되고, 나머지는 증상이 악화하거나 악화, 호전을 반복한다고 한다. 증상이 갑자기 발생하였거나 증상이 짧게 지속한 경우, 병 전 기능이 좋은 경우, 사회적 지지 체계가 좋은 경우, 다른 정신과 질환이 없는 경우 예후가 좋다고 한다.

❺ 외상 후 스트레스 장애의 치료

외상 후 스트레스 장애의 치료는 우선 외상을 경험한 환자를 지지해 주고 격려해서 환자가 외상에 대해서 이야기할 수 있게 해 주어야 하고, 대처 방법에 대한 교육을 해 주는 것이 중요하다.

이후 약물치료와 정신치료를 하는 것이 도움이 된다. 약물치료로는 선택적 세로토닌계 흡수억제제가 주로 사용되는데, 이 약물은 외상 후 스트레스 장애의 특징적인 증상뿐만 아니라 다른 불안이나 우울 증상 치료에도 효과적이다. 이 외에도 심환계 항우울제가 사용되기도 한다. 이런 약제의 경우 최소 8주 이상 사용하고, 효과가 있으면 1년 정도 유지하는 것이 좋다. 필요하면 수면제나 항불안제를 사용할 수도 있다. 또한, 상담을 통해 모든 반응과 카타르시스[27]를 이용하여 외상을 재구성하는 것이 도움이 되며, 위기개입 기법도 효과적이다.

인지행동치료는 정신치료(상담치료)의 기법이며, 현재 외상 후 스트레스 장애의 정신치료에 가장 효과적인 것 중 하나이다. 인지행동치료는 인지치료와 노출치료 등이 있다. 유사한 치료법으로 EMDR(안구 운동 민감소실 및 재처리요법)이 있다.

27) 카타르시스(catharsis)란 마음속에 억압된 감정의 응어리나 상처를 언어나 행동을 통해 외부로 드러냄으로써 강박 관념을 없애고 정신의 안정을 찾는 일을 의미한다.

◦ **인지치료:** 경험한 정신적 외상과 그 여파에 대한 생각을 어떻게 이해하고 변화시킬 수 있는지를 치료자가 돕는 치료방법이다. 구체적으로 사건에 대한 어떤 생각이 스트레스를 유발하고 증상을 악화시키는지 이해하는 것으로 치료가 시작된다.

환자는 자신과 주변 환경에 대한 자신의 어떤 생각이 자신을 불안하고 혼란스럽게 하는지 알게 된다. 치료자의 도움을 받아, 이러한 생각을 더 정확하고 더 편안한 생각으로 대처하는 방법을 익히게 된다. 또한, 분노, 죄책감, 공포 등의 감정에 어떻게 대처하는지도 익히게 된다. 사고 이후 불가항력일 수밖에 없는 일에 대해 불필요한 죄책감을 느낄 수 있다. 예를 들어 '집에 화재가 났을 때 당시 내가 집에 있었다면 가족의 피해를 막을 수 있지 않았을까?'라는 자책을 할 수 있다. 인지치료는 그 사고의 결과가 본인의 잘못이 아니었다는 것을 이해할 수 있도록 도와준다.

◦ **노출치료:** 치료 목표는 사고 기억에 대한 공포를 덜 느끼게 하는 것이다. 노출치료의 이론적 배경은 과거의 외상을 떠오르게 하는 생각, 느낌, 상황에 대해 두려워하는 것이 학습되었다는 것이다. 우리 속담에 "자라 보고 놀란 가슴, 솥뚜껑 보고도 놀란다."가 그 예이다. 이러한 학습된 공포를 역으로 되돌려 사고에 대한 편안한 감정을 느끼도록 학습하는 것이다. 치료자와 사고에 대해서 반복적으로 이야기를 나누면서, 사고에 대한 부정적인 느낌과 생각을 점차 조절할 수 있게 된다. 사고에 대해 이야기를 하는 것 자체가 힘들고 꺼려질 수 있으나, 치료자의 도움을 받아 이야기를 하고 감정을 떠올리다 보면 점차 사고에 대한 기억에 압도당하는 고통이 줄어들게 된다.

먼저, 고통스러운 기억과 감정 중 가장 불안을 덜 일으키는 부분부터 이야기하다가 조금씩 더 심각한 내용을 다루는 방법이 있다. 반대로 홍수가 날 때처럼 한꺼번에 많은 양의 자극을 직면하도록 하면서, 고통이 조절되는 것을 체험하게 하는 방법도 있다. 이러한 기법은 대부분 고통스러운 기억이 떠오를 때 마음을 이완시키는 방법을 연습하는 이완훈련이나 분노 조절법 등과 같이 시행한다. 고통스러운 기억을 떠올리는 것이 힘들 수 있으나, 믿을 수 있고 의지할 수 있는 치료자와 안전하다고 느끼는 치료공간에서는 이러한 작업을 더 원활하게 수행할 수 있다.

- **안구 운동 민감소실 및 재처리요법(EMDR)**[28]: 안구 운동 민감소실 및 재처리요법은 초기에 많은 논란이 있었던 치료법이다. 그 이유는 정신치료를 하면서 눈동자를 좌우로 움직인다는 쉽게 이해하기 어려운 기법과 전통적인 인지치료의 형식과 다른 점 때문이었다. 그러나 이러한 논란 덕분에 현재까지 가장 과학적인 연구가 많이 이루어지는 치료법 중 하나이다. 외상과 관련한 부정적 감정, 기억, 인지 등을 떠올린 후, 치료자의 지시에 따라 연속적인 빠른 안구 운동을 수행하면서 경험한 이미지나 감정을 보고하게 된다. 이 과정은 외상 기억과 감정이 최소화될 때까지 진행된다. 안구 운동 대신 손가락 두드리기(촉각), 청각 등 다른 자극도 같은 효과를 볼 수 있다고 알려져 있다.
- **바이오피드백**: 컴퓨터에 각종 생체 신호를 감지할 수 있는 센서를 부착하고, 환자는 모니터를 통하여 자신의 혈압이나, 호흡, 맥박수, 피부 전도속도, 뇌파 등의 변화를 시각적인 그래프를 통해서 관찰한다. 즉, 바이오피드백 기계 자체로 치료가 진행되는 것이 아니라, 환자가 만들어내는 생체신호의 변화를 자신에게 보여 줌으로써, 그 변화에 따라 스스로 이완상태를 유도할 수 있도록 돕는 것이다.

28) EMDR: Eye Movement Desensitization and Reprocessing.

제3절 스트레스 대처방안

앞에서 살펴본 스트레스의 개념은 개인에게 스트레스가 된다는 것이 사건 자체보다는 사건에 대한 개인의 주관적 해석에 의해 좌우된다는 점을 강조하고 있다. 즉, 어떤 일에 대해 모든 사람이 똑같이 스트레스를 느끼는 것은 아니며, 그 사건을 어떻게 받아들이느냐에 따라 스트레스를 더 많이 받기도 하고 오히려 그 긴장감을 즐기는 사람도 있다. 요약하면, 스트레스는 주관적 해석의 차이가 있으며, 이 때문에 같은 사건에 대한 반응은 각기 다를 수 있다.

그렇다면 스트레스는 대처할 수 없는 것인가? 셀리에(1982), 화이트(White, 1984)는 스트레스의 대처방안[29]은 적응의 과정으로서 통달과 숙달을 의미한다고 하였다. 세리에는 스트레스 대처방안을 아주 넓은 의미로 보면 생활하는 것이라고 말하면서, 생활은 매일 부딪치는 문제로 유기체의 균형이 깨지고, 이를 다시 회복하는 적응의 과정이라고 하였다. 캐논(Canon, 1994)은 스트레스 대처를 항상성의 유지라고 보았으며, 함(Ham, 1985)은 대처방안을 자아의 기능으로 개념화하였다(김희경 외, 2011 재인용). 또한, 스트레스 대처는 어떠한 처리와 관리를 의미하는데, 이때 인간의 문제는 통달하거나 완전해결이 불가능한 성질의 것이 대부분이므로 최적의 순응을 위한 것이다.

스트레스 평가는 심리적 중재의 핵심적인 역할을 담당한다. 대처하려면 상황을 평가해서 대처할 것인지 무시할 것인지를 결정해야 하며, 상황과 자신의 역량을 비교하여 대처방안을 선정하는 평가과정이 있어야 한다. 이러한 방면에서 대처방안은 상당 부분이 인지과정이다.

29) 대처방안이라는 용어는 인간의 적응에서 핵심적인 개념으로, 스트레스 자체에 대한 관심보다 스트레스를 어떻게 관리하고 해결하느냐에 관심을 둔다.

중독과 정신건강

C/H/A/P/T/E/R **09**

• 학/습/목/표 •

- 알코올 중독의 개념을 이해하고, 그 원인을 설명할 수 있다.
- 인터넷 중독의 개념을 이해하고, 그 원인을 설명할 수 있다.
- 스마트폰 중독의 개념을 이해하고, 그 원인을 설명할 수 있다.
- 쇼핑 중독의 개념을 이해하고, 그 원인을 설명할 수 있다.

제1절 알코올 중독

1. 알코올 중독의 개념

알코올 중독[30]은 알코올 의존증 혹은 알코올 남용이라고도 말한다. 알코올을 장

30) 알코올 중독은 알코올 의존증, 알코올 중독, 알코올 중독증, 알코올 의존, 알콜 중독, 알콜 의존, 알콜 의존증, 알콜 중독증, 알콜 홀릭 등 다양하게 부른다.

기간 사용 시 의존성[31]이 생길 수 있다. 알코올 중독은 알코올을 장기간 사용함으로 말미암아 알코올 관련 문제 행동이 빈번히 나타나고, 알코올 금단 혹은 내성이 신체적 증상으로 나타나는 상태를 의미한다. 즉, 알코올 중독은 술에 중독되는 질병이다. 다시 말해, 알코올 중독은 병적으로 알코올에 의존하여 몸과 정신이 망가지는 병이라고 할 수 있는데, 세계에서 가장 흔히 볼 수 있는 중독 질병 중 하나이다.

한국에서는 알코올 중독자가 대략 200만 명으로, 남성 4명 중 1명이 알코올 중독을 경험하며, 가장 흔한 정신과 질환이다. 고대서부터 술은 향락과 인간관계의 사회적 기능도 해 왔지만, 마약의 기능도 일부 담당하고 있었고, 알코올 중독은 이러한 기능이 최악으로 발전한 형태를 의미한다. 담배는 중독되었다고 해도 사람들이 없는 곳에서만 흡연을 한다든지 하는 식으로 다른 사람에게 피해를 끼치지 않을 수 있지만, 알코올은 다르다. 무엇보다 구하기가 아주 쉽기 때문에 알코올 중독에 빠져들었다가, 다시 술을 끊게 되는 건 쉽지가 않다. 그리고 구하기가 쉬운 만큼 술을 좋아하는 애주가들이 쉽게 걸리는 질병이다.

중독의 기전은 오피오이드(opioid) 수용체에 있는데, 술을 자주 마시고 많이 마실수록 오피오이드 수용체는 술로 지배를 받게 된다. 술이 없어지면 오피오이드 수용체가 감소하며, 이 과정에서 갈망이 생기고 불안감이 생긴다. 아편 중독과 비슷하다고 보면 된다. 담배보다 의존성이 덜하지만 깊이 빠지면 아편 의존과 똑같은 상황이 되어서 담배보다 더 끊기가 어려워진다.

우울증, 강박증, 반사회성 성격장애, 조현병(정신분열병), 양극성 장애 등과 같은 정신적 질병을 동반한 알코올 중독자들도 있으며, 이들은 오히려 일반 알코올 중독자들보다 더 흔하게 볼 수가 있다. 또한, 뒤집어서 알코올 중독이 길

31) 여기서 말하는 의존성은 행동적·신체적 의존으로, 행동적 의존은 알코올 섭취와 관련하여 나타나는 문제 행동을 의미하며, 신체적 의존은 알코올 장기 사용으로 인해 알코올에 대해 내성과 금단 증상이 생긴 경우를 의미한다.

어지면 길어질수록 전두엽과 측두엽의 손상으로 위와 같은 비슷한 증상도 나타나게 된다.

2. 알코올 중독의 원인

알코올 남용과 의존은 다른 정신질환과 마찬가지로 한 가지 원인으로 설명할 수 없다. 심리·사회적, 유전적, 행동적 요소가 복합적으로 작용한다. 각 요소의 중요도도 개인마다 차이가 있다. 알코올 관련 장애는 유전적인 요소가 많이 관여하는 것으로 알려졌으며, 알코올 관련 장애 환자의 일차 친척은 일반인보다 3~4배 알코올 중독에 잘 걸리는 것으로 알려졌다. 대략 유전학적인 요인이 알코올 중독 발생 위험도의 60% 정도를 차지하고, 환경적인 요인이 40% 정도로 생각된다. 이 밖에도 도파민, 오피오이드, GABA라는 신경전달물질이 알코올 중독 발생과 관련이 있다고 알려져 있다. 정신분석학적 원인으로는 과도하게 처벌적인 초자아와 구강기 고착이 있을 수 있으며, 이와 같은 무의식적인 갈등을 없애기 위해 알코올을 사용한다고 한다.

알코올 중독의 주원인은 다음과 같다.

- 흔히 천성적으로 소심하고 겁이 많거나, 성질이 급하거나, 경쟁심이 강한 성격적인 요인
- 추운 지역, 술을 즐기는 가정환경과 유흥가 밀집지 등 술에 노출이 잘되는 곳에 사는 지역적인 요인
- 술을 잘 권하는 회사나 대학교, 스트레스를 유발하는 환경에 있는 환경적인 요인
- 담배와 마약과 같은 중독 물질에 빠져 사는 화학적인 요인
- 불면증과 우울증, 조울증과 조현병(정신분열병), 치매와 같은 정신질환을

가지고 있는 정신적 요인

- 통증을 수반하는 정신적·신체적 증상이 있는 신체적 요인

참고자료 9-1 임신 안 했는데…알코올 중독女, 배부른 상태가 '경악'

알코올 중독 때문에 임신하지 않았는데 임신부처럼 배가 부른 30대 여성이 화제다. 10월 21일(현지시각) 영국 데일리메일 등은 수년간 술집에서 일하며 매일같이 와인 3병 정도를 마셔 간이 망가진 조(35)라는 이름의 여성을 소개했다.

이 여성은 마치 임신부처럼 배가 나온 모습으로 3주에 한 번씩 지역 대학 병원을 찾는다. 간경변증으로 임신부처럼 커진 배에 주사를 꽂아 복수를 빼내야 하기 때문이다. 조는 배에 주사바늘과 도뇨관을 꽂고 보통 약 8시간 동안 12L의 복수를 빼내며 많이 빼낼 때는 23L 정도를 빼내 체중이 20kg 줄기도 한다. 조는 이제 술을 끊었지만 매일 공공장소에서 사람들에게 출산 예정일이 언제냐는 질문을 받는 등 큰 고통을 받고 있는 것으로 알려졌다.

출처: 세계일보(2013. 10. 22), 이소라 기자.

3. 알코올의 효과

알코올은 위장 내에 음식이 남아 있는지, 또는 알코올의 도수, 음주 속도, 음주자의 경험·동기·기분의 영향을 받아 효과를 발휘한다. 따라서 개인마다 상황마다 다르다. 알코올의 주된 효과는 '다 괜찮을 거야!'하는 식이다. 즉, 자신의 문제를 별문제가 아닌 것처럼 보는 낙천성과 자기존중감을 일시적으로 고양하는 것이다.

1) 생리적 효과

알코올은 삼키자마자 입과 식도에 있는 모세혈관을 통해 곧바로 혈류로 흡수된

다. 마신 알코올의 20%는 위벽을 통해, 나머지는 작은창자를 통해 혈류로 흡수되므로, 식도로 섭취하는 음식물 중 유일하게 소화가 필요 없는 물질이다. 혈류는 간·심장·대뇌를 포함해서 신체 전체에 알코올을 전달하며, 마신 후 2분이면 혈류에서 검출될 정도로 빠르게 운반된다. 혈류로 들어간 알코올은 간에서 해독되는데, 간은 100도(50%의 알코올)의 증류주를 1시간에 1온스(약 28.35g) 정도 분해한다.

알코올은 중추신경계 제지제로서, 적은 양을 마셨을 때 기분이 느슨해지고 이완되는 반면, 많이 마시면 중추신경계 활동이 점진적으로 감소되어 집중력·운동통제력이 상실되고, 나중에는 기분변화와 함께 기억상실까지 일어난다. 알코올에는 여러 부작용이 있으며, 두통·구토·갈증과 같은 증후는 가벼운 부작용이며, 만성적이고 과도한 알코올 섭취는 심각한 부작용을 초래한다. 만성 알코올 중독은 영양실조와 비타민(특히 디아민, 즉 비타민 B1)의 결핍을 일으켜, 전두엽에 있는 신경원에 손상을 입힌다. 알코올 중독자의 약 10%가 베르니크 코르사코(wernick-korsakoff) 증후를 보이는데, 다소 영구적인 기억상실, 보행 장애, 시신경마비, 학습기능 장애, 정신착란, 환각 등을 경험한다.

2) 심리적 효과

사회적 음주는 스트레스를 감소시키고, 긍정적 정서를 증가시키며, 노년의 정신의학적 문제를 개선해 주므로, 중추신경계 제지제이다. 소량 마시면 행동을 자극하는 효과를 준다. 그러나 알코올의 양이 증가할수록 행동적 문제가 발생되는데, 의심과 난폭성을 증가시키고, 운동 협응·균형·언어·시각의 손상을 일으킨다. 혈중 알코올 농도(Blood Alcohol Content: BAC)에 따른 행동변화는 〈표 9-1〉과 같다.

〈표 9-1〉 혈중 알코올 농도(BAC)에 따른 행동변화

BAC(%)	행 동
0.02	기분은 고양되지만 행동변화는 없다.
0.04	이완되는 것을 많이 느끼고, 근육의 협응이 약간 감소하지만 취한 것은 아니다.
0.06	판단능력이 손상되기 시작하고, 점점 시끄럽고 떠들썩해지며, 말의 발음이 분명하지 않아진다.
0.08	80kg의 남자가 1시간에 네 잔의 위스키를 마셨을 때다. 여러 장소에서 취했다는 것이 인정되고, 균형·시각·청각이 약간 손상되며, 말이 많아지고 근육 협응과 운전기술이 영향을 받는다.
0.10	모든 장소에서 취했다는 것이 인정되며, 정신적 능력과 판단력이 손상된다. 알코올이 체내에서 제거되려면 5시간이 필요하다.
0.12	80kg의 남자가 1시간에 여섯 캔의 맥주를 마셨을 때다. 판단력이 심각한 손상이 나타나고, 구토가 일어난다.
0.14	비틀거리고 발음이 매우 분명하지 않으며, 시각이 희미해진다.
0.16	80kg의 남자가 1시간에 위스키 여덟 잔을 마셨을 때다. 알코올이 체내에서 제거되려면 8시간이 필요하기 때문에 곧바로 자야 한다.
0.20	매우 혼란되어 있고 움직이려면 남의 도움이 필요하다.
0.30	80kg의 남자가 1시간에 열여섯 잔의 위스키를 마셨을 때로, 판단력과 협응력이 사라지고 감각과 의식을 잃는다.
0.40	80kg의 남자가 1시간에 스무 잔의 위스키를 마셨을 때로, 의식을 잃고 혼수상태에 빠지며, 생명이 위험한 정도다.
0.40~0.50	일반적으로 혼수상태에 빠진다.
0.60~0.70	사망한다.

출처: Williams & Knight(1994), Healthy for Life, 김희경 외(2011), 정신건강론, p. 178 재인용.

3) 알코올로 말미암은 신체적 변화

(1) 청각

알코올은 소리의 방향을 판단하고 소리를 변별하는 능력을 손상시킨다.

(2) 미각과 후각

처음에는 미각과 후각을 자극하지만, 나중에는 음식에 대한 흥미를 감소시킨다.

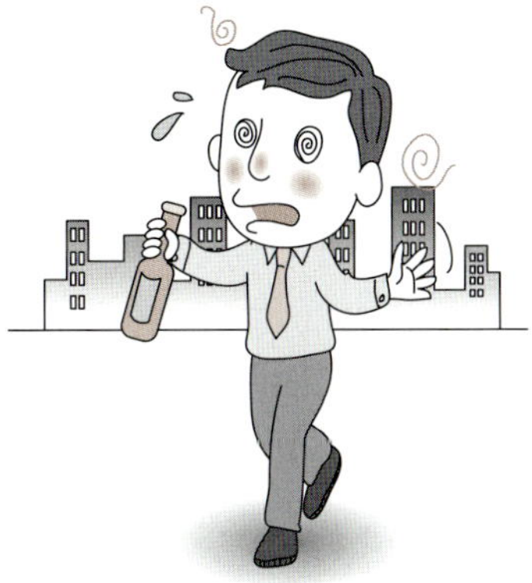

(3) 시간과 공간지각

알코올은 시간과 공간지각을 왜곡시킨다.

(4) 체온·촉감·동통

알코올은 부분적으로 피부혈관을 확장시켜, 음주자는 덥다고 느껴도 실제로는 체온이 떨어져 있다.

(5) 시각

알코올은 시각장을 좁혀 '터널 시각'을 만들어 다가오는 자동차를 보지 못하게 하고, 눈을 침침하게 한다. 시각의 예민성을 떨어뜨려 신호등의 붉은색을 빨리 지각하지 못하게 한다.

(6) 운동기술과 판단력

알코올은 근육통제와 반응시간을 느리게 하고, 시각 - 운동 협응능력을 방해한다. 또한, 적개심·공격·폭력을 통제하지 못해서 만취는 많은 살인 및 폭력사건의 원인이 되기도 한다.

(7) 성행동

알코올은 성적 욕망을 촉발하지만, 성적 수행은 어렵게 한다. 특히, 남자의 경우에 술을 마시면 성에 대한 관심은 증가하지만, 발기에 도달하거나 발기를 유지하는 능력은 감소한다.

(8) 창의적 활동

알코올은 개인을 어떠한 제지로부터 해방하기는 하지만, 풍부한 상상력과 생산적인 예술작품을 창조하는 작업으로는 이끌지 못한다.

(9) 수면

알코올은 쉽게 잠들게 하지만, 이것은 신체 회복적인 수면이 아닌데, 알코올이 정상적인 수면리듬을 방해하기 때문이다.

(10) 일시적인 기억과 의식상실

'일과성 기억상실(black out)'은 알코올 때문에 단기기억에서 장기기억으로 정보를 전달하는 능력을 방해받아서, 전날 기억상실이 일어나지 않았는데도 아침에 술이 깨면 어제 저녁에 일어난 일을 회상할 수가 없게 된다. 또한, 알코올은 새로운 경험을 뇌리에 새기는 능력인 기명력(記銘力)에 장애를 일으켜, 만취한 사람은 같은 말을 반복하고 질문하게 된다.

4. 중독과 유전성

과거에는 알코올 중독을 의지력의 부족이나 성격적 유약함으로 설명하려고 했으나, 최근에는 생물·심리·사회적으로 설명하고 있다. 유전이 알코올 중독이 되게 하는 요인으로 작용하고 있는데, 슈키트(Schuckit, 1987)에 의하면, 알코올 중독자의 자녀들은 알코올 중독이 될 위험성이 4배나 높고, 알코올 중독인 친부모에게서 태어나서 알코올 중독이 아닌 양부모에게 입양된 아이들은 나중에 알코올 관련 문제를 더 많이 갖게 된다고 한다. 또한, 알코올 의존에 소인이 되는 성격이 '반사회적 성격'인데, 이것은 알코올 중독뿐만이 아니라 다른 물질 중독의 공통적인 성격 특성으로 알려져 있다(김희경 외, 2011 재인용).

5. 알코올 중독의 진단

알코올 중독의 진단기준은 다음과 같다. 아래 진단기준 중에서 3가지 이상을 1년 이상 지속할 때 알코올 중독으로 진단할 수 있다.

- 알코올에 대한 내성이 생긴다(내성이란 같은 정도로 취하기 위해 전보다 많은 양의 술이 필요하고, 전과 비슷한 양의 술을 먹으면 전처럼 취하지 않는 것을 말한다).
- 알코올에 대한 금단현상이 있다(금단이란 장기간 많은 양의 술을 섭취하다가 갑자기 술을 끊었을 때 불안, 불면, 식은땀 등의 증상이 생기고, 이때 다시 술을 먹으면 증상이 사라지는 것을 말한다).
- 원래 마음먹었던 것보다 더 많이, 더 오래 술을 먹게 된다.
- 술을 끊고 싶어 하고 끊으려고 노력도 하지만 이에 성공하지 못한다.
- 술 때문에 중요한 사회적, 직업적 활동을 제대로 못 하거나, 재충전을 위한 활동을 포기하게 된다.
- 술 때문에 생겼거나 악화할 수 있는 병이 있는데도 계속 술을 먹는다.
- 술을 구하고 먹고 깨는 데 많은 시간을 소모한다.

6. 알코올 중독의 치료

알코올 중독은 치료적 개입이 없이 방치할 때 알코올로 인한 신체적 합병증 및 알코올성 치매 등의 정신질환을 유발하여 결국은 죽음에 이르게 하는 치명적인 질병이다. 그뿐만 아니라 환자의 술 문제로 인해서 가족기능의 손상을 가져오는 가족병으로 확대된다. 따라서 반드시 치료적 개입이 필요하다.

치료의 방법은 다음과 같은 다각적 중재 전략이 필요하다.

- 해독과 금단증상을 제거하고 충분한 식사, 다량의 비타민, 항불안제 대치 요법을 시행한다.
- 알코올에 의해 야기된 신체 증상과 내과적 질환의 교정이 함께 이루어진다(예: 알코올성 간염, 간경화).
- 알코올 섭취에 대한 인지적 왜곡의 교정과 기존 정신질환 치료가 병행되어야 한다.
- 약물치료: 아편양제제 길항제인 날트렉손(naltrexone)과 아캄프로세이트(acamprosate)가 사용되고 있으며, 재발 가능성을 줄인다고 알려져 있다.
- 가족치료: 가족들은 알코올로 인한 문제들에서 환자를 보호하지 말도록 배워야 한다.
- 입원치료: 심한 내과적, 정신과적 문제가 함께 있는 경우, 적절한 외래 치료 그룹이나 시설의 부재, 외래치료에서 실패한 병력이 있는 경우 입원을 고려해야 한다.

제2절 인터넷 중독

1. 인터넷 중독의 개념

인터넷 중독이란 인터넷이 급속도로 보급되면서 생겨난 대표적인 역기능 중 하나로, 정상적으로 인터넷을 사용하지 못하고 병적으로 인터넷을 사용하는 현상을 뜻한다. 즉, 인터넷 과다사용과 인터넷에서 이루어지는 활동에 대한 집착 및 의존성과 같은 병리적이고 강압적인 인터넷 사용을 의미한다.

인터넷 중독이라는 개념을 처음 사용한 골드버그(Goldberg)는 직업적·학업적·사회적·재정적·심리적 기능의 감소를 일으킬 때, 인터넷 이용을 병리적이라고 하였다. 인터넷 중독에 대한 연구는 1996년 미국 피츠버그(Pittsburgh) 대학 교수인 영(Young)에 의해 본격적으로 연구되기 시작하였다. 그는 인터넷 중독을 인터넷 이용자가 약물, 알코올, 도박 등에 중독되는 것과 비슷한 방식으로 인터넷에 중독되는 심리적 장애라고 보았다(이영실 외, 2011). 한국정보화진흥원(http://www.iapc.or.kr)에서는 인터넷 중독을 인터넷 사용에 대한 금단과 내성을 지니고 있으며, 이로 말미암아 일상생활의 장애가 유발되는 상태라 하였다.

이처럼 인터넷 중독은 인터넷 사용이 지나쳐서 이용자의 일상생활에 심각한 신체적·정신적·경제적·직업적·사회 적응적 기능손상을 초래하는 상태로서, 아직은 학술적 정의가 명확하게 정립된 상황은 아니다. 그래서 인터넷 중독을 사이버 중독, 인터넷 과다사용, 인터넷 과몰입, 인터넷 증후군 등으로 지칭하기도 한다. 그러나 현재, 인터넷 중독은 정신과 진단체계 내의 한 장애로 정식으로 인정받고 있지는 못하며, 하나의 질환으로 인정할 것인지, 혹은 충동조절장애, 강박장애, 우울증의 한 증상으로 볼 것인지에 대한 논란이 계속되고 있다(이영실 외, 2011).

2. 인터넷 중독의 진단과 유형

1) 인터넷 중독의 진단

인터넷 중독을 진단하는 것에 대한 연구는 주로 DSM-IV의 기준을 참고하고 있다. 인터넷 중독에 대한 구체적인 진단기준의 소개는 영(1996)이 DSM-IV의 '병적 도박' 진단기준을 원용하여 인터넷에 대한 강박적인 사고, 내성과 금단, 의도한 것 이상의 과도한 인터넷 사용, 지속적인 욕구, 다른 활동에서의 흥미 감소, 과도한 인터넷 사용으로 말미암은 부정적인 결과에 대한 무시 등을 제시한 것이다.

영은 의존성, 내성, 심리적·신체적 금단 증상을 그 요건으로 하는 한편, 인터넷 중독 여부를 평가하는 데 있어 인터넷 이용시간은 결정적인 요인이 아니라고 하였다. 그는 중독 여부에 대하여 가족관계, 대인관계, 직장과 가족생활 등에 어떠한 문제를 발생하였는가를 평가하는 것이 더 중요하다고 주장하였다.

우리나라에서는 인터넷 중독이 정보화의 역기능으로 부상함에 따라 2002년 세계 최초로 국가 주도로 한국정보화진흥원(구, 한국정보문화진흥원)에 '인터넷 중독대응센터'를 설립하였다. 한국정보화진흥원에서는 인터넷 중독 진단척도(유아동, 청소년, 성인 대상)를 만들어 사용하고 있다. 이 척도는 일반 사용자군, 잠재적 위험 사용자군, 고위험 사용자군 등 세 가지로 구분하여 진단한다.

2) 인터넷 중독의 유형

인터넷 중독의 유형은 학자에 따라 약간씩 차이가 있으나, 여기서는 게임 중독, 채팅 중독, 음란물 중독, 정보검색 중독, 기타 인터넷 도박·주식·쇼핑 중독으로 나누어 살펴본다.

(1) 게임 중독

게임은 백해무익(百害無益)인가? 아니다. 게임은 스트레스를 없애 주고, 친목을 도모하는 등의 유익한 면이 있다. 하지만 지나친 게임은 중독증을 유발하는 심각한 부작용을 가져온다. 게임 중독이란 인터넷상의 게임에 과도하게 몰두하여 학업, 직장, 가정, 대인관계에 부정적인 영향을 지속해서 받는 상태를 말한다. 이러한 부정적 영향은 여성보다는 남성에게, 청소년보다는 아동에게 더 많이 나타나며, 게임의 경쟁적(인간 대 인간)이고, 성취 지향적(레벨 업)인 면이 주원인이 되고 있다.

게이머들은 전략을 세워 레벨을 높이는 과정에서 현실에서는 충족시키지 못했던 성취감과 만족감을 얻게 되고, 이를 통해 대리만족을 경험한다. 이처럼 반복되는 가상공간에서의 만족경험은 게이머들을 점점 게임 중독으로 이끄는 원인이 되고, 심각할 때는 현실과 가상공간을 구분하지 못하는 지경에까지 이르게 한다. 그리하여 온라인과 오프라인 공간에서의 불법적 아이템 거래, 현피(현실에서의 폭력적 만남) 등의 심각한 사회적 문제로 연결되기도 한다.

(2) 음란물 중독

음란물 중독은 인터넷을 통해 음란물 사진, 만화, 동영상, 소설 등을 보거나 음란 채팅 혹은 자신의 신체를 노출하는 동영상 채팅 등의 형태에 과도하게 몰두하여 성적인 욕구를 충족시키는 성도착적 행동을 말한다. 이처럼 지속해서 음란물에 몰두하게 되면 잘못된 성 의식과 성 가치관을 갖게 되고, 인터넷에서 본 비현실적인 내용을 현실 속에서 실현하려고 함으로써 성범죄를 일으키게 되는 원인이 되기도 한다. 이러한 음란물 중독은 특히 청소년들에게서 많이 나타난다. 왜 그럴까? 청소년기는 성에 대한 호기심이 왕성한 시기이기 때문이다. 따라서 음란물 중독에 대한 치료와 예방은 일반적 중독에 대한 치료와는 달리 성 교육과 성상담의 개입이 함께 이루어져야 한다.

(3) 채팅 중독

채팅 중독이란 과도하게 채팅방, 메신저 사용에 몰입하여 지속해서 일상생활에 심각한 사회적, 정신적, 육체적 지장을 받는 상태이며, 인터넷을 통해 다른 사람과 대화를 나눔으로써 친밀감을 쌓고 관계 형성의 욕구를 충족시키기 위해 채팅에 몰두하는 것을 말한다. 즉, 정보이용자가 대화방, 머드게임, 동호회 등의 순서로 인터넷을 과도하게 즐겨, 전자우편이나 정보검색을 즐겨 이용하는 일반인과 달리 현실도피의 수단으로 사이버 공간에 빠져드는 것을 말한다.

채팅 중독은 남성보다는 여성에게서 더 많이 나타난다. 채팅사용자들은 인터넷 채팅을 통해 현실에서는 나타내지 못하는 자신이 원하는 모습을 아무런 제한 없이 표현할 수 있고, 현실에서는 받지 못했던 사람들의 관심을 마음껏 받을 수 있다. 이처럼 현실에 대한 대리만족적인 특성은 채팅사용자로 하여금 지속해서 채팅을 하게 만드는 원인이 된다. 한편, 이러한 온라인상의 만남은 종종 오프라인상의 만남으로 연결되기도 한다. 그리하여 원조교제, 불법적 성매매 등 은밀한 방법으로 이용되어 심각한 사회문제가 되기도 한다.

(4) 서핑 중독

서핑 중독(정보검색 중독, IT 의존증)은 특별한 목적 없이 여러 사이트를 돌아다니며, 다양한 내용의 웹서핑을 하거나 한 가지 관심사만의 웹서핑을 하는 데 몰두하는 행동을 말한다. 많은 서핑 중독자는 단순히 정보를 모아 인터넷을 건강하게 사용하는데, 왜 이것이 중독이냐며 자신의 상태를 부정하기도 한다. 하지만 과제나 업무, 일과 학습 등과 관련되어 특정한 목적을 가지고 정보검색을 하는 것을 제외하고 단순히 관심 있는 것에 대한 정보수집을 하느라 시간 통제가 안 되고 할 일을 미루거나 못할 정도로 과도하게 몰두한다면 서핑 중독이라 볼 수 있다.

(5) 기타 인터넷 도박·주식·쇼핑 중독

❶ 인터넷 도박 중독

온라인 공간에 개장된 가상의 카지노, 경마장 등을 통하여 도박행위를 하는 것으로, 실제 금전으로 충전하게 되는 사이버 머니를 통하여 배팅을 한다. 이 같은 형태는 주로 사이버 머니를 실제 금전으로 환전해 줄 수 있는 시스템이 갖추어진 성인 PC방을 통해서 행해지게 된다.

❷ 인터넷 주식 중독

인터넷을 통하여 주로 단타매매 위주의 주식거래를 행하는 것으로, 하루의 대부분 시간을 컴퓨터 앞에서 주식 변동 상태만을 바라보며, 주식 매매를 반복하게 됨으로써 사회적, 직업적 활동에 심각한 영향을 받는 상태를 말한다.

❸ 인터넷 쇼핑 중독

하루의 대부분 시간을 컴퓨터 앞에서 쇼핑으로 시간을 보내는 것으로, 계속되는 물품구매 충동을 이겨내지 못하여 금전적 여유의 한계를 넘어서는 수준으로까지 쇼핑을 반복하는 형태를 말한다. 이들의 특징은 둘러보고, 충동받고, 사고, 후회하기를 반복한다.

3) 인터넷 중독의 특성

(1) 정서적 특성

❶ 우울

인터넷 중독 관련 연구에서 가장 높은 관련이 있는 것이 우울인데, 중독자들이 현실의 대인관계 불만족, 소속감 부재로 기인한 높은 우울 성향을 나타내고 있다. 인터넷을 과도하게 사용한 결과로 우울한 상황에 처하게 되는 사례도 있고, 반대로 현실에서 우울한 자가 인터넷을 과도하게 사용하는 사례도 있다.

❷ 충동성

청소년은 아직 자기 조절력이 발달하지 않은 시기이기 때문에 인터넷 중독으로 자기 통제력이 저하되고 위험이나 불이익을 예측하지만, 이를 중단하거나 조절하지 못하는 충동적인 특징이 있다.

❸ 사회불안

높은 사회불안으로 현실세계에서 사람들을 대하기 어려워하며, 사람들의 주목을 받을 때 불안이나 신경증, 평가에 대한 지나친 두려움과 걱정 등의 불안반응을 나타낸다. 이러한 불안을 없애기 위한 수단으로 인터넷을 이용할 때 심각한 중독에 빠질 수가 있다.

(2) 인지적 특성

인터넷 과다사용자들은 과잉일반화, 이분법적 사고, 부정적 사건의 극대화, 선택적 추상 등과 같은 왜곡의 경향이 있다. 특히 왜곡된 사고에서 기인한 불편한 감정을 피하기 위해 가상공간에서 자신감과 긍정적인 평가를 얻으려고 한다.

(3) 대인관계 능력

현실생활에서 자아존중감이 낮아 대인관계에 불만족할 때 낮은 자존감을 회복하기 위해 가상공간에서 익명성이란 특징 아래 대인관계에서의 보상을 받으려고 하며, 그로 말미암아 인터넷에 더욱 탐닉하게 된다.

(4) 문제해결 능력

인터넷 중독자들은 비중독자보다 스트레스 대처 능력, 특히 문제 중심적 대처 능력이 떨어지며, 문제해결에 대한 부정적인 자기평가와 문제해결 상황에서의 부정적인 감정과 문제해결 유능성이 매우 부족하다. 그리하여 문제 상황에 대해 수동적인 대처를 많이 사용한다.

4) 인터넷 중독의 원인

인터넷은 사람이 가질 수 있는 관계의 폭을 넓혀 주고, 다양한 관계를 가능하게 한다. 이런 관계를 통해 과각성(過覺醒) 효과를 일으킨다. 사회적으로 억압되고 관계의 폭이 좁은 사람들이 인터넷을 통해 관계를 유지하고 과각성된 상태로 지낼 수 있게 되는 것이다. 아울러 인터넷은 자기 자신에 대한 자각과 다른 사람에 대한 지각을 극대화하는 요소가 있는데, 이를 통해 자기와 다른 사람의 관계가 이전보다 잘 유지되고 있는 것으로 믿게 한다. 이런 과각성 상태의 추구가 인터넷 중독의 원인이 된다.

(1) 개인적 요인

❶ 낮은 자아존중감

자아존중감은 자기 자신에 대한 가치의 판단으로서 개인의 심리·사회적인 문제를 가장 많이 설명하는 요인이다. 아동기와 청소년기의 높은 자아존중감은 높은 적응력을 의미하며, 정체감 형성과 건전한 발달을 지향하고, 인간관계를 만족스럽고 조화롭게 유지해 나간다. 따라서 자아존중이 낮을수록 인터넷 중독 가능성은 그만큼 높아진다.

❷ 대인관계의 어려움

대인관계에서 지지적 경험이 부족한 사람은 인터넷 중독의 가능성이 높다. 현실 세계에서의 우울증, 대인관계가 부족한 외톨이, 자신을 부정적으로 평가하는 사람, 의사소통의 비효율성을 가진 사람 등은 인터넷 중독에 빠져들기 쉽다.

❸ 충동적이거나 공격적인 성격

충동성은 청소년의 문제 행동이나 부적응 문제에서 높은 설명력을 가지는 특성이다. 충동적이거나 공격적인 성격을 가진 사람은 그렇지 않은 사람과 비교할 때, 인터넷 중독이 더 많이 나타난다.

(2) 가족적 요인

❶ 가족 간의 불충분한 대화

맞벌이 부부의 증가에 따라 청소년들은 가족과 함께 있는 시간보다 또래와 어울리거나 집에서 혼자 있는 시간이 많아졌다. 따라서 가족 간의 대화가 충분히 이루어지지 못하고, 가정에서 개인주의가 더욱 확산되는 결과를 가져왔다. 혼자서 보내는 시간이 많고, 가족 간의 대화가 부족한 가정의 청소년은 그만큼 인터넷 중독이 빠지기 쉬울 수밖에 없다.

❷ 부모의 인터넷 사용 능력과 감독

부모의 인터넷 사용 능력과 자녀의 인터넷 중독이 상관관계가 있을까? 그렇다. 부모가 인터넷을 어느 정도 사용할 줄 알면, 자녀가 어떤 사이트에 접속했는지를 쉽게 알 수 있기 때문이다. 부모의 감독은 청소년 문제 행동에 높은 설명력을 갖기 때문에 부모의 관심은 자녀의 인터넷 중독 가능성을 통제한다.

(3) 사회적 요인

❶ 친구지향

청소년의 생활환경에서 친구관계가 차지하는 비중은 대단히 높다. 따라서 그들의 생활환경에 인터넷 비중이 상당히 크다. 인터넷을 과다하게 사용하는 것을 부정적으로 생각하지 않는 친구와 가까울수록 인터넷 중독에 빠질 가능성이 높다.

❷ 학교만족

사회화 초기에는 부모가 가장 의미 있는 사람이지만, 성장하여 더 넓은 사회집단과 접촉하면서 의미 있는 사람의 범주가 또래, 학교의 교사, 이성친구 등으로 확장된다. 따라서 학교에 대한 만족도는 청소년기의 사회 심리적 발달과 자아발달에 큰 영향을 미친다.

❸ 또래의 압력

또래는 청소년이 그 집단의 가치와 규범을 따르려 한다는 의미에서 규범적 준거집단의 기능을 가지기도 하지만, 비교를 위한 준거집단의 기능도 가진다. 따라서 또래로부터 무언가를 함께하도록 묵시적으로 강요당하는 분위기를 뜻하는 또래의 압력이 많을수록 인터넷 중독의 위험도 크다. 즉, 청소년은 자기 자신과 비슷한 또래의 독특성에 견주어 봄으로써 사회 심리적인 지지를 받고자 하므로 준거집단으로서의 또래를 중요하게 생각한다. 그리하여 또래로부터의 압력을 무시할 수 없게 된다.

❹ 문화시설이나 놀이 공간

발달기의 청소년은 다양한 욕구를 가지고 있지만, 그러한 욕구를 더 건전하고 긍정적으로 해결할 수 있는 사회 문화적 시설이 부족한 현실은 그들을 인터넷 중독으로 이끈다.

(4) 인터넷 자체의 속성적 요인

인터넷이 제공하는 강화(쾌락)는 개인으로 하여금 중독되도록 만든다. 인터넷은 독특한 대인관계, 의사소통, 가상세계에서의 잠복성, 성적인 만족, 새로운 인격 창출, 숨은 성격의 발현, 강한 친밀감 형성, 익명성, 즉각적 만족, 광대한 정보 제공을 통한 자아팽창감 등을 준다. 이처럼 인터넷은 청소년에게 끊임없이 재미와 호기심을 준다.

5) 인터넷 중독의 예방

2000년 이후 인터넷 중독이 청소년의 주요 문제 가운데 하나로 급속하게 드러났다. 그리하여 보건복지부, 교육부, 문화체육관광부, 미래창조과학부 등 관련 부처에서는 독자적으로 인터넷 중독의 예방과 해소정책을 추진해 왔다. 하지만 이에 따른 정책을 각기 개별적·경쟁적으로 추진함에 따른 중복과 연계 미흡이 지적되어 왔다. 이러한 문제 인식에 따라 관련 부처는 인터넷 중독 예방 관련 정책 공조를 위한 다양한 노력을 하고 있다.

청소년을 위한 인터넷 중독의 예방 지침은 다음과 같다.

- 컴퓨터는 통제나 감시가 가능한 거실에 둔다.
- 혼자서 인터넷이나 게임을 즐길 수 있는 스마트폰, 게임기는 사 주지 않는다.
- 인터넷, 게임 외에 여가활동, 운동에 관심을 가지도록 어릴 때부터 훈련시킨다.

- 학교 성적에 과도한 스트레스를 주지 않는다.
- 게임중독에 빠진 친구를 사귀지 않도록 한다.
- 방문을 잠그고 생활하거나 학교 성적이 갑자기 떨어지면 게임 중독을 의심한다.
- 내성적인 성격이 아닌 활동성이 강한 자녀로 키운다.
- 자녀들이 즐기는 게임에 대해 안다.
- 폭력성이 강하거나 중독성이 강한 게임은 못하도록 한다.
- 중독이 의심되면 자녀와 다투거나 컴퓨터를 없애는 등 과격한 방법으로 해결하려 하지 않고, 즉각 전문가와 상담한다.

3. 인터넷 중독보다 심각한 스마트폰 중독

전 연령대에 걸쳐 스마트폰 중독률이 인터넷 중독률보다 높은 것으로 조사됐다. 미래창조과학부와 한국정보화진흥원은 '2012년 인터넷 중독 실태조사'를 발표했다. 이번 조사는 만 5세 이상 49세 이하 인터넷 이용자 1만 5,000명을 대상으로 시행됐다(아이뉴스24, 2013. 6. 13).

조사 결과를 자세히 살펴보면, 우선 인터넷 중독률은 전체 7.2%, 스마트폰 중독률은 11.1%로 나타났다. 인터넷 중독률은 10대가 10.7%. 20대가 9%, 30대가 5.2%, 40대가 4%로 조사됐다. 스마트폰 중독률은 10대가 18.4%, 20대가 13.6%, 30대가 8.1%, 40대가 4.2%로 집계됐다. 여기서 인터넷 중독은 유·무선 인터넷을 많이 사용해 일상생활에 장애가 있는 상태를, 스마트폰 중독은 스마트폰을 많이 사용해 일상생활에 장애가 있는 상태를 의미한다.

미래창조과학부 측은 "전 연령대에 걸쳐 스마트폰 중독률이 인터넷 중독률보다 높았다."라며 "중독에 대한 심각성 인지도는 스마트폰 중독(69.1%)이 인터넷 중독(79.1%)보다 낮았다."라고 분석했다. 인터넷 중독자와 스마트폰 중독자는 주로 게임을 하기 위해 인터넷을 하거나 스마트폰을 사용하는 것으로 조사됐다. 인터넷 중독자의 61.3%가 게임을 하기 위해 인터넷을 이용하는 것으로 나타났으며 스마트폰 중독자의 44.6%도 온라인 게임을 하기 위해 스마트폰을 이용한다고 답했다.

인터넷 중독률은 연령별로 봤을 때 유아와 아동(5~9세) 7.3%, 청소년(10~19세) 10.7%, 성인(20~49세) 6.0%로 청소년 중독률이 가장 심각했다. 유아와 아동 인터넷 이용의 주된 목적은 온라인 게임(70.9%)이다. 전체적으로 인터넷 이용자들의 1일 평균 인터넷 이용시간은 2.2시간인데 반해 중독자들의 이용시간은 2.6시간, 이 중 고위험군은 3.2시간으로 나타났다. 보통은 메신저 이용(49.2%)을 주목적으로 사용하였으나, 인터넷 중독자는 온라인 게임(61.3%)을 주목적으로 사용하는 것으로 나타났다.

월평균 가구소득별로는 400만 원대 구간(7.6%)과 300만 원대 구간(7.5%)의 인터넷 중독률이 가장 높게 나타났다. 500만 원 이상 구간의 경우 부모의 중독률은 높지 않았지만, 청소년 인터넷 중독률(13.6%)은 다른 소득 구간과 비교할 때 제일 높았다.

스마트폰 이용의 경우 보통은 1일 평균 4시간을 사용했지만, 스마트폰 중독자는 7.3시간을 사용했다. 전체적으로 스마트폰 이용의 주목적은 모바일 메신저 사용(67.5%)으로 나타났고, 스마트폰 중독자는 온라인 게임을 주목적(44.6%)으로 이용하는 것으로 조사됐다.

제3절 쇼핑 중독

1. 쇼핑 중독의 개념

쇼핑 중독이란 필요하지 않은 물건을 과도하게 즐겨 자기가 무엇을 샀는지 정확히 기억하지 못하기도 하며, 쇼핑을 하지 못하면 불안, 두통, 우울증, 소화불량 등의 여러 증상으로 심리적·육체적 부작용이 일어나는 상태를 말한다.

2. 쇼핑 중독의 특징

쇼핑 중독으로 볼 수 있는 몇 가지 특징적 징후는 다음과 같다: ① 스스로 제어할 수 없을 정도로 쇼핑과 관련된 생각에 집착해 일상생활에 지장을 받는다. ② 지불능력이 없다는 걸 알면서도 계속 물건을 구입한다. ③ 구매하고자 하는 충동이나 집착으로 고민하고, 경제적 고통을 느낀다.

한편, 우울증 환자는 기분이 고조되거나 우울한 상태를 주기적으로 반복하는 것으로서, 조증 시기에 쇼핑 중독에 걸린 사람처럼 물건을 많이 구입하는 경향이 있을 수 있다. 그러나 이것은 일시적 현상으로 쇼핑 중독과 비교할 때 그 원인과 과정에서 많은 차이가 있다.

3. 쇼핑 중독의 원인

쇼핑 중독에 걸린 사람은 가정과 직장에서 직면하는 여러 문제로 말미암아 스트레스를 해소하려는 일종의 보상심리가 작용할 때 물건을 사들인다. 쇼핑을 통해 내부의 허무감, 갈등 등을 외부에서 해결하려고 하는 경향을 보인다.

여성들이 쇼핑 중독에 더 빠지기 쉬운 이유는 가족을 위한 물품구입이 주부의 몫이기도 하지만, 직장여성과 비교할 때 집안에서 살림만 하는 주부가 우울증에 걸릴 확률이 높기 때문이다. 여성은 평생 우울증에 걸릴 확률이 10~25%로 남자보다 배 이상 많으며, 우울증이 있을 때 더 쉽게 쇼핑 중독에 빠져든다. 이런 증상을 방치하면, 15% 가량이 자살을 시도하기도 한다.

참고자료 11-1 쇼핑 중독, 스스로 치유 가능할까?

중독에는 두 종류가 있다. 쇼핑 중독, 운동 중독, 도박 등 행위적인 중독과 술, 담배 등의 물질 중독이 있다. 행위 중독은 노력에 의해 대부분 제어가 가능하다. 그러기 위해서는 먼저 자신의 상태를 자각하는 것이 필요하다. 이와 관련해 금융감독원에서 제시한 쇼핑 중독 테스트가 있는데 다음과 같다.

〈소비 바이러스 자가진단 테스트〉

1. 대화를 하다보면 사고 싶은 물건들 얘기를 자주하게 된다.
2. 식료품점에 갈 때 다시 쓸 수 있는 봉지를 가져간 적이 없다.
3. 신용카드를 4개 이상 가지고 있다.
4. 물보다 음료수를 더 많이 마신다.
5. 텔레비전 시청 시간이 하루 2시간이 넘는다.
6. 스트레스를 쇼핑으로 푼다.
7. 고장 나지 않은 휴대전화를 바꾼 적이 있다.
8. 고장 나지 않은 물건을 세일에 현혹되어 구입한 적이 있다.
9. 과시용으로 물건을 구입한 적이 있다.
10. 인터넷 쇼핑몰에 하루 3번 이상 방문한다.
11. 혼자서 한 주에 20리터 쓰레기 봉지를 하나 이상 채운다.

이 중 '예'가 2개 이하면 양호하다는 진단이다. 3~5개는 소비 바이러스 주의, 6~9개는 소비 바이러스 감염, 10~11개는 소비 중독으로 분류한다.

출처: 금융감독원(http://www.fss.or.kr).

4. 'Buy Nothing Day' 캠페인

아무 것도 사지 않는 날(Buy Nothing Day) 캠페인은 상품 생산에서 소비에 이르는 과정에서 발생하는 모든 환경오염과 자원고갈, 노동문제, 불공정 거래 등 물질문명의 폐단을 고발하고, 유행과 쇼핑에 중독된 현대인의 생활습관과 소비 행태의 반성을 촉구하는 캠페인이다.

이 캠페인은 1992년 캐나다에서 광고인 테드 데이브(Ted Dave)에 의해 처음 시작되었다. 그리고 이 행사는 해마다 11월 마지막 주에 열린다. 테드 데이브는 '자신이 만든 광고가 사람들로 하여금 끊임없이 무엇인가를 소비하게 만든다.'라는 문제의식을 갖고, 이 캠페인을 시작하여 과소비의 유혹에 맞서는 행동의 장을 마련하였다.

우리나라에서는 1999년부터 녹색연합이 주축이 되어 이 캠페인을 벌이고 있다. 이 캠페인이 열리는 날에는 다양한 나라와 도시에서 쇼핑하는 대중이 그들의 소비행위를 다시 한 번 생각하게 할 수 있도록 여러 종류의 집회와 거리공연, 퍼포먼스 등 다양한 행사를 펼친다.

신문 속에 광고전단지, 시선의 여러 곳마다 서 있는 광고판, 세일이면 어김없이 일어나는 백화점 주변의 교통체증 등, 현재 소비문화는 이제 통제가 불가능한 상태다. 심지어 물건을 구입하면서 스트레스를 풀고, 욕구를 해소한다는 쇼핑족이라는 단어가 등장할 정도이다. 또한, 상품을 생산하는 과정에서 수반되는 환경오염, 노동문제, 불공정한 거래는 물론 그렇게 만들어진 상품마저도 제 수명을 다하지 못하고 쓰레기로 버려지는 것이 오늘날 현실이다.

문화적 다양성과 정신건강

C/H/A/P/T/E/R **10**

• 학/습/목/표 •

- 다문화와 다문화사회의 개념을 이해한다.
- 결혼이주여성과 외국인 이주노동자의 정신건강을 이해한다.
- 북한이탈주민의 정신건강을 이해한다.
- 성 소수자의 역사와 인권, 정신건강을 이해한다.

제1절 다문화와 정신건강

1. 다문화와 다문화사회

1) 우리나라의 다문화주의와 다문화 정책

다문화를 기술적 개념에서 정의하면, 민족적·문화적 다양한 존재 자체를 의미한다. 이러한 측면에서는 민족국가 외부로부터의 이주 증가가 가장 중요한 계기가 되어 민족적·문화적 단일성에 대해 질문과 문제를 던지는 집단이 가시화되고, 이들의 권리와 사회통합 문제가 제기되는 데서 다문화에 대한 관심이 발전한다. 한편, 다문화를 이념적 지향으로서의 다문화주의로 보는 사회에서는 민족적·문화적 다양성을 사회를 이루는 기본적인 원리로 받아들이고, 이를 증진해 나가는 것이 사회 발전에 긍정적인 것으로 받아들인다. 나아가 특정 사회를 구성하는 집단들이 서로 다른 문화와 이를 기초로 한 정체성을 유지·발전시켜 가려는 움직임이 어느 정도 인정된다는 특징이 있다. 즉, 주류사회에 일방적으로 동화시키거나 배제하려는 정도의 공통적 경향을 발견할 수 있다(Kymlicka, 2004, 박주현·최덕경, 2011 재인용).

외국인 노동자와 국제결혼의 증가로 말미암은 사회 인구 구성의 변화 측면이 다문화사회로의 변화에 주요 요소로 작용하는 우리나라의 현 상황을 고려해 볼 때, 다문화의 이념적 지향으로서보다는 기술적 의미로 받아들이는 것이 현실적일 것이다. 그러나 다문화와 관련한 최근의 다양한 논의를 살펴보면, 다문화를 기술적 측면에서의 개념보다는 다문화주의의 개념으로 확대하여 인종적 다양성을 사회의 구성 원리로 인식하고 정책으로 구체화하려는 경향이 강하다. 다문화주의는 민주주의적 이상과 문화적 다원주의, 그리고 기회균등을 공통으로 전제하고 있고(Banks, 2007), 다양한 문화를 인정하고 존중하는 정신을 목표로 추구한다.

각 사회와 국가가 지닌 문화적 다양성을 수용하는 것이 민주주의를 위해 바람직할 뿐 아니라 문화 간 충돌의 해소와 사회통합의 전제이자 기본원리이다. 즉, 민족적·문화적 다양성의 존재를 넘어서 그들의 정체성을 유지·발전시켜 주는 측면으로 다문화의 개념을 확대해 나가고 있다. 이러한 경향은 우리 사회의 다문화적인 요인들, 즉 외국인노동자와 국제결혼의 증가 추세를 고려해 볼 때 바람직한 것으로 볼 수 있으며, 앞으로 본격화될 다문화사회를 준비해 나가는 차원에서도 중요하다.

다문화주의라는 용어는 캐나다, 호주 등을 중심으로 1970년대 처음 사용되었다. 초기에는 다수와 소수 인종, 민족 간의 문화 갈등 문제와 관련하여 사용되었으나 장애인, 소수자 집단의 문제까지 확대하여 사용되면서 다양한 의미로 쓰이게 되었다(김지현, 2008). 이상적인 차원에서 다문화주의는 다른 국적, 체류 자격, 인종, 문화적 배경, 성, 나이, 계층적 귀속감 등에 관계없이 모든 인간이 인간으로서의 보편적 권리를 누리고 각각의 특수한 삶의 방식을 존중하며 공존할 수 있는 다원주의적인 사회, 문화, 제도, 정서적 인프라(INFRA)[32)]를 만들기 위한 집합적 노력을 의미할 수도 있다.

한편, 좁은 의미의 제도적 차원에서는 자유민주주의에 대한 광범위한 합의와 지지가 선결된 조건에서, 다양한 문화적 주체의 특수한 삶의 권리에 대한 제도적 보장을 뜻할 수도 있다. 다문화주의는 정치적, 사회적, 경제적, 문화·언어적 불평등을 바로잡는 일종의 국민통합, 사회통합의 이데올로기로서 구체적인 일단의 정책을 유도해 내는 지도원리라 할 수 있다. 즉, 다문화주의는 다문화의 보장, 주류 사회와 비주류 사회의 상호 이해 촉진, 소수집단 간의 교류, 사회 전반적인 평등 수준의 향상과 구조적 차별의 극복 등을 목적으로 하고 국가, 사회, 개인 수준에서 광범위한 이해와 합의를 통해 정책으로 구체화되어 실현된다(최무현, 2008; 전숙자 외, 2009).

우리나라에서의 다문화주의 담론(談論)이 합법적 이민자만 대상으로 하는 이

32) 인프라는 생산 활동이 이루어지기 위해 꼭 필요한 사회적 기반 시설을 뜻하며, 인프라스트럭처(하부구조)를 줄인 말이다. 사회 발전의 밑바탕이 되는 시설이란 뜻으로 사회간접자본(social overhead capital)이라 부르기도 한다. 농사를 지으려면 토지·노동력·자본 등이 직접적인 영향을 미친다. 그러나 안정적으로 물을 공급할 수 있는 저수시설이나 관개수로 등 공공시설이 갖춰져 있다면 농사의 성공 가능성이 더 높아진다. 인프라는 크게 도로·항만·항공·철도·전기·통신·발전소 등의 산업 인프라와 상하수도 시설·병원·학교 등 생활 인프라로 나뉜다. 인프라에 대한 투자는 규모가 크며 투입된 자본 회수에 긴 시간이 걸리고, 그 효과가 사회 전반에 미치는 특징이 있다. 그래서 개인이나 민간 기업 규모의 투자가 아닌 공공기관이나 정부의 투자로 사업이 시행되는 경우가 많다. 정보화 사회로 진입하면서 디지털종합정보통신망(ISDN) 등 정보 인프라의 구축이 경제활동에 미치는 영향이 커지고 있다.

론이라면, 사회정의라는 현실적 측면에서 상당히 제한적일 수밖에 없다. 이주노동자의 상당수가 미등록 이주노동자이고, 이주노동자 수가 결혼이민자 수보다 훨씬 많은 우리나라 상황에서는 더욱 그러하다. 이주노동자와 관련된 정책은 이주노동자를 접하는 한국인들에 대해 교육하는 것이 전부이다. 저출산·고령화사회에 따른 외국인 노동자의 유입과 국제결혼 증가가 어쩔 수 없는 우리나라 미래 사회의 모습이라면, 다시 말해, 외국인의 유입이 우리나라 인구문제해결을 위한 하나의 방안으로 고려되어 다문화 공생이 피할 수 없는 사회적 상황이라면, 누구를 위한 다문화주의인가를 생각해 보고 소수자의 인권, 삶의 질 향상이라는 현실적인 도움이 될 수 있는 좀 더 포용적인 다문화주의 정책이 마련되어야 할 것이다(전숙자 외, 2009).

2) 세계화와 다문화화

세계화의 핵심적 특징 중 하나는 국가를 넘나드는 인구이동이 급증하였다는 점이다. 세계화를 단지 경제적 현상으로 다루어서는 안 되며, 현대의 자본, 상품, 서비스의 이동은 아이디어, 문화적 생산물, 그리고 사람들의 이동과 같이 병행되지 않고서는 일어날 수 없다는 점을 인식하여야 한다. 전 세계적으로 증가하는 인구의 이동이야말로 세계화의 불가피한 요소이며, 21세기 사회변화의 주요 원천임은 이미 광범위하게 알려졌다. 이와 같은 시각은 국제이주의 원인과 특성을 이해하는 데도 필수적이다. 이러한 이해가 바탕이 되었을 때 우리는 현재 한국사회에서 대두하는 다문화 담론을 글로벌 시대의 세계상황 안에서 파악할 수 있게 된다.

아시아 경제 대국의 하나가 된 한국에서도 많은 사람이 외국으로 또는 외국에서 국내로 이주하게 되었다. 더구나 최근 언어, 문화, 인종이 다른 이주자의 증가로 말미암아 한국도 서구 자본주의 국가들과 유사한 이주 관련 문제에 직면하게 되었다. 물론 한국의 '다문화 현상'은 서구의 고전적 이민과 그에 따른 다민족 사회의 형성과 차이가 있다. 이렇듯 한국사회가 다문화되는 과정은 다르지만, 궁극적으로 이러한 변화가 만들어 내는 사회적 이행, 즉 다문화사회의 등장과 이로 말미암은 사회·정치적 과제(agenda)는 크게 다르지 않다고 생각한다.

한국에 거주하는 외국인의 수는 2013년 12월 현재 158만 명을 이미 넘었고, 이들의 이주유형(노동, 결혼, 교육, 난민)과 출신국(30명 이상 거주하는 외국인의 국적은 90개국)도 다양하다. 이 중에서도 국제결혼이 주요 유형으로서, 10건의 결혼 중 1건이 국제결혼에 해당한다고 보고되었다. 이로 말미암은 혼혈아동의 수적 증가는 한국사회의 여러 측면에 도전을 가져오는데, 한국이 과연 다문화 코드와 다인종가족을 수용하는 나라가 될 수 있는가를 자문해 볼 필요가 있다.

더구나 21세기 신자유주의 국제경쟁시대에서 더욱 가속화되는 지금의 다인종, 다민족화는 자본과 노동의 세계화에 따른 것으로 경제적 이해관계가 중심이다. 서구의 다인종, 다민족국가도 1970년 이후 변화하는 국제이주와 이민 환경에 맞추어 다문화 정책이 새롭게 조정되고 있는 국면인데, 역사·문화적 배경과 경험이 다른 한국도 이들과 같은 환경, 즉 다인종·다민족사회에 놓이게 된 것이다. '세계화'를 다양한 가족이 처한 맥락이라는 차원에서 국제이주의 역동성 분석을 통해 국제이주와 다인종·다문화사회 출현의 전반적 경향을 예측해 볼 수 있을 것이다.

2. 우리나라의 다문화사회 도래

지금 당신은 어느 나라, 어느 도시에 살고 있다고 말할 것인가? 대한민국 서울에 살고 있다고 대답할 것인가? 우리는 지금 '지구촌'이라는 마을에 함께 살고 있다. 과학기술의 발전에 따라 통신과 교통은 비약적으로 발전하여 전 세계를 하나의 마을인 지구촌으로 만들었다. 또한, 현대사회의 특징인 정보화, 세계화는 국가 간에 정보와 지식, 인적자원의 교류를 활발하게 증가시켰다.

그래서 이제 어느 하나의 국가 단위만으로는 정치적·경제적·문화적 활동을 하기 어렵게 되었다. 따라서 이러한 지구촌화로 말미암아 전통적인 의미의 국가와 국민의 개념도 시대의 변화에 맞추어 그 의미를 상실하거나 바뀌게 되었다. 이처럼 우리 사회도 이제 더는 단일민족인 '한민족'으로 구성된 단일국가라고 할 수 없다. 또한, '한민족'만을 유일한 대한민국의 구성원이라고 하기도 어렵다. 이제는 혼혈인과 대한민국에 거주하는 외국인으로 구성된 다양성을 띠기 시작한 다문화사회로 변화한 것이다.

몇 년 전 우리나라를 방문한 미국 풋볼 스타인 하인스 워드(Hines Ward)를 통해서 우리는 그동안 우리 사회가 가지고 있던 혼혈인에 대한 인종적 차별의 어두운 부분을 사회문제로 인식하게 되었다. 하인스 워드의 방한 이전에는 혼혈인과 다문화가정을 위한 법과 정책은 거의 없었으며, 혹시 있었다 해도 그저 일시적인 대처방안에 불과했다. 그들은 우리의 관심의 범위에 들어오지 못한 채로 인종적 소수자로서 우리 사회의 대표적인 인종차별과 무시의 대상에 불과했다. 실제로 국내에 거주하는 혼혈인 중에 42.2%가 피부색으로 말미암아 교육, 고용, 혼인에서 지속적인 차별 등으로 자살을 시도한 경험이 있다고 한다(국가인권위원회, 2003).

이렇게 볼 때, 혼혈인 등과 국내거주 외국인의 증가는 결국 우리 사회가 단일인종으로 구성되었다는 성격을 변화시키고 있다. 이제 우리 사회도 단일문화나 단일민족으로 구성된 사회가 아니다. 또한, 국가의 구성원도 다양한 인종과 그들 고유의 문화가 어우러지는 다민족국가 혹은 다문화주의를 인정하는 다문화사회로 나가고 있다. 이를 가속하는 것은 교통과 통신의 발달이 가져온 지구촌화와 세계화이다. 이처럼 시대적 대세에 따라 정도의 차이는 있겠지만, 외국에서도 순수한 단일민족이나 단일문화로만 이루어진 사회나 국가가 점점 줄어들고 있다. 특히 우리 사회의 저(低)출산 현상은 우리나라 밖에서 새로운 국민 구성원을 받아들이는 일을 촉진한다. 즉, 우리 사회의 저출산은 다문화사회로의 변환을 더 촉진하는 계기가 되고 있다.

이처럼 사회구성원과 문화의 변화는 국제제도를 비롯하여 경제·노동제도는 물론이며, 사회보장제도, 정치제도 등 사회 전체의 성격을 바꾸어 나가도록 유도하고 있다. 그리고 이러한 변화는 우리가 그동안 단일민족국가를 형성해 왔고, 단일민족문화 안에서 생활해 왔기 때문에 구성원 모두에게 크나큰 충격을 줄 수 있다. 따라서 그런 충격을 흡수·예방하고, 다문화사회로의 안착을 유도하기 위해 국민의 인식 변화나 국가의 제도 혹은 정책 변화와 같은 준비가 필요한 것이다. 또한, 혼혈인뿐만 아니라 외국인 등 국내거주 이주민에 대한 인권적 보호와 평등권 보장은 우리가 앞으로 풀어야 할 숙제이다. 그리고 인권적 보호와 평등권 보장이 우리 국가와 사회의 성숙도를 판단하는 기준이 될 수 있다(최덕경·박주현, 2012).

글로벌 시대가 오면서 국제결혼과 외국인 취업자 등의 증가로 등록외국인[33]은 2009년 사상 처음 90만 명을 넘어섰고, 이들은 전국 228개 시·군·구 모든 곳에 살고 있다. 등록외국인은 2010년 1,002,742명, 2011년 1,117,481명, 2012년 1,120,599명으로 계속 증가하고 있다. 법무부 등록외국인 현황 자료(2011. 5. 19)를 보면, 지역별로는 경기도(28만 5,262명)와 서울(26만 2,902명)에 절반가량이 사는 것으로 확인됐다. 특히 이들 대부분은 비전문 취업자들로 서울 영등포구(3만 8,815명)와 경기도 안산시 단원구(3만 3,202명), 서울 구로구(2만 8,931명) 등 특정지역에 집중돼 있다. 외국인이 가장 적게 사는 곳은 경기도 포천군으로, 제조업에서 일하는 외국인 체류자 2명이 살고 있다. 국적별로는 한국계를 포함한 중국인이 50만 5,415명으로 가장 많았다. 이와 반대로 각 나라를 대표하

33) 등록외국인이란 국내에서 91일 이상 체류하기 위한 사증을 소지하고 해당 출입국관리사무소에 외국인등록을 마친 자로, 장기체류외국인과 동의어로 사용되고 있다.

는 '나 홀로 외국인'은 솔로몬군도, 바베이도스, 몰디브 등에서 온 14명이다.

이들의 나이 또한 가장 왕성하게 일을 하거나 배울 수 있는 25~29세(15만 7,800명)와 20~24세(13만 3,729명), 30~34세(12만 7,258명)에 집중돼 있으며 90세 이상 외국인도 157명이나 체류 중이다. 자격별로는 방문취업 및 비전문 취업 등 취업목적이 53만 338명으로 아직은 생산직 근로자들이 가장 많았다. 이어 결혼이민자 14만 8,715명, 영주·거주 10만 355명, 유학·연수 8만 7,486명 등의 순이다. 특히 이들은 서울과 경기, 인천 등 수도권 지역에 37만 1,726명(65.1%)으로 절반 이상이 머무르고 있었으며, 부산과 울산 등에 5만 8,984명(11.6%), 충청도에 4만 1,612명(7.8%) 대구·경북 지역에 2만 8,034명(6.2%) 순으로 많았다. 체류자격별로 살펴보면, 외국인 예술가들은 서울 관악구(81명 중 37명)에, 교환학생들은 서울 서대문구(3,347명 중 333명)에, 외국기업은 서울 용산구(1,385명 중 197명)에, 국민배우자는 서울 영등포구(12만 9,647명 중 2,908명)에 살고 있다.

국내 체류외국인도 계속 증가하고 있는 추세다. 2012년 말 기준 국내 체류외국인은 1,445,103명으로 2011년 대비 3.6%(50,026명) 증가하였다. 최근 5년간 외국인 관광객 등의 증가로 말미암아 사증면제(B-1), 관광통과(B-2), 단기방문(C-3)자격 소지자가 지속해서 증가하였고, 교수(E-1), 연구(E-3), 특정활동(E-7), 자격 등 외국인 전문인력도 점진적으로 증가하고 있다. 또한, 재외동포(F-4)와 영주(F-5)자격도 전년과 비교할 때 큰 폭으로 증가하였다. 글로벌 우수인재 유치정책의 지속적인 시행에 따라 특정활동(E-7) 자격 소지자 등 전문인력이 증가하였고, 비전문취업(E-9)과 방문취업(H-2)자격 소지자 등 단순기능인력의 감소로 말미암아 전체 취업자격 체류외국인은 전년도보다 감소하였다. 체류외국인을 국적별로 살펴보면, 한국계 중국인을 포함한 중국이 48.3%(698,444명)를 차지하고 있으며, 이어 미국 9%(130,562명), 베트남 8.3%(120,254명), 일본 4%(57,174명), 타이 3.2%(45,945명), 필리핀 2.9%(42,219명)순이다. 중국은 방문취업제와 관광, 일본은 관광객, 베트남, 필리핀, 타이 등은 고용허가제와 국제결혼으로 입국한 외국인 수가 높은 비율을 차지하였다.

〈표 10-1〉 국민대비 체류외국인 비율

구 분	1980년	2000년	2007년	2011년	2012년
체류외국인(명)	40,519	210,249	1,066,273	1,395,077	1,445,103
국민(명)	3,812만 3천	4,700만 8천	4,859만 8천	4,977만 9천	5,000만 4천
대비(%)	0.10	0.44	1.48	2.80	2.89

주: 체류외국인에는 불법체류자(2012년 177,854명)는 제외된 것임.
출처: 통계청 홈페이지(2013. 10. 30).

제2절 결혼이주여성과 정신건강

1. 국제결혼가정의 형성

일반적으로 다문화가정에서 말하는 국제결혼가정은 모든 국제결혼가정을 의미하는 것은 아니다. 엄밀하게 말하면, 1990년대 이후 농촌 총각 장가보내기로 시작된, 결혼이주여성을 배우자로 맞이하여 가정을 이루고 자녀를 키우는 경우를 말한다. 최근 들어서 국제결혼가정은 농촌에 한정된 문제가 아니라 도시에서도 이제 빈번하게 접하게 될 정도로 많아졌다. 통계적으로 볼 때, 본격적으로 외국인 결혼이주민(특히 여성 결혼이주민)이 늘어난 시기는 1995년이고, 그다음 다시 한 번 급격하게 늘어난 시기는 2003년이다. 이 이후 한국에서 외국인 아내를 맞이하는 국제결혼은 전체 결혼 중 거의 10% 수준을 유지하고 있다.

배우자를 구하는 데 있어서, 오랫동안 지켜왔던 '단일민족 신화'를 버리기는 아까웠는지, 아니면 문화적 적응에 유리하다고 생각했는지 몰라도 2000년대 들어 행해진 국제결혼에서 외국인 아내의 국적은 대부분 중국 출신 조선족이다. 그다음으로 많은 국적은 베트남인데, 요즘 들어 베트남 신부의 비율은 조금 줄었고, 대신 캄보디아 신부가 늘어나고 있다. 이에 비해 한국인 아내가 만난 외국인 남편의 국적은 일본, 중국, 미국이 전체의 80%를 차지한다(구정화 외, 2010).

외국인 아내를 맞은 남성 10명 중 7명은 도시에서 살고, 3명은 농촌에서 살고 있다. 또한, 설동훈 등(2005)을 따르면, 결혼이주여성 75% 정도가 고졸 이상이고 결혼 이전에 10명 중 9명 정도가 취업 경험이 있으며 결혼한 남편의 직업은 전문경영인(25.7%), 사무직(12.2%), 서비스직(14.6%) 순으로 나타났다. 통계청(2008)에 따르면, 외국에서 온 신부를 맞이한 남성 10명 중 4명은 재혼하는 경우이고, 6명 정도가 초혼이다. 2000년만 해도 외국인 신부를 맞이하는 남성 10명 중 8명이 초혼이었으나, 2003년부터 재혼이 더 많아졌다(구정화 외, 2010).

2. 국제결혼가정의 자녀

국제결혼가정의 특징 중 하나는 출산율이 다른 가정에 비해 높다는 것이다. 유엔(국제연합)에서 2000년대 들어 전 세계로 결혼이주한 여성의 합계출산율을 조사한 것을 국적별로 보면, 몽골은 4.45명, 필리핀은 3.22명, 우즈베키스탄은 2.70명, 베트남은 2.32명으로 대부분 2명 이상의 높은 출산율을 보여 준다. 한국보건사회연구원 자료를 보면, 한국으로 온 결혼이주여성들도 보통 2~3명 정도의 자녀를 원하고 있어서 한국의 다른 가정에 비해 자녀 수가 많은 편이다(구정화, 2009). 이에 따라 국제결혼가정의 자녀 수는 지속적으로 증가하여 2011년에 외국인 자녀 수가 15만 명을 넘어섰다. 행정안전부가 발표한 2011년 지방자치단체 외국인 주민 현황에 따르면, 외국인과 한국인 부모 또는 외국인 부모 사이에서 태어난 미성년자는 모두 15만 1,154명으로, 2010년 12만 1,935명보다 23.9% 늘어났다. 3년 전(5만 8,007명)과 비교하면 2.6배나 증가했다(박주현 외, 2011).

학교에 다니는 국제결혼가정의 자녀(2013년 3월 기준)는 55,780명으로 2012년과 비교하여 18%가 증가하였다. 이들을 학교 급별로 보면, 초등학교에 39,430명(2012년 대비 16% 증가), 중학교에 11,294명(2012년 대비 17% 증가), 고등학교에 5,056명(2012년 대비 43% 증가)이 재학하고 있어서 초등학교 재학생 비율이 월등히 높음을 알 수 있다. 유치원의 경우 파악이 안 되어서 그렇지만, 현재와 같은 국제결혼가정의 자녀 증가 비율을 보면 그 비율이 매우 높을 것이다. 이들이 사는 지역별 비율을 보면 경기(20.7%), 서울(12.0%), 전남(10.0%), 경남(8.2%), 충남(7.9%) 순이며, 전체 국제결혼가정 자녀 중 56.4%가 시 지역에 살고, 읍·면 지역에 사는 경우는 43.6% 정도이다.

결혼이주민의 국적별 비율을 보면 일본(41.0%)이 가장 많고, 그 다음으로 중국(22.3%), 필리핀(14.3%) 등이다. 현재 국적 비율과 관련하여 일본인이 높은 비율을 차지한 것은 1990년대 초기의 국제결혼가정이 통일교라는 특정 종교 단체에 의해 이루어지면서 일본인 여성과의 결혼이 많았기 때문이다. 2000년대 들어 결혼이주여성의 국적이 중국과 베트남, 캄보디아 등으로 바뀌고 있다는 점에서 조만간 유치원 학령기 아동과 초등학생의 어머니 국적의 비율은 일본보다는 중국과 베트남, 필리핀, 캄보디아 등이 더 많아질 것이다. 또한, 국제결혼가정의 자녀 수가 지속적으로 늘어나기에, 현재는 전체 학생 대비 0.1%를 조금 넘은 수준이지만, 2000년 들어 급격하게 국제결혼이 늘어난 점을 고려할 때 2010년대가 되면 전체 초등학생의 10%까지 될 것이며, 농촌지역은 30% 수준까지 도달할 가능성이 있다(구정화 외, 2010).

3. 국제결혼가정의 문제

1) 문화적 차이로 말미암은 부부간 문제

국제결혼은 대부분 배우자에 대한 깊은 만남 없이 이루어지는 것이 현실이다. 보건복지부 자료를 보면, 결혼이주여성 중 남편과 한 번도 만나지 않고 결혼한 비율도 10명 중 1명꼴이나 된다. 국외로 가서 맞선을 보니 많은 돈이 들어가는 상황에서 오래, 천천히 만날 수 없기 때문이다. 모든 다문화가정의 결혼이 그런 것은 아니지만 '외국 며느리를 얻을 수 있는 집은 그나마 부잣집'이라는 이야기가 공공연할 정도로 결혼 비용이 꽤 들어가는 편이다. 이 비용 부담을 줄여 주고자 일부 지방자치단체에서 국제결혼을 하는 경우 300~500만 원 정도의 비용을 지원하는 조례를 발의했지만, 매매결혼을 합법적으로 지원하는 행위라는 비판을 듣기도 했다.

이러한 결혼과정으로 말미암아 결혼이주여성이 제일 듣기 싫어하는 말은 "너는 내가 돈을 주고 사왔으니 내 말을 잘 들어야 한다."라는 것이라고 한다. 이처럼 국제결혼은 매매혼이라는 이야기를 들을 정도로 불평등 결혼 양상을 보인다. 그러나 결혼할 때 신부 측에 돈을 지불하는 많은 문화권의 사례를 보더라도, 그것을 지불하는 이유는 신부의 노동력을 더 이상 활용하지 못하는 처가에 대한 보상이거나 그것을 통해 양가족의 관계를 더 공고히 하고자 하는 것이지, 신부를 사왔으니 함부로 다루어도 된다는 것을 의미하지는 않는다. 그러나 가부장적인 한국의 문화에서는 이러한 문화를 이해하기 어렵다(구정화, 2009).

국제결혼가정에서 생기는 문제는 일부분 결혼이주여성의 출신국가와 우리나라 가족제도와 문화가 달라서 나타난다. 중국은 문화혁명을 통해 남녀평등 사회로 거의 전환되었고, 베트남과 필리핀, 인도네시아, 캄보디아 등의 국가는 가부장제인 한국과 달리 양변제(兩邊制) 가족제도가 대부분이다. 양변제는 부계와 모계를 모두 같이 존중하는 것으로 가족 안에서 부부가 상대적으로 평등하며 상보적인 역할을 한다. 또한, 양변제 가족제도에서는 부모와 자식 간에 강한 유대감이 있으며 형편이 어려운 형제자매에 대한 책임의식도 강한 편이다. 가족 내에서 부모 봉양은 아들보다 딸에게 더 책무를 강하게 주며, 이로 말미암아 딸도 성장하면 일자리를 찾는데, 이때 자신의 행복보다는 부모에 대한 책무를 더 강하게 생각한다.

이러한 양변제 국가 출신의 결혼이주여성은 대부분 가족을 위해 헌신하다가 혼기를 놓쳐서 경제적으로 더 나은 국가의 신랑을 선택한 경우이거나, 결혼 상대가 자신의 가족에게 경제적 도움을 줄 것이라는 약속에 따른 것이거나, 그 약속이 없더라도 한국에서 자신의 가족을 위해 자신이 일할 수 있을 것이라는 생각을 하는 경우가 대부분이다. 그러나 가부장제로 말미암아 전통적으로 결혼 후에 처가의 경제적 형편을 책임지는 일을 거의 하지 않는 한국에서는 이러한 신부의 생각을 이해하기 어려운 경우가 많다. 더구나 결혼했으면 한국 시댁의 문화를 따라야 한다는 가부장적 사고에 따라 결혼이주여성의 문화는 전혀 이해하지 않으려는 한국의 문화도 결혼이주여성을 힘들게 한다.

더구나 언어가 달라서 제대로 된 대화가 잘 이루어지지 않는 상태이다 보니, 국제결혼가정 중에서는 종종 문화적 갈등과 소통의 부재 등에 따른 아내폭력 등의 문제가 제기된다. 2005년 보건복지부의 조사에서 결혼이주여성 4명 중 1명이 신체적 폭력을, 그리고 성 학대를 당했다. 여성가족부의 2007년 조사에서는 다문화가정의 부부폭력이 47.7%로, 비(比)다문화가정의 부부폭력 발생률보다 7.4%나 높았다. 이들이 경험하는 위험은 폭력에 그치지 않고, 종종 목숨까지 위험한 사건도 일어난다.

우리나라 다문화가정 인구는 2020년에는 74만 명 이상이 될 것으로 예상되는데, 이러한 추세와 함께 다문화가정의 이혼율도 이와 비례해 늘어나고 있다. 통계청의 2009년 혼인·이혼 통계를 살펴보면, 2009년 외국인과의 이혼은 1만

1,692건으로 총 이혼(12만 3,999건)의 9.4%를 차지했다. 2004년 국제결혼가정의 이혼 비율이 2.4%에 그친 것에 비하면 급속히 증가한 수치다. 이에 비해 2010년 혼인·이혼 통계를 보면, 2010년 총 이혼은 11만 6,900건으로 2009년보다 5.8%(7,100건) 오히려 줄어 감소하는 추세를 보이고 있다. 이주여성긴급지원센터에 따르면, 2010년 1~6월 전국적으로 접수한 상담 이유 중 '생활' 상담 다음으로 '이혼' 상담이 많은 건수를 차지했다. 그러나 모든 국제결혼가정이 다 이렇게 불행하고 문제를 안고 사는 것은 아니며, 일부 가정은 경제적 어려움 없이 잘 지내고 있다(박주현·최덕경, 2011). 사실 국제결혼가정 내부에서의 문제보다는 어쩌면 그들 자녀와 결혼이주여성 자신이 사회적으로 경험하는 다양한 어려움이 이들을 더 어렵게 만든다고 할 것이다.

2) 자녀 양육과 교육의 문제

전통적으로 자녀 양육과 교육의 상당 부분을 엄마가 책임을 지는 한국에서 한국문화와 언어를 잘 이해하지 못하는 국제결혼가정의 엄마는 자녀의 양육과 교육에서 많은 어려움에 봉착한다. 한국인 남편은 출근을 하고 결혼이주여성이 자녀의 양육, 교육, 교우관계 전반을 책임지고 있는데 의사소통의 어려움으로 병원진료를 받거나 교육기관과 대화하기 어렵다. 자녀가 말을 하기 시작하면서부터 결혼이주여성은 위기의식을 느끼며 한글공부에 매진하지만 부부갈등, 생활고, 양육과정에서 발생되는 돌발 상황 등으로 학습효과는 크게 기대하기 어렵다.

> "아이들이 문장 쓰기나 문장 이해하는 능력이 많이 떨어져요. 그건 전적으로 저의 영향이 크죠. 한국 온지 17년이 되었어도 나도 한글 제대로 잘 못 쓰니까. 일기를 쓰는 데 도움을 못 주는 거예요. 그러니까 쓸 수 있는 만큼만 쓰고 쓰지 말라고 하죠. 독후감 같은 것도 그래요. 제가 봐 줄 수 있는 부분이 아니라 어려서부터 대충 쓰는 흉내만 내다보니까 아직도 문장을 제대로 자신

있게 쓰질 못하는 것 같아요. 큰 애가 고등학교 1학년인데 걔는 아직도 그럽니다(오성배, 2005a)."

이렇게 어린 시기부터 체계적인 문장이해력과 작문 교육을 받지 못하여 생기는 언어 능력의 저하는 결혼이주여성의 자녀에게 이차적인 새로운 문제를 갖게 한다. 의사소통의 불명확성 문제는 자녀의 유아교육기관 취학률과 공교육 미취학 또는 중도탈락률, 유아기 가정교육 전체에 영향을 미친다. 설동훈(2005)의 연구를 보면, 결혼이주여성의 경우 자녀에 대한 설문에서 '미취학 자녀를 누가 주로 돌보는가?'에 대하여 37.6%가 '본인, 남편 또는 기타 가족'이라고 답하였고 '시설기관'에 맡긴다는 비율은 27.5%에 불과하였다. 이는 우리나라 가정의 5세 이하 미취학 자녀를 시설기관(유치원 또는 어린이집)에 맡기는 비율인 42.4%와 비교하여 현저히 낮은 수준이다(오성배, 2005a). 또한, 초등학교와 중·고등학교에서의 중도탈락율도 상대적으로 국제결혼가정 자녀가 매우 높아서 10%대를 웃도는데, 이 이유 또한 한국어 이해 부족인 경우가 많다.

언어 문제는 학교급이 올라가면서 더 문제가 된다. 오성배(2005b)는 한국어 소통이 원활하지 않은 어머니로 말미암아 자녀의 초등학교 입학 이후 자녀의 학업을 도와주지 못하는 문제에 부딪히며, 이와 더불어 기초학력 미달 비율도 전체 학생보다 5~7배 높은 것으로 나타나면서 교육에의 접근과정에서 기회 배분의 격차가 교육성취의 격차로 이어지고 있다고 주장한다. 결국, 이러한 교육성취 격차의 문제는 앞으로 학력 격차로 나타날 것이고 직업선택에서 차이를 가져올 것이며 종국에는 사회적 지위 격차로 연결될 것이다.

3) 사회적 차별과 정체성 문제

아이들의 언어 사용과 교육에서의 격차는 다른 문제도 만들어낸다. 안 그래도 조금 다른 외모로 정체성 혼란에 빠지는 아이들은 교육의 격차로 말미암아 놀림을 받으면서 정체성 혼란을 더 경험한다. 그러나 국제결혼가정의 자녀가 경험하는 정체성 문제는 이뿐이 아니다. 인도네시아 출신의 어머니와 한국인 아버지 사이에서 태어난 성현(가명)이의 경우를 살펴보자. "왜 엄마는 인도네시아 사람이에요?"라고 묻는 성현이도 가끔 엄마가 다른 아이들처럼 그냥 '한국인 엄마'였으면 하는 생각을 한다. 그럼에도, 성현이는 인도네시아, 어머니의 나라에 대한 호기심과 애정을 억제하지 않았고, 그럴 수도 없다고 한다. 성현이는 인도네시아에서 열린 2007 아시안컵을 열심히 시청하였고 그곳에 지진이 일어난 소식에 놀라며 인도네시아를 다룬 책과 텔레비전을 열심히 본다(유네스코 아시아·태평양 국제이해교육원, 2008). 성현이에게는 엄마의 나라인 인도네시아는 또 다른 조국인 셈이다. 그러나 한국에서는 이러한 성현이의 정체성을 이해하지 않는다.

> "엄마는 인도 사람이라 얼굴색이 갈색이라며 색칠하는 아들. 시내를 다닐 때마다 쳐다보는 따가운 시선이 너무 부담스럽다. 10년 전에 낯선 땅에 온 엄마는 아이들이 사람들의 시선에 상처받지 않고, 누구보다 강하고, 당당하게 살아갈 수 있기를 기원할 뿐이다(유네스코 아시아·태평양 국제이해교육원, 2008)."

그러나 이 기원은 이루어지지 않고, 코시안으로 구분되어 불리는 이 아이들은 다른 피부색으로 놀림을 받으면서 자신의 정체성을 고민한다. 다문화가정 자녀 중 사회적 차별의 시선에 의한 것이든지, 아니면 한국에서 이방인으로 있는 어머니 나라에 대한 어쩔 수 없는 관심 때문인지는 몰라도 한국인으로의 정체성에 혼란을 느끼는 비율이 높다. 보건복지부의 자료를 보면, 국제결혼가정 자녀 중에서 자신을 한국인이라고 인식하는 아이들은 단지 17%이고, 외국인이라고 생각한 아이들이 더 많아서 43%나 된다. 한국인이라는 인식보다는 외국인이라는 인식 비율이 더 높은 것을 보면, 한국에서의 편견과 차별이 국제결혼가정 자녀의 조국을 빼앗고 정체성 형성에 혼란을 주고 있는 셈이다.

특히 외국인을 바라볼 때, 가난한 나라와 부자 나라 출신으로 구별하는 계층적 인식까지 담긴 차별적 시각은 어떠한가? 대부분 인도네시아, 베트남, 캄보디아 등의 동남아시아 국가와 옛 소련 지역 독립국 출신의 어머니를 둔 아이들은 혼혈과 가난한 나라 출신이라는 이중적인 차별의 시선 때문에 더 고통을 겪는다. 동남아시아 출신인 결혼이주여성의 결혼에 관한 이야기를 접하고는 "너희 엄마는 돈으로 팔려 왔다."라고 놀리는 아이들도 있다고 하니 그 자녀가 겪는 어려움은 가히 상상하기 어렵다. 더구나 피부색이 조금만 검어도 아프리카인 혹은 검둥이라고 부르며 놀리는 한국 아이들의 차별적 표현은 정체성 문제를 넘어 아이들의 학교생활과 같은 사회생활조차 어렵게 하는 요소이다.

4) 법과 제도의 문제

결혼이주민의 가장 큰 법적인 문제는 국적취득과 관련한 것이다. 국적 관련 문제는 두 가지 측면에서 살펴보아야 한다. 그 자녀의 경우와 상대 배우자의 국적 취득의 문제이다. 기본적으로 부계혈족을 강조하는 한국에서 국제결혼의 배우자 중 아내가 외국인인 경우에 자녀의 국적 취득은 쉽지만, 남편이 외국인인 경우 그 자녀의 국적 취득은 1997년 이전까지는 불가능하였다. 그러나 1997년에 국적법이 개정되어 국적 부여 방식을 부계혈통주의에서 부모양계혈통주의로 확대하면서 가능해졌다.

그러나 여전히 결혼이주민은 한국 국적을 가진 배우자와 결혼을 했다고 하더라도 쉽게 국적을 취득하는 것은 아니다. 2004년 국적법의 일부 조항을 개정하면서 혼인에 따른 귀화조건을 간소화하였다. 이전의 국적법에 따르면, 대한민국의 국민과 혼인한 외국인이 한국인으로 귀화하려면 혼인한 상태로 2년 이상 대한민국에 주소가 있거나 혼인 후 3년이 지나고 혼인 상태로 한국에 1년 이상 주소를 두는 경우에만 가능했다. 그러나 개정된 국적법으로는, 본인의 귀책사유 없이 혼인이 파탄된 경우와 미성년인 자를 양육하는 경우를 간이귀화요건에 포함함으로써 귀화절차를 다소 완화하였다(경기도다문화교육센터, 2009). 그럼에도, 여전히 국제결혼 후 몇 년간은 외국인으로 지내야 하는 문제가 남는다.

최근에는 몇 가지 새로운 법을 통해 결혼이주민을 도우려는 방안도 논의되고 있다. 우선 2007년에 만들어진 '재한외국인 처우 기본법'을 보면, 결혼 이민자와 그 자녀에 대한 조항을 설정하여 다음과 같은 내용을 제시하고 있다.

제12조(결혼이민자 및 그 자녀의 처우)

① 국가 및 지방자치단체는 결혼이민자에 대한 국어교육, 대한민국의 제도·문화에 대한 교육, 결혼이민자의 자녀에 대한 보육 및 교육 지원, 의료 지원 등을 통하여 결혼이민자 및 그 자녀가 대한민국 사회에 빨리 적응하도록 지원할 수 있다.

② 제1항은 대한민국 국민과 사실혼 관계에서 출생한 자녀를 양육하고 있는 재한외국인 및 그 자녀에 대하여 준용한다.

그러나 동법 제12조 제1항의 서술어가 '해야 한다.'라는 의무조항이 아니라 '할 수 있다.'라는 가능조항으로 규정되어 있어 법의 실효성에서 한계가 있다. 또한, 2008년 9월부터 시행된 '다문화가족지원법'은 결혼이민자 및 그 자녀로 구성되는 다문화가족의 언어 및 문화적 차이에 따른 어려움을 줄이기 위한 것으로, 평등한 가족 관계의 유지, 가정폭력 피해자 보호·지원, 아동의 보육·교육에서 아동의 언어발달을 위하여 한국어 교육에 대한 지원 규정(동법 제10조)은 있지만, 결혼이주민인 부모의 언어에 대한 교육을 지원하는 방안 등은 다루고 있지 않아서 여전히 문제가 된다.

제3절 외국인 이주노동자와 정신건강

1. 이주노동자 자녀 현황

한국의 이주노동자 자녀 현황을 제대로 이해하기 위해서는 실제로 한국에 이주노동자가 들어오기 시작한 1987년의 상황을 살펴보아야 한다. 이 시기에는 이주노동자에 대한 별다른 정책도 없었고 소수의 미등록 이주자들이 정착하는 것에 대하여 사회적으로 관심을 두지도 않았고 방관하는 상태였다. 그러나 정부의 방관은 곧 끝났고, 1991년 산업연수제도를 통해 공식적으로 이주노동자에 대한 외국 인력 정책을 내놓은 후 15년간 외국인 노동자에 대하여 이주 노동을 '불허'하는 정책을 고수하였으며, 2004년에 고용허가제를 통해 제한적인 방문 노동을 허가하는 외국 인력 정책을 수용하였다(오경석, 2007).

이렇게 제도가 달라지는 과정에서 이주노동자뿐만 아니라 불법체류자도 늘어 가고 있다. 또한, 기본적으로 이주노동자 정책에서 '가족 동반 불허'를 내세우는 한국에서 이주노동자 중 가족을 형성하고 사는 가정도 생겨나고 있다. 이러한 정책으로 말미암아 국제결혼가정과 달리 이주노동자가정의 자녀 수는 그렇게 많은 편이 아니다. 2008년 교육과학기술부가 파악한, 학교에 다니는 이주노동자가정 자녀는 1,402명으로 2007년과 대비할 때 15.9%가 증가하였다. 기본적으로 국내법에 의해 보호를 받지 못하는 이주노동자의 형편으로 말미암아 이주노동자가정의 자녀 중에서 어느 정도의 비율이 학교생활을 하는지 파악하는 것도 어렵다. 다만, 현재 재학 중인 학생만을 대상으로 보면, 학교 급별로는 초등학교 학생이 70.0%, 중학생이 22.4%, 고등학생이 7.6%이다. 지역별로는 서울(38.2%)과 경기(30.6%) 지역이 많아서 수도권에 거의 70% 정도가 몰려 있으며, 그다음으로 전북(8.0%)과 경남(7.7%)에 많은 편이다.

이들 부모의 국적을 보면 가장 높은 비율이 몽골(26.2%)인이고, 그다음으로 일본(22.0%)과 중국(20.3%) 등의 분포를 보인다. 현재 '외국인 근로자의 고용 등에 관한 법률'에 따르면, 고용허가제 대상 국가가 정해져 있는데, 기본적으로 필리핀, 몽골, 스리랑카, 베트남, 태국, 인도네시아, 우즈베키스탄, 파키스탄, 중국, 캄보디아, 방글라데시, 키르기스스탄, 네팔, 미얀마 등이어서 일본과 미국을 비롯한 몇몇 국가 출신 이주노동자 자녀는 이주노동자의 '자녀 동반'이 금지되지 않은 다른 경우로 보아야 할 것이다. 이주노동자가정의 자녀 중 몽골 국적의 학생 자녀가 특히 많은 이유는 몽골의 경우 가족 단위의 이주를 중시하는 점과 다른 민족에 비해 학교 교육열이 높다는 점이 복합적으로 작용한 것으로 추정된다(구정화 외, 2010).

2. 이주노동자가정과 그 자녀의 어려움

기본적으로 이주노동자의 경우 한국어와 한국문화에 익숙하지 않아서 생기는 소통의 문제가 있는 편이다. 그러나 이러한 소통의 문제보다 이들을 더 힘들게 하는 여러 가지 문제가 생각보다 많다.

1) 사회적 인식의 문제

기본적으로 한국 사회에서는 불법체류자를 비롯하여 이주노동자에 대해서 저임금 노동을 위해 입국시켰다는 사회적 인식으로 말미암아 이들을 대한민국의 머슴으로 보는 시각이 많았으며, 이에 따라 심하게는 합법적인 현대판 노예제라는 비판을 받을 정도로 비인권적인 차별과 질시의 시선을 거두지 않았다(한건수, 2004). 이에 더하여 최근에는 한국 내 경제적 어려움으로, 불법체류자를 비롯한 이주노동자가 한국인의 일자리를 빼앗아 갔다는 시선과 더불어 범죄에 연루된 외국인 사건을 공공연히 이야기하면서 한국에서 이주노동자와 그 가정을 보는 시선은 더 불편해졌다.

여아 성폭력 문제, 살인 사건, 심지어 중국의 조직폭력배들이 한반도를 근거지로 삼았다는 이야기 등으로 이주노동자의 범죄는 다양하게 뉴스로 또는 풍문으로 생산된다. 실제로도 외국인이 연루된 범죄는 조금씩 증가하는 양상이다. 법무부에 따르면, 2003년에서 2007년 사이 이주노동자는 67만 8,687명에서 103만 1,757명으로 1.52배 늘어났는데, 외국인이 저지른 범죄는 6.144건에서 1만 4,524건으로 2.36배 증가했다고 한다. 특히 외국인에 의한 여성의 성폭행 문제는 2003년 49건에서 2007년 114건으로 늘어나서 이 또한 2.3배 정도 증가했다. 그러나 실제로 2005년의 경우를 보면, 전체 범죄 중 외국인 범죄자는 0.42%였고, 우리나라 전체 인구 중 외국인이 1.05%라는 점을 비교하면 외국인 범죄의 비율이 높다고 할 수 없다(박경태, 2008).

이주노동자 범죄와 관련하여 그들이 왜 범죄를 저지르는가에 대해서도 사회적 논쟁이 있다. 이주노동자를 지원하는 견해에서는, 이주노동자들이 성폭행을 비롯한 범죄에 가담하게 되는 것은 이들이 당하는 차별과 가족과 떨어져 살아야 하는 환경적 특성 때문이므로, 가족 동반 체류를 허용하고 이들에 대한 사회적 차별을 개선해야 한다고 말한다. 그러나 다른 편에서는 외국인 범죄의 대부분은 불법체류자가 저지른 것인바 불법체류자 단속을 제대로 하지 않은 결과이며, 한국인 노동자의 취업도 어려워질 뿐만 아니라 범죄가 활개 치는 것이므로 불법체류자를 철저하게 단속하여 뿌리 뽑아야 한다고 주장한다. 이렇게 이주노동자 중에서도 특별히 불법체류자를 범죄자와 같은 시각에서 보는 것은 이주민에 대한 계층적인 시각이 같이 개입되기 때문이다. 또한, 아시아 등지에서 온 이주노동자를 바라보는 차별적 시각은 그 자녀에게도 그대로 전이되는 경우가 많다(한건수, 2004).

"한국에서 나쁜 거는 괴롭히는 거예요. 우리 집 위에 사는 형들이 이리 와 보라고 해서 갔는데, 돈 있냐고 해서 없다고 하니까 때렸어요. 발로 막 차고요. 학교 다닐 때도 친구들이 괴롭혀서 선생님에게 말했어요. 선생님이 저 괴롭힌 한국 애들 반을 바꿨어요. 그리고 한국 학교 관뒀어요(몽골, 남, 10세)."

2) 자녀 양육과 교육의 문제

기본적으로 이주노동자가정에서 자녀를 양육하고 교육하는 데 있어서 법적, 제도적으로 상당한 제한을 받는 어려움 이외에 현실적인 어려움도 많이 경험한다. 우선 이들이 한국에서 자녀를 출산하게 되면 현재의 국적법으로 말미암아 출생신고를 못 하게 되면서 아이는 무국적자가 되며, 이는 양육의 어려움으로 이어진다. 대부분 이주노동자는 부부가 같이 일하는데 자녀가 무국적자이기에 공공서비스 기관이나 교육기관에 아이를 맡기거나 입학시킬 수 없어서 아이 양육과 교육에 어려움이 수반되기 때문이다(경기도다문화교육센터, 2009). 국제결혼가정 자녀와 달리 한국어 능력이 더 저조하고 대부분 자신의 나이보다 더 낮은 학년에서 공부해야 하는 등의 현실로 말미암아 학교생활에 잘 적응하지 못한다. 학령기 자녀를 둔 이주노동자 부모들이 바라는 점은 자녀가 학교에 안정적으로 정착하는 데 기본적으로 필요한 한국어 교육, 한국 친구 사귀기, 숙제와 교과 공부나 시험 준비에 대한 도움, 그리고 나이에 맞는 학년 배치 등이다.

이주노동자가정의 자녀가 한국에서 학교생활을 하게 될 때 자녀가 한국어를 습득하면서 그나마 한국에서 살아가기가 쉬워진다고 긍정적인 평가를 하는데(경기도다문화교육센터, 2009), 한국어를 배웠다고 하여 모든 것이 해결되는 것은 아니다. 실제로 그 자녀가 학교에서 학습하는 과정에서 다양한 문제가 나타난다. 교과서에 서술된 단일민족 논의나 국가주의적 관점에 따른 교과 내용 등으로 말미암아 수업시간에 작은 마찰이 일어나기도 한다. 삼별초 항쟁을 배우면서 경험한 몽골 이주노동자가정 자녀의 이야기는, 한국 학교 교육의 내용과 방법에서 다문화적 관점의 필요성을 언급한다. 이주노동자가정의 자녀가 단순히 한국 학교에 다니는 방안을 고려하고 이들에게 그들 자신의 언어와 더불어 한국어를 모두 배우도록 하여 학교에 적응하도록 한다고 해서 이들의 교육문제가 끝나는 것이 아님을 알 수 있다(한건수, 2004).

"사회시간에 몽골에 대해 선생님이 말했어요. 몽골이랑 한국이랑 싸워서 몽골이 졌다고 하니까요. 애들이요. 몽골이 졌으니까. 음……. 그거 뭐라고 하지? 애들이 무시하고, 너희 몽골이 우리 한국보다 더 낮다고 그래요(몽골, 여, 14세)."

3) 노동과 의료 등 인권적인 문제

2004년 외국인에 대한 고용허가제가 시행되면서 이전보다 임금체납이나 비인간적인 근로 현장과 같은 나쁜 조건은 많이 개선되었지만, 이는 어디까지나 합법적인 이주노동자가 누릴 수 있다. 불법체류자는 여전히 어려운 상황에 놓여 있다. 이렇게 합법적으로 근로의 권리를 인정받지 못하는 현상은 이주노동자가정의 자녀가 청소년이 되어 학교에 다니기 어려워지면서 그 자녀에게 세습된다(한건수, 2004; 설동훈, 2005).

"시비를 거는 아이를 때렸다가 싸움이 커져서 학교를 관두고 집에서 놀다가 아르바이트를 하기 시작했다. 전단지를 붙이기도 하고 주유소에서 주유원으로 일하기도 했다. 지금은 ○○회사에서 아침 9시부터 저녁 7시까지 일한다. 지퍼 만드는 공장인데 일이 힘들거나 위험하지는 않다. 한 달에 80만 원을 받는데 시다로 일할 때도 80만 원을 받았다. 일하는 시간이 늘었지만 월급을 더 주지 않는다. 일 시작할 때 사장님한테 열일곱 살이라고 말했는데 아무런 말이 없었다(몽골, 남, 17세)."

18세 미만인 청소년의 경우, 부모의 허가 없이 노동하는 것은 불법 행위이다. 우리나라는 청소년 보호를 위해 18세까지는 가능한 근로권을 제한하기 때문이다. 더욱 문제인 것은 불법 노동에 따라 건강이나 의료에서 문제가 생기는 것이다. 고용허가제가 시행되고 나서는 합법적인 이주노동자는 의료나 산재보험을 받을 수 있음에도, 병원비 부담을 걱정하여 적절한 치료를 받지 못하여 병을 더 악화시키는 예도 있다. 이렇게 합법적인 근로자도 병원비 문제로 어려움을 겪는데, 불법체류자가 되어 버린 이주노동자가정의 청소년은 합법적인 건강보험에 따른 보장이 불가능하다는 점에서 의료의 사각지대에 놓이게 된다. 특히 단순한 건강상의 문제뿐만 아니라 작업장에서 일어날 수 있는 산재도 보장받지 못하는 등 해결해야 할 문제는 아직도 많다.

4) 법과 제도 문제

기본적으로 이주노동자의 도입에 근거가 되었던 산업연수제도는, 고용 회사의 측면에서 볼 때 이주노동자들이 실제로 노동을 하면서도 노동자로서 인정받지 못하는 법적인 모순을 경험했다. 그나마 그들의 노동을 '근로'로 보는 관점에서 '외국인근로자의 고용 등에 관한 법률'에 따라 2004년 시행된 고용허가제도 이런 문제를 완전히 해결한 것은 아니었다. 고용허가제는 3년간의 취업 기간을 보장하며 3년간의 의무 근로 기간이 끝나고 재고용확인서를 발급받으면, 1달간 출국하였다가 재입국해서 2년간 체류하는 '3년 + 2년 방식'으로 운용되어, 그들은 재취업을 위해 비용을 추가로 부담하여야 했다. 그러다가 지금은 입국일로부터 3년의 취업활동 기간이 끝나기 전에 사용자가 고용노동부 고용센터에 재고용을 요청하면 1년 10개월간 그 근로자의 취업활동 기간을 연장할 수 있다. 즉, 4년 10개월간 근무하고 나서 계약을 종료하는 것으로 법률이 개정되었다. 이는 합법적으로 5년 이상 체류 시 영주권 신청 기본 자격을 주기 때문에 정부는 고용허가제를 정책적으로 운용하고 있는 것이다.

이주노동자와 관련하여 가장 큰 법적 문제는 20여 년이나 된 외국인 노동자

정책과 관련하여 변하지 않고 한결같이 유지하고 있는 '가족 동반 불허'의 원칙이다. 이 원칙은 사실 이주노동자가정 자녀와 관련하여 다양한 문제를 일으킨다. 가족 동반이 불법이기에 그 자녀는 의료나 교육의 사각지대에 놓이게 되는데, 그나마 이를 바로잡아 주는 것이 국제법이다. 기본적으로 인종차별 금지와 외국인의 권리를 강조하는 협약 중 대표적인 것은 세계인권선언에 기초한 '경제적·사회적 및 문화적 권리에 관한 국제 조약([A 규약], 한국 1990년 비준)'이 있으며, '모든 형태의 인종차별 철폐에 관한 협약(한국 1984년 비준)'과 '난민의 지위에 관한 협약(한국 1992년 비준)'이 있다. 또한, 다문화가정 자녀와 관련한 구체적인 협약은 '유엔아동권리협약(1991년 비준)'과 '모든 이주노동자와 그 가족의 권리보호에 관한 협약'이다. 그러나 이 모든 협약이 다 실행되는 것은 아니다.

1989년에 채택된 유엔아동권리협약에 한국은 1991년 가입하여 국내법과 동일한 효력을 가지게 되었다. 협약에서는 몇 가지 측면에서 다문화가정 자녀와 관련한 조항을 설정하고 있다. 가장 대표적인 조항은 '무차별의 원칙'이라고 불리는 제2조인데, 특히 제1항에서 "당사국은 자국의 관할 내에 있는 모든 아동에게 부모 혹은 법적 보호자의 인종, 피부색, 성, 언어, 종교, 정치적 혹은 다른 견해, 민족적, 인종적 혹은 사회적 출신, 빈곤, 무능력, 출생 그 외의 여타 신분에 관계없이 어떠한 차별도 받지 않고 이 협약에 규정된 권리를 존중하고 보장받아야 한다."라고 명시하여 한국 땅에 거주하는 다문화가정 자녀에게 어떠한 차별도 있어서는 안 됨을 명시하고 있다.

유엔아동권리협약에는 구체적으로 부모와 살거나 만날 권리를 통해 다문화가정(특히 이주노동자)의 자녀가 부모와 개인적인 관계를 유지하도록 하고 있다. 제10조 제2항을 보면, "부모가 타국에 거주하는 아동은 예외적 상황 이외에는 정기적으로 부모와 개인적 관계 및 직접적인 면접 교섭을 유지할 권리를 갖는다. 이러한 목적에 비추어 …… 당사국은 아동과 그의 부모가 본국을 포함하여 어떠한 국가로부터 출국할 수 있고 또한 본국으로 입국할 수 있는 권리를 존중하여야 한다."라고 명시하고 있다. 더불어 자녀의 교육과 관련하여 제28조 제1항 가목에서 "초등교육은 의무적이며 모든 사람에게 무료로 제공되어야 한다."라는 것을 강조하여 이주노동자가정 자녀의 법적인 교육의 권리를 보장하고 있다.

이보다 좀 더 명확하게 이주노동자가정의 자녀 권리를 설명하는 협약은 모든 이주노동자와 그 가족의 권리보호에 관한 협약이다. 그러나 1990년 채택되고 2003년부터 발효된 이 협약에 한국은 아직 비준하지 않은 상태여서 한국 내의 국내법과 같은 효력을 발휘하지 못한다. 협약의 내용을 보면, 우선 제29조에서 "이주노동자의 자녀는 성명, 출생 등록, 국적에 대한 권리를 가진다."라고 하였으며, 제30조에서 "이주노동자의 자녀는 그 나라의 국민과 평등한 처우를 기초로 교육을 받을 기본적인 권리를 가진다. 그 사람이 공립 유치원 및 학교에 입학할 것을 요구할 때 부모 중 어느 한 사람이 체류 내지 취업이 불법이거나 취업국에서 그 자녀가 불법임을 이유로 거부해서는 안 된다."라고 하고 있다. 또한, 이중언어교육 관련 사항도 규정하고 있는데, 제45조에서 다음과 같이 명시하고 있다: "2. 취업국은 필요한 경우에는 출신국과 협력하고 이주노동자의 자녀가 지역의 학교에 입학하고 특히 지역의 언어를 배우는 것을 용이하게 하는 정책을 수행하도록 한다. 3. 취업국은 이주노동자의 자녀에 대한 모국어 및 출신국의 문화교육을 촉진하도록 노력하고 출신국은 적절한 경우 언제든지 이에 협력하도록 한다."

그러나 모든 이주노동자와 그 가족의 권리보호에 관한 협약을 비준하지 않은 한국 정부는 이러한 내용 중 일부를 수용하여 학교 교육법 시행령 등을 개정하였다. 외국인이면서 등록이 되지 않은 상태인 이주노동자 자녀와 가족 동반 불허에 따라 밀입국 등의 방법으로 한국에 거주하게 되는 이주노동자가정 자녀는 법적으로 학교 입학의 어려움이 존재하는데, 이와 관련하여 한국 정부는 몇 차례 초·중등 학교법 시행령을 수정하여 최소한의 의무교육을 받을 수 있는 길을 마련하였다.

구체적으로는 초·중등학교 교육법 시행령 제19조 제1항이 이 문제와 관련한 법적인 해결방안을 담고 있다. 이 조항은 2001년에 한 번 개정을 통하여 '재외국민 또는 외국인 자녀의 초등학교 입학에 관한 사항'으로 외국인 자녀의 한국 내 학교 입학 가능성을 열었지만, 여전히 출입국관리소장이 발행한 증명서를 내게 하여 미등록 이주노동자와 불법체류 이주노동자의 자녀 입학 가능성을 배제하였다. 이에 따라 2006년과 2008년에 시행령을 다시 개정하면서 "재외국민 또는 외국인이 보호하는 자녀 또는 아동이 국내의 초등학교에 입학하거나 최초로 전·입학하는 경우에는 거주지를 관할하는 해당학교의 장은 전자정부법 제21조 제1항에 따른 행정정보의 공동이용을 통하여 출입국관리법 제88조에 따른 출입국에 관한 사실증명 또는 외국인등록 사실증명의 내용을 확인함으로써 제17조 및 제21조에 따른 입학 또는 전학 절차에 갈음할 수 있다. 다만, 그 재외국민 또는 외국인이 확인에 동의하지 아니하는 경우에는 출입국에 관한 사실이나 외국인등록 사실을 증명할 수 있는 서류 또는 임대계약서, 거주 사실에 대한 인우보증서 등 거주 사실을 확인할 수 있는 서류를 제출하도록 하여야 한다."로 내용을 완화하였다.

그러나 이로 말미암아 지정 서류를 공식적으로 요구하는 문제와 이주노동자 자녀의 하굣길을 따라가서 그들의 부모인 미등록 또는 불법체류자인 이주노동자를 체포하는 등의 비인권적인 행위를 자행하기도 하였다. 따라서 이 조항이 불법 이주노동자를 추방하기 위해 체포하는 수단으로 악용되는 사례 등이 발생하면서, 여전히 다수의 이주노동자가정 자녀의 교육문제가 법적으로 해결되지 못하고 있다. 또한, 이 규정은 이주노동자 자녀의 초등학교 입학 등에는 유효하지만, 의무교육의 범위에서 벗어난 중·고등학생의 입학 등에는 유효하지 않게 되어 있다. 이에 따라 이주노동자가정 자녀의 입학생 비율을 보면, 중·고등학생은 초등학생보다 그 수치가 급격하게 줄어들면서 불법 노동의 공간으로 내몰리게 되는 문제를 가진다(구정화 외, 2010)

제4절 북한이탈주민과 정신건강

1. 북한이탈주민과 자녀 현황

1990년 이전에는 소수로 입국하여 특별한 경우로만 여겨졌던 북한이탈주민은 1990년대 후반 들어 대규모로 입국하기 시작하였다. 특히 2000년대 접어들면서 한 해에 2,000여 명의 입국자가 생기기도 하였다. 1990년대 이전에는 혼자서 입국하는 경우가 많았지만 최근 들어서는 가족동반 입국이 많아질 뿐만 아니라, 이미 입국한 북한이탈주민이 북한에 잔류하던 가족을 입국시키는 사례도 늘어나고 있다. 2013년 10월 현재 2만 5,500여 명이 입국하였으며, 이 중 약 70% 정도가 여성이다. 학교에 다닐 연령으로 볼 수 있는 20세 이전의 북한이탈주민의 비율은 전체의 약 15%로 약 3,700여 명 정도이나, 이들이 모두 학교에 다니는 것은 아니다.

북한이탈주민은 한국으로 입국한 후 정부에서 시행하는 일정한 교육을 받고 대부분 한국정부가 마련해 주는 지방의 임대 아파트로 분산되기 때문에 지역별로 다양하게 거주하며 이에 따라 그들의 자녀도 지역별로 다양한 분포를 보인다. 이에 따라 북한이탈주민의 자녀들이 다니는 학교도 전국에 걸쳐 있다. 그럼에도, 다른 다문화가정 자녀와 마찬가지로 서울과 경기에 있는 학교에 다니는 학생이 전체 학생의 반 이상이어서 북한이탈주민의 자녀가 가장 많이 있는 곳은 수도권이라고 볼 수 있으며, 그다음으로 대구, 인천, 부산 등 대도시에도 많은 편이다.

2. 북한이탈주민 가정의 문제

북한이탈주민은 다른 다문화가정에 비해 한국과 가장 비슷한 문화와 언어로 말미암아 적응하기가 쉽겠다고 생각하겠지만, 미묘한 문화와 언어 차이, 그리고 사회 체제의 다름으로 생기는 문제가 적지 않다.

1) 체제 부적응과 취업 문제

북한이탈주민은 한국에 입국하는 초기에 정부에서 주는 정착금과 정착 장려금을 지원받는데, 이로 말미암아 한국사회에서 취업을 통해 적응하려는 노력을 적게 한다는 이야기를 듣기도 한다. 이에 따라 일정기간 지원되는 정부의 지원금이 떨어지는 경우 삶의 막막함에 처하는 경우가 많다.

전국 50여 개의 고용안정소개소에서 북한이탈주민을 대상으로 취업을 위한 지원을 하지만 이들의 취업은 사실상 어렵다. 북한이탈주민을 취업시키기 위해 고용업체가 행하는 행정절차가 복잡할 뿐만 아니라 자신들이 살았던 북한과 다른 남한의 경제 체제에 잘 적응하지 못하는 경우가 생기기 때문이다. 이로 말미암아 북한이탈주민은 취업 후에도 한국사회와 직장생활에 대한 적응이 어렵다. 이에 따라 이들의 실업률도 높고 취업을 했더라도 주로 취업한 곳이 단순노무직이나 아르바이트 업종 등 안정적인 직업보다는 불안한 자리인 경우가 많아서 지속적으로 문제가 된다(평택대학교 다문화가족센터, 2008).

2) 자녀의 교육 문제

다른 다문화가정 자녀와 비교해서 언어 문제가 없어 보이는 북한이탈주민 가정의 자녀도 다른 다문화가정의 자녀와 마찬가지로 언어적인 문제를 비롯하여, 교육에서 다양한 어려움을 경험한다. 북한 어투가 남아서 한국 학교의 아이들과

적절한 대화를 나누는 것이 그리 쉽지 않다(장문강, 2006).

> "처음에는 많이 시도했죠. 알아듣긴 알아듣는데 애들이 제 말을 다 못 알아듣는 거예요. 그래서 많이 바꾸려고 노력했어요."

그러나 이러한 언어의 문제만 있는 것은 아니다. 이주노동자가정의 자녀와 마찬가지로 학교 입학을 하게 되면 보통 자신의 나이보다 낮은 학년으로 배정되는 경험을 하게 되며, 학습내용에 대한 이해부족으로 학교 부적응을 경험하는 비율이 매우 높다. 이에 따라 학교에서의 중도 탈락률도 매우 높다. 이는 언어의 차이, 정체성의 문제, 체제 혼란의 문제 등이 복합적으로 영향을 미친 결과이다. 교육인적자원부에서 발표한 2007년의 북한이탈주민 자녀의 학교 중도 탈락률은, 초등학생은 3.5%, 중학생은 12.9%, 고등학생은 28.1%로 학년이 올라갈수록 심해진다.

이렇게 중도탈락률이 높은 원인은 이들 자녀가 남북한의 사상과 문화의 차이, 교육과정과 학력 수준의 차이, 탈북과정에서 겪은 문제, 남한에서 겪는 상대적 빈곤의 박탈감, 남한 사람들이 보여 준 우월감 등이 복합적으로 작용한 데 있다(경기도다문화교육센터, 2009). 따라서 다른 다문화가정과 달리 이들 자녀에 대해서는 정부체제의 차이에서 오는 문화와 정서적인 부분을 지원할 수 있는 교육적 지원이 필요하다.

3) 정신적 적응의 문제

체제 적응의 문제는 다른 방식으로도 나타난다. 북한이탈주민은 북한체제를 반대하거나 북한에서의 경제적 어려움 때문에 북한을 이탈하였지만, 자신들의 생애적 체험으로서의 북한생활 경험은 체제가 전혀 다른 남한에서의 생활 적응에 이중적으로 어려움을 던져 준다. 그리고 북한이탈과정에서 받은 여러 가지 충격으로 말미암아 정신건강의 문제를 호소하는 경우가 많다(박주현, 2010; 박주현 · 최덕경, 2011).

북한이탈과정에서 가족과의 이별, 죽음, 발각과 체포의 두려움, 공개처형 목격 등과 같은 부정적인 경험이 정신 의학에서 말하는 외상 후 스트레스 장애(PTSD)로 나타난다. 또 다른 문제는 가족과 떨어져서 북한을 이탈한 경우 북한에 남은 가족에 대한 죄책감도 정신적 적응의 어려움에 일조하게 된다. 더불어 싫어서 스스로 이탈하였다고는 하지만, 자신이 살아온 삶과 그가 살아온 체제를 완전히 부정하고 남한에 적응해야 하는 문제도 정체성 혼란에 영향을 미치며, 이 또한 적응의 문제에 부정적인 영향을 미친다. 이러한 정신적 적응의 문제는 북한이탈과정을 같이 경험한 그 자녀에게서도 같게 나타난다.

국회 외교통일위원회 김영우 의원은 2013년 국정감사를 앞두고 국내에 정착해 있는 북한이탈주민의 탈북과 정착과정에 대해 설문조사를 하였다. 이번 설문조사는 북한이탈주민 295명을 대상으로 탈북브로커, 정착지원제도, 정신건강 관련 설문조사를 했으며 남성은 35.6%, 여성이 55.9% 그리고 40대가 29.8%로 가장 많은 분포를 차지했다. 또한, 북한이탈주민과 직접 상대하는 하나센터 종사자를 통해 탈북자 지원업무에 대한 내용도 조사했으며 응답자는 64명이었고, 이 중 4년 이상 경력자는 34.4%에 이르렀다.

북한이탈주민은 "죽음에 대한 생각을 해 본 적 있다."는 응답이 55.2%에 이르고, "우울하거나 슬프다."는 생각도 78.6%, "무기력하고 식욕 상실"은 63.4%, "걱정·불안·불면증" 증세는 81.0%에 이르는 등 탈북과 정착과정에서의 정신적 문제가 상당수에 이르는 것으로 나타났다. 탈북자 10명 중 6명가량(58.3%)은 "지역사회복지센터의 상담 프로그램을 이용할 의향이 있다."고 응답하였는데 특히, 2011년 이후 입국자의 경우 2/3 이상(68.6%)이 사회복지센터 정신건강 상담 이용 의향을 가지고 있다고 답했다.

북한이탈주민을 상대하는 하나센터 종사자들이 생각하는 북한이탈주민에게 가장 필요하다고 생각하는 사항은 '취업 지원'이 48.4%로 가장 높았고, '전문 상담사와 상담'이 14.1%였으며, '금전적 지원'은 9.4%로 상대적으로 낮았다. 결국, 직접적인 금전 지원은 북한이탈주민의 적응에 한계가 있으며, 취업 지원과 같은 근본적인 대책이 필요하다고 생각하는 것이다.

김영우 국회의원은 "많은 죽을 고비를 넘기고 탈북해 자유의 땅에 들어와서 당당하게 대한민국 국민이 된 북한이탈주민에 대한 정책을 한 번 점검해야 할 때가 되었다."라고 하면서 "단순한 금전적 지원에 치중하지 말고, 한국사회 구성원으로 당당하게 자리매김할 수 있도록 지원해 주는 방안을 섬세하게 검토해야 한다."라고 말했다. 특히 "이번 설문조사에서 확연히 드러났지만, 탈북과정에서 겪었을 극심한 정신적 고통과 이질적인 문화로 정착과정에서 겪는 스트레스는 북한이탈주민이 정신적으로 심각한 문제에 빠져있음을 알 수 있다. 정신건강이 하루아침에 좋아지지 않기 때문에 지속해서 관리해 줄 수 있는 시스템 구축이 필요하다."라고 강조했다(경원일보, 2013. 10. 15).

제5절 성 소수자와 정신건강

1. 성 소수자의 역사

성 소수자(性小數者)는 '성'의 형태가 어떤 의미에서 일반적이지 않은 사람이다. 동성애자, 양성애자, 트랜스젠더(성전환자) 등이 여기에 포함된다. 근대 이전의 한국 역사 속 동성애는 사건 위주의 기록이 대다수이다. 직접적인 언급 없이 우회·부정적으로 표현한 경우가 많아 해석에 많은 논란이 따른다. 고려, 조선조에는 동성애를 배우자와의 이혼 사유로 이용하는 경우가 흔했고, 이를 통해 당시

동성애에 대한 사회적 반감을 짐작할 수 있다.

1) 신라 시대

삼국유사에는 신라의 제36대 국왕 혜공왕이 여자 모습 하기를 좋아하고 '도사와 함께 희롱'하였다는 대목이 있다. 이를 동성애로 볼 수도 있지만, 한편으로는 경덕왕이 원래 딸로 태어나야 했을 아이를 억지로 아들로 만든 것이 혜공왕이라는 앞 대목의 기록을 볼 때 트랜스젠더의 이성애로 해석할 수도 있다.

2) 고려 시대

고려 목종이 동성애를 했다는 기록이 있다. 노국대장공주가 난산으로 사망하고 신돈을 통한 개혁이 실패한 이후, 고려 공민왕은 향락에 집착하게 된다. 1372년 음력 10월 1일 특수기구 자제위(子弟衛)[34]를 설치한 공민왕은, 그 동성애 상대자였다고 알려진 대언 김흥경을 자제위 총괄 직책에 임명한다.

자제위는 고위 관직자의 자제 중 미소년들로 구성되었다. 이들은 주로 왕의 좌우에서 시중을 드는 역할을 맡았고, 홍륜, 권진, 한안, 노선, 홍관 등이 왕의 총애를 받았다. 고려사는 자제위가 왕과 더불어 여러 음란행위를 저질렀다고 기록한다. 이를테면, 왕의 지휘 아래 여러 후궁을 간하고, 왕은 여자 분장을 하고 있다가 마음이 동하면 홍륜 등과 함께 육체적 관계를 맺었다는 등이다.

1374년 음력 9월, 공민왕은 만취 상태에서, 환관 최만생에게 익비 한 씨가 홍륜과의 관계에서 잉태했다는 보고를 받는다. 왕은 이 사실을 아는 모든 사람을 죽이겠다고 말하는데, 이에 두려움을 느낀 최만생은 자제위와 함께 모의하여 왕을 시해한다. 이튿날 시해 사실이 발각되었으며, 자제위와 최만생은 처형당한다.

34) 중국 원(元)나라의 간섭에서 벗어나 인재 양성을 통해 국권과 왕권을 강화할 목적으로 설치하였다.

3) 조선 시대

순빈 봉 씨는 조선 문종의 세자 시절 부인으로, 쫓겨난 휘빈 김 씨의 뒤를 이어 1429년 음력 10월 15일 세자빈으로 책봉되었다. 하지만 다혈질적인 봉 씨는 문종과 사이가 멀어졌고, 이에 세종은 세자의 후궁으로 권 씨(후일의 현덕왕후), 홍 씨, 정 씨를 봉하게 된다. 이 중 권 씨가 임신(경혜공주)하자, 위기감을 느낀 봉 씨는 거짓으로 임신 소동을 일으키고, 외간 남자를 엿보며, 아침부터 술에 만취해 폭언하는 등 난행을 일삼게 된다.

하지만 이미 휘빈 김 씨를 폐출한 경험이 있는 세종은 세자빈 문제에 소극적인 태도를 보이고, 왕비 소헌왕후 심 씨와 함께 타이르는 선에서 일을 마무리하게 된다. 그러나 세자빈의 동성애 행동은 계속되었고, 마침내는 빈궁의 궁녀인 소쌍과 동침하는 사태까지 벌어진다. 이 소문이 궁녀들 사이를 떠돌다가 세종에게까지 알려지고, 원래 궐내 시녀 간의 동성애 사실을 알고 있었고, 이를 곤장 70대로 엄히 다스리던 세종은 격분하여 1436년 음력 10월 26일 세자빈 봉 씨를 폐서인하였다. 같은 해 음력 12월 28일에 유일하게 문종의 자식을 낳은 권 씨를 의빈에 봉하니 이가 곧 현덕왕후가 된다.

4) 대한민국 건국 이후

1955년 8월 13일 서울적십자병원에서 한국 최초의 성전환 수술이 이루어졌다. 우리나라는 1980년대 외국의 에이즈 위기와 남성 동성애자의 원인설이 유입되면서 정체성으로 가시화되었다. 그동안 한국 사회에서 성 소수자의 이미지나 대중적 인식은 남성 동성애자로 대표되었다고 볼 수 있다. 남성 동성애자는 종로나 이태원 등의 지역에서 클럽이나 바를 중심으로 하위문화가 형성되어 있으며, 지역 경제에서는 무시하기 어려운 영향력을 가지고 있다. 여성 동성애자는 여성주의 운동, 담론과 관련을 맺으며 운동 사회에 활발히 주체화되고 있으나 사회적 영향력도 크지 않고 사회경제적 지위도 낮다.

1993년 대한민국 최초의 동성애자 인권 모임인 초동회가 결성되었으나, 1994년 초동회에서 남성 동성애자 인권단체인 친구사이와 여성 동성애자 인권단체인 끼리끼리가 분리되었다. PC 통신 내 동성애자 모임들이 활성화되기 시작했으며, 1995년 친구사이에서 활동하던 사람들이 각 대학을 중심으로 동성애자 모임을 조직하기 시작하여 성 소수자 인권운동 단체들이 생겨났다. 90년대 후반에 들어서 여성 동성애자들이 사회적으로 의미 있는 커밍아웃을 하기 시작했다. 1997년 첫 서울퀴어영화제와 대규모 성 소수자 집회가 열렸으며, 현재의 동성애자인권연대의 전신인 대학동성애자인권연합이 결성되었다.

배우 홍석천이 2000년에 공개적으로 커밍아웃하여 사회에 많은 논란을 일으키며 본격적으로 사회의 동성애자에 대한 관심이 증가하였다. 같은 해 제1회 퀴어문화축제가 대학로에서 개최되었다. 2001년 대한민국의 최초 성전환 연예인인 하리수가 데뷔하여 대한민국에서 성전환에 대한 논의가 활발해졌다. 대한민국 국회에서 성적 지향이란 단어가 최초로 포함된 국가인권위원회법이 제정되었다.

2001년부터 2003년까지 인터넷 공간에서 성 소수자 사이트를 검열하고 유해 사이트로 취급하던 정보통신윤리위원회에 항의하는 표시로, 동성애자 웹 커뮤니티인 엑스존이 자진 폐쇄하는 사건이 발생하였다. 정보통신윤리위원회는 2004년 국가인권위원회의 권고를 받아들여, 청소년보호법 시행령에 동성애 차별 조항을 삭제하고, 성 소수자 사이트에 대한 검열을 중단하였다. 민주노동당이 대한민국 정당 중 처음으로 성 소수자위원회를 설치하였다.

2006년에 성전환자 성별 변경 법 제정을 위한 공동연대가 발족하였다. 여러 인권단체가 성전환자의 성별 변경을 위한 법을 입법하기 위해 많은 사회적 노력을 하였고, 결국 대법원은 성기 성형을 한 성전환자에 한해 성별 정정을 허가하는 판결을 내렸다. 2007년 10월 법무부에서 성적 지향을 비롯한 성별과 장애,

나이, 인종, 종교 등을 이유로 생활의 모든 영역에서 합리적인 이유 없는 차별을 금지하기 위한 차별금지법 입법을 예고하였으나, 보수주의 기독교 단체와 재계의 반발로 인하여 결국 무산되었다.

대한민국 제18대 총선에서 최초로 공개적 커밍아웃한 레즈비언 정치인인 최현숙이 종로를 지역구로 출마하였으나 낙선하였다. 성 소수자 인권단체들은 2008년에 성 소수자 인권단체 연대체인 성 소수자 차별반대 무지개 행동을 결성하고, 첫 LGBT[35] 인권 포럼을 개최하였다. 2009년에는 서울을 제외한 지역에선 대구가 최초로 퀴어문화축제를 열었다.

2010년 대한민국의 지상파 방송사 SBS에서 황금 시간대에 최초로 게이 커플이 등장하는 텔레비전 드라마 '인생은 아름다워'를 약 8개월간 방영하였다. 각 지역 교육청에서는 2011년 경기도를 시작으로 학생인권조례를 공포하기 시작하였다. 서울과 경기도 등 몇몇 지역의 학생인권조례에는 성적 지향도 포함되는 등, 성 소수자 학생의 인권을 보호하기 위한 장치가 도입되었다.

2012년 한 성 소수자 인권단체가 LGBT 운동을 위한 현수막을 게시하려고 하였으나, 서울시 마포구가 허락하지 않는 사건이 발생하였다. 결국, 국가인권위원회에 성 소수자 단체가 진정을 내, 마포구에 성 소수자 차별 정책을 바로잡으라는 권고를 이끌어냈다. 2013년이 되어 대법원은 2006년의 판결에서 더 나아가 성기 성형 없이도 성별을 정정해 주는 판결을 내렸다.

2. 국제 동향

2011년 6월 17일 대한민국은 유엔에서 열린 인권이사회에서 성적 지향과 성별 정체성을 이유로 한 차별실태를 2011년 말까지 조사하고, 이 실태를 기반으로

35) LGBT는 레즈비언(Lesbian), 게이(Gay), 바이섹슈얼(Bisexual), 트랜스젠더(Transgender)를 합쳐서 부르는 단어이다. 퀴어(Queer)나 레즈비게이(lesbigay)에 비해선 논쟁이 덜한 용어로 알려졌다.

2012년 3월경에 있을 정기 회기에 패널토론을 시행하는 결의안(17/19. 인권, 성적 지향과 성별 정체성)에 대해 대한민국은 찬성표를 던졌다.

한편, 반기문 유엔사무총장은 2011년 12월 8일 뉴욕 유엔 본부에서 있었던 성적 지향과 성별 정체성에 근거한 폭력과 차별 근절에 관한 패널토론에서, 패널토론을 축하하며 보낸 메시지에서 "우리는 성 소수자 차별에 맞서 부모로서, 가족구성원으로서, 교사로서, 이웃으로서, 커뮤니티 리더로서, 언론인으로서, 종교인으로서, 공무원의 역할이 있고, 또 모든 국가는 성적 지향과 성별 정체성을 이유로 벌어지는 차별과 폭력으로부터 모든 국민을 보호하는 데 필요한 조치를 반드시 취해야 합니다."라고 밝혔다.

국제앰네스티(Amnesty International)[36]는 다음과 같이 요구한다. 동성애를 처벌하는 법률이 존재하는 국가에 대하여 동성애를 처벌하지 말 것을 촉구한다. 여기에는 사람의 성적 지향 혹은 성 정체성을 이유로 차별, 기소, 처벌하는 모든 법률을 검토하는 것이 포함된다. 또한, 소도미 법(Sodomy law)[37] 혹은 이와 유사하게 동성 혹은 트랜스젠더 간의 성행위를 불법화하는 조항, 차별적인 법적 연령 관련 조항, 성적 지향과 성 정체성만으로 사람을 기소하고 처벌할 구실로 만들어진 공공질서 조항, 레즈비언·게이·양성애자·동성 성관계·트랜스젠더·인권 옹호자를 구금시키는 데 이용될 수 있는 동성애 '옹호' 금지 법률을 포함한다. 언급된 관련 법률은 모두 폐기되거나 개정되어야 한다.

국가가 사형에 처하는 모든 법률을 검토할 때에는 성적 지향 혹은 성 정체성

36) 국제앰네스티는 인간의 존엄성을 해치는 위협으로부터 모든 사람의 인권을 지키기 위해 활동하는 국제인권단체이다. 국제앰네스티는 모든 사람이 '세계인권선언'과 국제인권기준에 명시된 인권을 누릴 수 있는 세상을 꿈꾼다. 전 세계 150여 개국에서 300만 명의 평범한 사람이 특별한 변화를 만들기 위해 함께하고 있다.

37) 소도미 법은 동성 간 성행위를 처벌하는 내용을 담은 미국 텍사스 주의 법을 말한다. 그러나 지난 1998년 성행위를 한 혐의로 체포된 존 로렌스와 타이런 가너가 이 법에 대해 위헌제청을 했고, 2003년 7월 연방 대법원은 '소도미 법(Sodomy Law)'이 위헌이라고 결정했다. 당시 앤터니 M. 케네디 판사는 결정문에서 "이 법은 동성애자의 삶의 품격을 떨어뜨리는 법"이라고 평가하고, "이들 동성애자는 자신의 사생활을 존중할 권한을 갖고 있다."라고 설명했다.

에 근거하여 사형제도가 운용되지 않도록 즉각 사형의 적용범위를 제한하고, 궁극적으로 사형제도와 태형, 여러 신체적인 처벌, 그리고 비인도적이며 굴욕적인 처벌 자체를 법으로 폐지해야 한다. 실제 혹은 귀속된 성적 지향 혹은 성 정체성에만 근거하여 구금된 양심수를 즉각 조건 없이 석방해야 한다.

참고자료 10-1 "성 소수자 혐오는 폭력이다"

'국제성 소수자혐오반대의 날'인 5월 17일 오전, 서울 종로구 세종로 광화문 광장에서 성 소수자 차별 반대 무지개행동 회원들이 기자회견을 열었다.

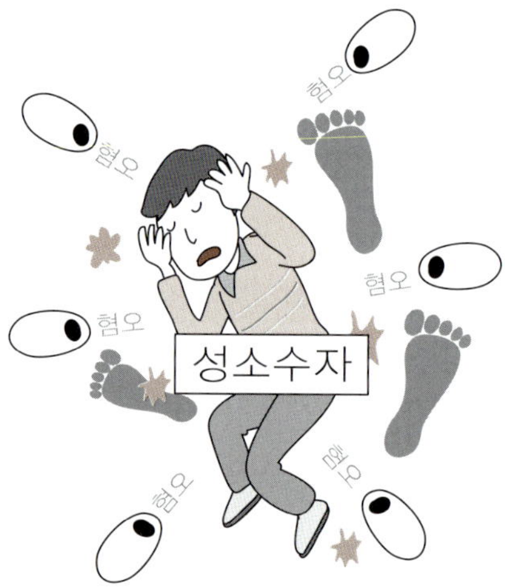

출처: 뉴시스(2012. 5. 17), 박문호 기자.

아울러 국제앰네스티는 모든 국가에 다음과 같이 촉구한다.

- 성적 지향과 성 정체성에 근거한 인권침해에 대한 혐의와 신고를 즉각 독

립적으로 수사하고, 가해자에게 책임을 묻고, 재판에 부쳐야 한다.

- 모든 사법 절차에 있어 성적 지향이나 성 정체성에 근거한 편견을 가진 대우를 금지하고 제거하기 위해 모든 필수적인 법적, 행정적 조치를 포함해 다양한 조처를 해야 한다.
- 성적 지향과 성 정체성에 근거한 혼인법에 있어 차별을 없애고, 국경을 넘어 필요하다면 가족을 선택할 권리를 인정해야 한다.
- 인권, 성적 지향, 성 정체성에 대한 활동을 이유로 위험에 처한 인권 옹호자에게 적절한 보호를 보장해야 한다.

3. 성 소수자 인권단체

최초의 대한민국 성 소수자 인권단체는 1993년 게이, 레즈비언들이 함께 결성한 '초동회'이다. 초동회는 두 달 뒤 게이, 레즈비언들이 분리해 각각 '친구사이'와 '끼리끼리'로 이어졌다. 이 중 끼리끼리는 2005년 레즈비언상담소로 전환되었다. 한편, 주요 대학들 내에서도 성 소수자 인권운동에 대한 인식이 생겨나기 시작했는데, 가장 먼저 탄생한 대학 성 소수자 모임은 1995년 결성된 연세대학교 '컴투게더'이다. 컴투게더를 시작으로 서울대학교 '마음001', 고려대학교 '사람과 사람' 등이 만들어졌고 대학 내에도 성 소수자가 있음을 알리기 시작하였다. 1997년 말에는 대학 성 소수자 모임들이 모여 대학동성애자인권연합(대동연)을 출범시켰다. 이 단체가 98년 동성애자인권연대로 이름을 바꾸게 된다.

2012년 현재 활동하고 있는 단체로는 동성애자인권연대, 레즈비언상담소, 한국게이인권운동단체 친구사이, 한국성적소수자문화인권센터 등이 있다. 또한, 성 소수자 인권단체들의 연대체로 '무지개행동'이 있다. 2006년 발족했던 트랜스젠더인권활동단체 '지렁이'는 2012년 해산했다.

한편, 무지개행동이 2013년 6월 13일 성명을 내고, 지난 6월 7일 한겨레(신문) 26면에 '차별금지법 제정논란과 동성애에 대한 기독교계의 입장'이라는 광고를 게재한 것에 대한 사과를 촉구하고 나섰다(인터넷뉴스 신문고, 2013. 06. 15). 무지개행동은 "해당 광고내용을 보면 차별금지법의 차별금지 항목에서 동성애가 제외되어야 함을 주장하면서 '동성애를 국제적 추세로 받아들여야 한다는 것은 퇴폐적 사대주의'이며, '동성애는 치료의 과정이 필요하며, 사회안전망을 통해 도와야 한다'는 등 동성애에 대한 편견과 혐오를 확산하고, 성 소수자에 대한 차별을 조장하려는 것"이라고 강조했다.

무지개행동은 이어 "이는 그간 차별금지법을 '동성애 조장법'으로 몰아세우며 조선일보, 국민일보 등의 지면광고를 통해 반대 공세를 펼쳐왔던 일부 보수 기독교세력이 저지른 또 하나의 만행이며, 종교적 이유를 내세워 동성애를 비정상으로 낙인찍고 성 소수자 차별을 합리화하려는 시도가 이제 한겨레 지면에서마저 일어난 것"이라고 지적했다.

무지개행동은 계속해서 "한겨레는 그간 사설과 기사에서 성적 지향과 성별 정체성을 이유로 한 차별을 금지해야 한다는 입장을 견지하고, 차별금지법 제정을 촉구하는 등 성 소수자 인권 이슈에 적극적으로 목소리를 내 와, 독자들은 차별금지법은 외면한 채 동성애 혐오세력들의 광고를 수차례 게재했던 언론들과는 분명 다른 길을 걸었던 한겨레를 신뢰하고 지지했었다."라고 지적했다.

이어 "그럼에도 한겨레(신문)는 이에 정면으로 배치되는 광고를 게재했고, 이에 대한 당혹감과 배신감은 이루 말할 수 없다."며 "우리는 과연 한겨레가 말하는 정론이 무엇인지, 소수자에 대한 혐오발언도 정치적 입장으로서 수용할 수 있다는 것인지, 기사가 아니라 '광고'의 형태라면 괜찮다는 것인지 질문하지 않을 수 없다."라고 강조했다.

무지개행동은 이어 "차별금지법에 대한 오해를 해소하고 필요성을 설파하는 깨어 있는 언론사들의 역할이 더욱 절실한데 이제는 한겨레마저 혐오세력의 입장을 '전면광고'로 수용하고, 그들의 자본마저 운영비에 편입하는 한겨레가 과연 앞으로도 그들을 비판하고 성 소수자의 목소리를 적극적으로 담아낼 수 있겠는지 우려스러울 따름"이라고 덧붙였다.

무지개행동은 마지막으로 ① 동성애 혐오와 차별을 조장하는 광고 게재에 대한 사과, ② 소수자에 대한 혐오와 차별을 조장하는 광고들이 더는 지면을 차지하는 일이 없도록 올바른 광고 선정 기준 마련 촉구, ③ 광고국 담당자들에 대한 인권교육 시행 등을 한겨레 측에 요구했다.

4. 서울국제뉴미디어페스티벌, 여성과 성 소수자 향한 대안 young 畵 전

2013년 10월 16일 개막 후 성황리에 개최 중인 국내 유일의 대안영화제 제13회 서울국제뉴미디어페스티벌의 주제 전 '대안 Young 畵'가 관객들의 뜨거운 호응을 이끌어 내고 있다. 이번 주제 전 '대안 Young 畵'는 '보이는 영상언어, 숨 쉬는 영상언어, 재전유하는 영상언어' 등 세 가지 테마로 진행했으며, 이 중 소외당한 이들에 대한 따뜻한 시선을 보내고 있는 '숨 쉬는 영상언어' 전이 특히 사실적인 영상으로 관객들에게 잔잔한 감동을 일으켰다(뉴스와이어, 2013. 10. 22).

1) '여성'이라는 이름으로, 네 편의 메시지

'숨 쉬는 영상언어' 중 여성성의 문제에 대해 진지하게 접근하고 있는 영화 〈그녀의 이름은 베트남〉은 베트남과 미국에 거주하는 5명의 베트남 여성의 인터뷰를 카메라에 담았다. 특히 베트남 전쟁 후에도 여전히 전근대적인 시선으로 여성을 바라보는 사회의 면면을 춤, 그림, 시 등으로 표현했다.

벨기에의 여성 감독 아네스 바르다의 〈노래하는 여자, 노래하지 않는 여자〉

는 15년에 걸쳐 우정을 나누는 두 여성의 이야기를 통해 여권 신장을 이야기하고 있다. 특히 현대사의 한 획을 그은 프랑스 68혁명 이후 여성운동의 발전과정 함께 진지하게 논의된 임신과 출산, 낙태, 가족제도에 대해 진지하고도 현실적인 질문을 던진다.

경순 감독의 영화 〈레드 마리아〉 역시 여성의 인권과 그 현실에 대해 메시지를 던지는 작품이다. 가사노동자, 성 노동자, 이주노동자, 위안부 등 다양한 직업의 한국, 일본, 필리핀의 여성들의 일상과 삶을 통해 현재 여성의 삶과 사회적 시선에 대해 다루었다.

〈레드 마리아〉가 현재의 여성에 대해 시선을 맞추었다면, 〈왕자가 된 소녀들〉은 1950년대 선풍적인 인기를 끌었던 여성 국극을 소재로 했다. 남장 여성들이 펼치는 낭만적인 사랑 이야기와 스스로 왕자가 되기 위해 길을 떠났던 소녀들 그리고 그들 팬들의 과거와 현재를 따라간다.

2) 사회적으로 용납되지 않는 동성애에 관한 두 편의 영화

미국의 바바라 해머 감독의 다큐멘터리 〈역사 수업〉은 사회가 동성애를 어떻게 받아들이고 있는가에 관한 보고서이다. 성 소수자에 대한 우리 사회의 폭력적인 시선을 그대로 보여 주고, 과거로부터 존재해 온 그들의 사진을 보여 주며 완전히 다른 시선의 '역사 수업'을 담고 있다.

사디 베닝 감독이 연출한 〈플랫은 아름다워〉 역시 성 소수자의 삶에 대해 이야기하고 있다. 독특한 점은 양성적인 특성을 가진 11살 테일러의 시선으로 사회적 성 규범을 바라보고, 이에 혼란스러워하는 소녀의 외로움을 흑백의 화면에 담담하게 풀어내고 있다.

자살과 정신건강

C/H/A/P/T/E/R **11**

• 학/습/목/표 •

- 우리나라의 청소년 자살 현황을 살펴본다.
- 청소년 자살의 원인과 예방 대책을 설명할 수 있다.
- 우리나라의 노인 자살 현황을 살펴본다.
- 노인 자살의 원인과 예방 대책을 설명할 수 있다.

제1절 청소년의 자살

1. 우리나라 청소년의 자살 개요

경제협력개발기구(OECD) 회원국들의 평균 청소년 자살률은 낮아지지만, 우리나라 청소년 자살률은 10년간 57%나 높아진 것으로 나타났다. 성적 압박과 학교폭력, 왕따 스트레스 등에 따른 것으로 성인과 달리 '충동적 자살'이 대부분이라 맞춤형 대책이 필요하다는 지적이 나온다(한국일보, 2013. 9. 11).

한국건강증진재단이 세계 자살예방의 날(9월 10일)을 맞아 통계청 사망원인통계를 분석한 결과, 10~19세 인구 10만 명당 자살자 수(자살률)는 2001년 3.19명에서 2011년 5.58명으로 57.2% 증가했다. 같은 기간 성인 자살률 50.5%(16.96명에서 33.58명으로) 증가보다 높은 수치다. OECD 회원국과 비교해도 우리나라 청소년 자살의 증가세는 두드러진다. OECD 31개 회원국의 아동·청소년(10~24세) 자살률은 2000년 7.7명에서 2010년 6.5명으로 감소했지만 우리나라는 6.4명에서 9.4명으로 46.9% 증가해, 10년 만에 순위가 18위에서 5위로 뛰어올랐다. 증가율로는 칠레(52.9%)에 이어 두 번째다.

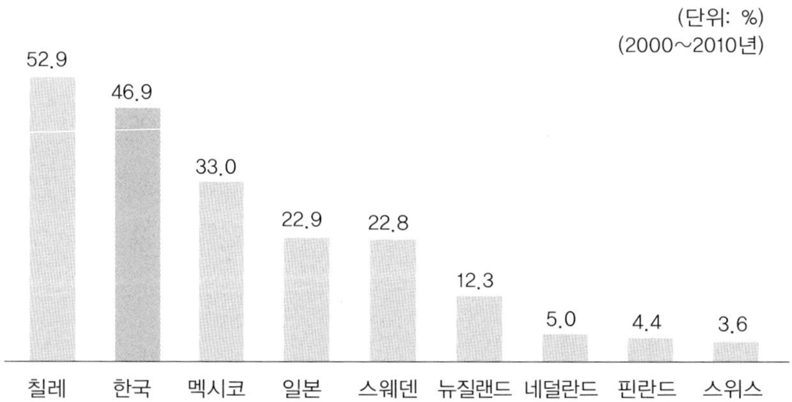

[그림 11-1] OECD 회원국 아동·청소년 자살 증가율

주: 자살률은 인구 10만 명당 자살자 수를 말한다.
출처: OECD, 한국건강증진재단, 한국일보(2013. 9. 11).

청소년 자살은 성인의 자살과 원인이 다르기 때문에 해법을 달리해야 한다는 것이 전문가들의 주장이다. 정재웅 한국건강증진재단 연구원은 "성인 자살은 우울증을 동반한 경우가 많지만 청소년 자살은 우울증보다 충동적 자살이 많다."며 "성적 스트레스나 학교폭력, 왕따, 부모와의 관계 등 대인관계, 외부 환경에 의한 스트레스나 억울함에 대한 반응인 경우가 많다."라고 말했다. 안용민 한국자살예방협회장(서울대 정신건강의학과 교수)은 "청소년들은 주로 인터넷이나 대중매체를 통해 정보를 접하는데, 감수성이 예민한 청소년은 자살 기사나 정보를 접한 후 자살 충동을 느끼는 경우가 많다"며, "실제로 재작년 학교폭력에 의한 대구 중학생의 자살 보도가 집중된 시점에 스스로 목숨을 끊었거나 자살을 시도한 청소년이 늘었다"고 밝혔다.

통계청이 2012년 발표한 '사회조사보고서'를 따르면, 20세 이상 성인은 자살 충동 이유로 경제적 어려움(42.6%), 질환·장애(14.4%), 외로움·고독(13.2%)을 꼽았지만, 청소년(13~19세)은 성적과 진학문제(39.2%), 가정불화(16.9%), 경제적 어려움(16.7%), 외로움·고독(12.5%) 순이었다. 2006년 발표된 '청소년의 자살 태도에 대한 연구'에서도 성인 자살자의 70~80%가 우울증을 경험했지만, 우울증과 관련된 청소년 자살은 10% 미만이었다. 이 때문에 청소년 자살을 막기 위해서는 의학적 치료보다 전문가 상담 등이 더 효과적이라는 지적이다. 하상훈 '한국 생명의 전화' 원장은 "자살을 시도하려는 청소년을 상담해 보면 교우들과의 단순 다툼이나 성적 비관 등의 문제로 목숨을 버리려고 한다."고 말했다. 그는 "(청소년들을)이해하려는 태도로 조금만 얘기를 들어줘도 생각을 바꾸는 경우가 많다."며 "학교에서 상담교육을 의무화하거나 소통 창구를 만드는 등의 대책이 필요하다."고 말했다.

2. 청소년 자살의 특성

청소년 자살의 특성은 다음과 같다(박광배 외, 1991; 나동석 외, 2010).

첫째, 부모로부터 심한 꾸중이나 심리적 거절, 외모에 대한 고민, 이성 친구와의 헤어짐, 성적 저하, 왕따, 입시 실패 등 대부분 분명한 동기가 있다.

둘째, 충동성이 강하게 작용한다. 성인의 경우 견디기 힘든 우울감, 절망감,

무기력감 등 자신의 위기 상황에 대한 신중한 평가가 자살을 결정짓는 큰 요소인 데 반해 청소년의 경우는 충동성이 매우 큰 결정 인자가 된다.

셋째, 피암시성이 강해 동반 자살이나 모방 자살이 많이 일어난다. 특히 청소년은 같은 처지에 있는 여학생들 사이에서 동반 자살이 흔히 일어난다. 이는 가정, 학교, 또래로부터 소외된 청소년들에게서 흔하다. 또한, 모방 자살은 청소년 특유의 현상이다. 과거 『젊은 베르테르의 슬픔』이라는 괴테의 소설 작품 주인공을 모방한 권총 자살이 유행했던 것처럼 청소년의 경우 친구나 TV 등 매스컴의 영향을 쉽게 받는다.

넷째, 치사도가 높은 자살 수단을 쓴다. 미국에서는 총기, 목매달기, 약물 과다복용, 달리는 차에 뛰어들기가 흔하나, 우리나라는 쉽게 구할 수 있는 약물을 복용하거나 목매달기, 고층 아파트에서 뛰어내리는 등 청소년 자신도 죽을 의도가 심각하게 없음에도 불구하고 자살방법이 치명적이다.

다섯째, 자살을 문제해결의 방편으로 삼아 쉽게 충동적으로 행동에 옮긴다. 청소년은 겪고 있는 스트레스가 심하고 어려운 문제에 접하였을 때, 깊이 따져 보지도 않고 자살 행동에 뛰어들고 도피와 같은 심리적 기제를 적용하여 현실의 고민을 벗어나 사후 세계에서 해결하려는 판단 미숙과 오류가 강하게 작용한다.

여섯째, 자살 행위는 도움을 청하는 기능이 있는데, 다른 연령군에서도 그렇지만 청소년들은 특히 남에게 괴로움과 고민을 말로 알리거나 도움을 청하지 못하고 행동에 옮기는 경향이 있다. 이러한 청소년의 행동화 경향과 죽음에 대한 양가감정(兩價感情)[38]을 가진 자살 시도자 대

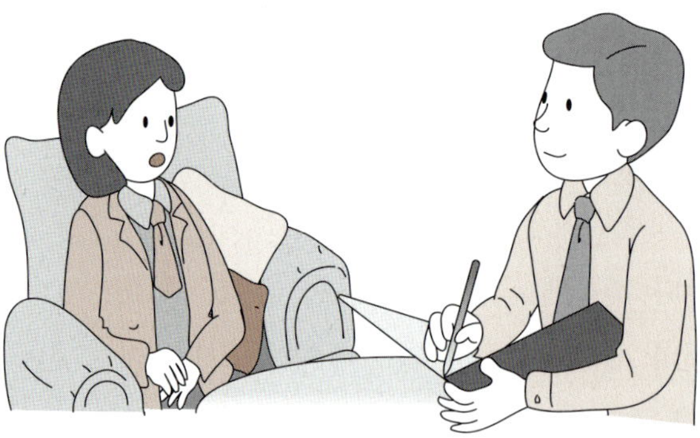

38) 양가감정이란 두 가지의 상호 대립하거나 상호 모순되는 감정이 공존하는 상태를 말한다. 흔히

부분을 고려한다면 자살 행위는 항상 도움을 청하는 울부짖음이라 할 수 있다.

3. 청소년 자살의 원인적 위험 요인

1) 정신과적 장애

적어도 자살 시도자의 60~90%는 정신과적인 문제를 가지고 있는 것으로 분석되고 있다. 그중에 가장 흔한 것이 주요 우울증, 양극성 장애, 약물남용, 품행장애 등이다. 청소년기에는 특히 충동성이 문제가 되는데, 비행청소년, 적대적 반항장애, 약물남용 등의 행동문제를 가진 청소년이 충동적으로 자살 시도를 하고, 그리하여 자살로 끝날 수 있다(Schaffer, 1986, 송동호 외, 1996 재인용).

2) 발달과 성격적인 측면

자살 시도나 자살에 성공한 청소년 중 상당수는 발달과정에서 문제를 가진다. 예를 들어 학습장애, 언어장애 등을 보이거나 행동적으로 매우 충동적이고 공격적인 아동이었을 가능성이 많다. 상당수의 자살 시도 청소년은 약물남용이나 성격장애를 가지고 있다. 특히 반사회적 성격 또는 경계선 성격장애 청소년들이 반복적으로 자살 시도를 하기도 한다. 그들에게 공격성과 충동성, 자살 행동은 밀접한 관련이 있는 것으로 보인다.

두 가지의 반대되는 가치·목표·동기 등이 공존할 때 이를 가리키는 것으로 정서적 양가는 조현병(정신분열병)의 일반적 특징으로 나타나고 있다. 인간이 가진 성격의 모든 면에서는 다 양면이 있으며 감정 면에서 볼 때 동시에 같은 목적에 상반된 감정이 있을 때가 있다. 이처럼 서로 용납되지 않는 양극의 대표적인 예가 사랑과 증오이다. 이는 동전의 양면과 같아서 한 쪽만 보인다 해도 다른 한 쪽도 존재하는 것이며, 그 보이지 않는 한 쪽은 의식하지 못하나 억압된 부분으로서 죄악감이나 불안을 일으킬 수 있다.

3) 생물학적인 요인

자살의 유전적 요인을 암시하는 가계 연구나 쌍생아 연구의 보고들이 있다. 자살의 유전적 요인은 아마도 자살이 흔히 수반되는 양극성 장애, 조현병(정신분열병), 그리고 알코올 중독과 같은 정신장애들의 유전에 연루되는 요인일 것이다. 그러나 이는 정신장애와 상관없는 독립적인 요인일 수도 있으며, 정신장애에 부과해서 있을 수도 있다.

4) 스트레스

다른 연령군에도 그렇지만 청소년기에도 자살 당시 부모 또는 친척의 죽음이나 동생의 출생, 가족의 병원 입원, 잦은 이사 등 스트레스가 높은 생활사건이 많은 것으로 보인다.

5) 정서적 지지 기분의 약화와 버림받음

사회적인 적응 문제는 자살 행동과 밀접한 관련이 있다. 특히 청소년기에는 더욱 두드러진다. 충분한 사회적인 지지기반과 환경적인 안정, 부모·친척 간의 원만한 관계에 문제가 있을 때, 가까운 친구나 자기를 이해해 줄 만한 사람이 없을 때는 문제가 생겨도 도움을 청할 사람이 없어서 자신의 문제에 대하여 무기력하고 희망이 없는 것으로 판단하여 충동적 혹은 절망적으로 자살 행동을 하게 된다.

4. 청소년 자살 징후와 도와주는 방법

1) 청소년 자살 징후

골드(Gould, 2001)는 청소년이 다음과 같은 자살 징후를 보일 때 친구, 가족 등 주변 사람들이 주의해서 특별한 관심을 가져야 한다고 했다.

- 자살하겠다고 위협하거나 과거에 자살을 시도한 일이 있었을 때, 다시 자살을 기도할 가능성은 20~30배 높다.
- 부모나 다른 가족구성원이 자살을 시도한 때 혹은 자살 시도를 했거나 자살에 성공한 친구가 있는 경우에 가족은 소심해야 한다.
- 죽음과 관련된 말과 행동을 하면 주의해야 한다.
- 청소년 스스로 자신을 받아들이지 못하거나 심한 열등의식에 사로잡혀 있을 때 더욱 주의해야 한다.
- 이혼이나 불화로 가정 기능이 붕괴하여 가정이 자녀에 대한 보호, 양육, 교육 기능을 다 하지 못할 때, 아이들은 절망에 빠지기 쉽고 자살 행동이 증가한다.
- 등교 등 평상시 해 오던 일상활동을 거부하거나, 학업 성적이 지속해서 떨어지거나, 낙제, 장기결석, 가출, 학교 중퇴 시 자살 시도가 급증한다.
- 행동에 큰 변화가 있을 때 주의해야 한다.
- 상당 기간 지속하는 우울 증상이 있을 때 특히 조심해야 한다.
- 부모 몰래 약을 사 모으거나 위험한 물건을 감추는 것이 발견되는 경우 또는 향정신성 약물, 담배, 알코올 섭취가 증가하는 경우 주의해야 한다.
- 마음의 상처를 받았거나 자신이 귀중하다고 생각하던 것을 잃었을 때 주의해야 한다.
- 갑작스러운 가족, 친구의 죽음이나 갑작스러운 사고에 의해서 심각한 정신적인 충격을 받았을 때 주의해야 한다.
- 오랫동안 불안정하고 침울해 있던 아이가 뚜렷한 이유도 없이 갑자기 평화스럽게 보이며 자기 주변을 정리하거나 평소 아끼던 소유물을 다른 사람들에게 나누어 줄 때 주의해야 한다.

- 입시 실패 전후에 특히 주의해야 한다.
- 자살을 모험적이고 로맨틱하게 생각하는 청소년은 특히 주의해야 한다.

2) 자살 징후를 보이는 청소년을 도와주는 방법

(1) 가족의 역할

자살을 예방하기 위해서 가족은 당사자를 야단치거나 자극적인 언사를 피하고, 우선 다가가서 정서적으로 지지해 주어야 한다. 또한, 왜 그런지 그 동기를 이해하려는 태도를 취하는 것도 중요하다.

(2) 친구의 역할

우리나라 청소년들이 고민과 걱정거리를 상담하는 대상으로 친구가 제일 많다(전체 상담의 약 46%를 차지)는 점을 고려하면, 청소년기의 친구 집단은 가장 중요한 수문장이자 상담자이다. 그러므로 그 영향력이 매우 큰 집단이라 하겠다. 따라서 자살 징후를 보일 때 청소년기 친구는 도움이 되는 경우가 많다.

최근 우리나라에도 또래상담자 제도가 정착되어 실효를 거두고 있다. 또래상담자의 역할은 다음과 같다: ① 친구의 이야기에 귀를 기울인다. ② "그것은 중요한 것이 아니야."라고 문제의 심각성을 부정하지 않는다. ③ 친구의 긍정적인 측면을 지적해 준다. ④ 신속한 조치를 취한다.

5. 청소년 자살을 예방하기 위한 대책

1) 가정에서 학생 자살 예방대책

- 정신적으로 건강한 아동으로 기른다.
- 평소에 자녀와 좋은 관계를 유지하고 대화를 계속한다.

- 자녀에 대한 과잉보호, 과잉기대, 무관심을 지양한다.
- 인내심과 극기심을 배양하고 긍정적 가치관과 생명의 존엄성을 고취시킨다.
- 가정의 고유 기능을 발휘한다. 자녀에 대해 세심하게 관찰하고, 성장과 발달을 지원하며, 충분한 애정과 정서적 지지를 제공하고, 부모로서 모범적인 생활을 보여 준다.

2) 학교에서 학생 자살 예방대책

- 부모, 교사, 학생들에게 청소년기의 특성과 자살에 대해 예방교육을 한다.
- 청소년기의 가치관을 정립·지도한다.
- 상담활동을 강화하고 또래상담제도를 도입한다.
- 즐거운 학교생활 풍토를 조성한다.
- 성적에 대한 중압감을 없애 준다.
- 학교폭력, 왕따 등 폭력 희생자를 줄인다.
- 학생 자살 예방지도를 위한 유인물과 책자를 발간한다.

3) 전문가와 사회의 학생 자살 예방대책

- 정신질환을 조기 발견하여 치료한다.
- 고위험군을 선별하여 관리한다.
- 지지체계를 개발하여 유지한다.
- 매스컴을 통한 자살에 대한 인식을 전환한다.
- 궁극적 자살 방지의 약은 누군가와의 의미 있는 관계(사랑)이므로, 이를 정립한다.

제2절 노인의 자살

1. 우리나라 노인 자살의 개요

대한민국이 고령화사회로 접어드는 시점에서 노인층의 자살률이 증가하고 있어 사회문제가 되고 있다. 자살률 세계 1위라는 오명 속에서도 최근 수년간 자살자 수가 매년 증가하는 가운데 60대 이상 노년층 자살도 증가추세여서 더욱 우려를 낳고 있다.

이러한 사실은 민주당 김현 의원이 경찰청으로부터 제출받은 국정감사 자료에서 드러났다(웰빙코리아뉴스, 2013. 9. 5). 이 자료에 의하면, 2008년부터 2011년까지 자살자는 매년 꾸준히 증가 추세를 보였다. 1만 2,270명이었던 2008년 자살자 수는 2009년 1만 4,722명으로 늘었고, 2010년 1만 4,779명, 2011년 1만 5,681명으로 4년 연속 증가를 나타냈다. 연령대별로는 61세 이상 노년층 가운데 4년간 1만 8,798명이 스스로 목숨을 끊어 연평균 4,700명(32.7%)에 달했다.

이를 자세히 살펴보면, 2008년 자살자 중 61세 이상은 4,029명으로 전체의 32.8%였는데, 이 수치는 41~50세(2,381명, 19.4%)를 훨씬 웃돌았다. 또 2009년에는 4,673명(31.7%), 2010년 4,945명(33.5%), 2011년 5,151명(32.9%)으로 노년층 자살이 큰 비중을 차지했다. 지역별 자살자 수로는 경기도가 4년간 1만 2,536명으로 최다를 기록했다. 이어 서울 9,566명, 부산 4,092명, 경남 3,863명, 충남 3,716명, 경북 3,555명 등으로 뒤를 이었다.

한편, 미국 뉴욕타임스는 2013년 2월 18일(현지시각) 국제면 머리기사에서 '1인 노인 세대'가 늘어나면서 한국의 노인 자살률이 갈수록 높아지고 있다고 보도했다(연합뉴스, 2013. 2. 19). 이 신문은 2012년 8월 7일 경남 거제시청 앞 화단에서 "기초생활지원금 지급이 중단돼 원망스럽다"는 유서를 남기고 음독자살한 이모(78. 여) 씨의 사례를 들어 한국의 노인 자살 문제를 다뤘다. 이 씨는 무직이었던 사위가 직장을 얻게 돼 기초생활수급자에서 제외되자 생활고를 비관해 목숨을 끊었다.

당시 시민단체에서 보건복지부가 노인에 대한 부양이 실제로 이뤄지는지를 판단하지 않은 채 사위가 취직했다는 이유로 기초생활보장 수급자에서 탈락시켜 무고한 생명을 앗아갔다고 반발, 논란이 일었다. 이 신문은 이 씨의 죽음은 최근 몇 년 새 65세 이상 노인 자살률이 4배 이상 치솟은 한국사회의 어두운 단면을 적나라하게 보여 주고 있다고 지적했다.

가족 간 유대를 중시해 왔던 한국인의 가치관이 고도의 경제성장을 달성하는 과정에서 소멸돼 가는 것을 여실히 보여 주고 있다고 평했다. 그간 한국인들은 부모는 자식을 위해 모든 것을 바친다는 생각 속에 평생을 일해 왔으며, 특히 모든 재산을 털어가면서까지 자식 교육을 위해 희생해 왔다고 지적했다.

이와 달리 자식 세대는 직장을 구하려고 부모들의 터전인 농촌을 벗어나 도시로 몰리면서 노부모 부양을 소홀히 해 왔다고 꼬집었다. 이에 따라 노부모들은 생활고에 시달릴 수밖에 없게 됐고, 젊은이들이 떠나는 바람에 농촌은 폐허로 변했다고 소개했다. 특히 한국정부가 1988년 노인부양 등을 위해 국민연금, 기초생활지원제도 등 복지정책을 내놨지만, 지원 규모가 최저생계비에도 미치지 못한다고 지적했다. 그러면서 2011년 기준 65세의 노인 인구 가운데 불과 40% 정도만 국민연금이나 개인연금의 혜택을 받고 있어 문제가 되고 있다고 덧붙였다.

2. 노인 자살의 특성

노인의 자살 시도나 자살은 분명 젊은 성인보다 적은 게 사실이다. 그러나 자살 수행은 나이가 많아짐에 따라 증가하고 있다. 특히 서구에서는 남성 자살률이 여성 자살률보다 더 높은 경향이 있다. 노인이 자살을 목적으로 하는 자해행위는 젊은 성인보다 더 치명적인 손상을 입는 경우가 많다. 이는 노령의 신체 특성상 취약성이 큰데다가 대체로 혼자 사는 노인이 많아 자해행위 이후 치명상을 입기 전에 조기에 발견될 가능성도 적고, 죽고자 하는 욕구가 강해 좀 더 치명적인 자해방법을 사용하기 때문으로 보인다.

노인이 젊은 성인보다 자살 수행률이 3~5배 정도 높지만, 노인은 사회 통념상 가치가 떨어지고 우울하고 죽음에 가까운 존재로 잘못 인식되어 있으며, 인구 구조상 젊은 사람의 자살 수가 노인의 자살 수보다 많아서 노인 자살은 간과되는 측면이 있다. 하지만 인간의 존엄성, 남아 있는 가족의 슬픔, 노인 인구의 증가 추세 등을 고려해 볼 때 노인 자살은 심각하게 다루어야 한다.

3. 자살과 관련된 요인

1) 생물학적 요인

노인에서 자살 수행률이 높아서 노화에 의한 뇌의 변화가 노인 자살률 증가와 연관이 있는지를 알아보고자 하는 연구가 진행되고 있다. 성인에서 뇌척수액 내의 세로토닌 대사산물인 5-HIAA의 농도 감소가 공격적이고 충동적인 행동의 발생과 관련 있다는 연구가 계속됐고, 이러한 연관성이 우울 증상을 가진 자살시도자에게서도 계속 주목되어 왔다. 또한, 자살을 수행한 사람들의 뇌를 부검한 연구에서 이러한 세로토닌 이상과 자해 행동 간의 연관성을 뒷받침하는 보고가 계속되면서, 만 등(Mann et al., 1999)은 세로토닌(serotonin)[39]의 활성도 감소

39) 세로토닌이란 5-히드록시트립타민이라고도 하며, 아미노산인 트립토판에서 유도된 화학물질을 말한다. 뇌·내장조직·혈소판(血小板)·비만세포에 들어 있으며, 말벌독과 버섯독을 포함하는 많은 독액의 구성성분이다. 세로토닌은 강력한 혈관수축 및 신경전달물질로 작용한다. 뇌의 특정 부위에서 분비되며, 이 물질의 농도 변화는 우울증 같은 정신상태와 관련이 있는 것으로

가 우울증을 가진 사람에게서 자살 사고나 절망감이 생겼을 때 공격적이고 충동적인 행동으로 이행할 가능성을 높이게 된다고 주장하였다.

2) 신체적 요인

만성질환이나 중증질환이 노인에게 자살 사고를 해 오기는 하지만, 만성 또는 중증 신체질환 단독으로는 노인에게 자살을 유발하지는 않는다. 하지만 신체질환에 의해 우울증이나 다른 정신병리가 유발될 때 자살에 큰 영향을 미치며, 이러한 경향은 고연령층의 노인이나 남성 노인의 경우 더 큰 영향을 받는 것으로 보고되고 있다. 특히 75세 이상의 고연령군의 자살 위험을 약 5배 높일 수 있다.

암 환자의 경우, 특히 남성은 진단을 받은 지 2년 이내에 자살률이 증가하는 것으로 보고되고 있으며, 이들 환자의 62.5~85.0%가 우울장애나 불안장애 같은 정신질환을 동반하는 것으로 보고하고 있다. 그리고 실제 신체질환이 없다 하더라도 암과 같은 심각한 질환에 대한 두려움이나 걱정 자체가 우울증을 유발하여 자살의 위험도를 높이는 것으로 알려졌다. 이는 특히 남성 노인인 경우에 더 많은 영향을 받는 것으로 알려졌다. 따라서 심한 신체질환을 가진 노인인 경우, 자살을 예방하기 위해 심리학적 상태에 대해서 주의 깊게 평가하는 것이 필요하다. 더불어 자살 수행 노인의 58%가 사망 전 한 달 동안 1차 진료의를 만난다는 보고가 있었기 때문에 1차 진료의에게 우울함에 대한 교육을 하는 것은 매우 중요하다(나동석 외, 2010).

3) 심리학적 요인

노인 자살의 심리학적 요인에 대한 연구는 전향적으로 이루어진 것은 거의 없고

밝혀졌다. 신경안정제로 사용되는 몇 가지 약물은 신경 말단에 있는 과립형 저장소로부터 세로토닌을 유리시키는 반면, 환각을 유발하는 LSD는 세로토닌의 작용을 억제하는 약물이다.

주로 심리부검법에 의해 후향적으로 이루어지고 있다. 그 결과에서는 정신질환을 노인 자살의 주요한 위험 요인으로 간주하고 있다. 자살한 노인의 75% 이상이 자살 당시에 적어도 하나 이상의 정신질환 상태에 있는 것으로 추정되는데, 특히 자살한 노인의 50~87%가 자살 당시에 우울증이 있는 상태인 것으로 보고되고 있다. 이러한 경향은 고연령층의 노인에게 더 많이 적용되는 것으로 보인다. 뷰트레이스(Beautrais, 2002)는 자살과 자살 시도에 대한 연구에서 우울증을 치료한다면 노인 자살을 74% 정도까지 줄일 수 있을 것이라고 밝혔다.

조현병(정신분열병)이나 망상형 장애의 경우는 이들 질환에서의 자살률이 6.0~17.0%로, 일반 노인군의 자살률인 0.1%보다 훨씬 높게 나타나고 있다. 알코올 의존을 포함한 약물 사용 장애도 자살률을 높이는 것으로 보고되어 있다. 최근에 이루어진 웨른 등(Waern et al., 2003)의 연구에서는 주요 우울장애, 경도 우울장애, 약물 사용 장애의 경우 각각 자살의 위험을 21배, 6배, 16배 높이는 것으로 보고하였다. 불안장애의 경우 자살과 관련이 있는지는 확실하지 않다.

4) 사회적 요인

자살의 예방적 측면에서 생활사와 관련된 요인이 왜 중요할까? 생활사와 관련된 요인은 교정할 수 있는 경우가 많기 때문이다. 일반적으로 자살과 관련된 사회적 요인으로는 가족이나 친구의 사망, 이별, 해고·은퇴 등 직업·경제적인 어려움, 가족 내 불화, 감금 등 법률적인 상황, 사회적 지지 망의 부족 등이 제시되고 있다. 하지만 생활사와 관련된 각각의 요인이 노인 자살에 미치는 영향에 대해서는 많은 논란이 있다(나동석 외, 2010).

비교적 일관성 있게 노인 자살자 중 특히 남성 노인에게서 이혼 혹은 사별로 혼자 사는 노인이 많은 비중을 차지한다는 보고가 많다. 노년기에 빈번히 일어나는 사별은 자살을 유도하는 심각한 위험 요인으로 추정되고 있다. 특히 배우자와의 사별이 갑작스럽게 일어났을 때, 남성 노인이 사별을 당하였을 때 위험도가 3배 정도 높아지는 것으로 보고되는데, 사별 후 6개월 이내에 자살의 위험도가 가장 높다고 한다. 또한, 남성 노인은 별거, 독신에서도 자살 위험이 커지는 것으로 알려졌다. 그러나 여성 노인에게서는 이러한 현상을 증명할 수 없다.

은퇴나 퇴직 자체가 노인 자살의 중요한 위험 요인은 아니다. 그러나 은퇴나 퇴직이 원하지 않은 상태에서 갑작스럽게 일어나서 이후의 새로운 생활에 적응할 수 없거나, 그 변화에 대처할 융통성이 부족할 때 노인에게는 위험 요인으로 작용할 수 있다. 한편, 경제적인 빈곤 상태는 젊은 성인과는 달리 노인의 자살에서는 의미 있는 위험 요인이 아닌 것으로 보고되고 있다.

병원이나 양로원 등 수용기관에 입원해 있는 노인은 일반 노인보다 자살률이 높지 않다. 이는 수용기관 자체에서 자살을 방지할 수 있는 안전한 시설과 치료진의 관찰이 이루어지고 있으며, 우울증을 조기에 발견하여 치료할 수 있는 환경이 유의한 보호요인으로 작용하기 때문이다. 그리고 수용된 노인의 경우 자살률이 낮은 치매 환자가 일반 노인보다 의미 있게 많으므로 전체 수용 노인의 자살률 감소에 영향을 준다. 그러나 치료진의 잦은 교체나 혼잡한 환경이 유지되는 수용기관일 때는 상대적으로 자살률이 높은 것으로 보고되고 있다.

종교적인 마음이나 생에 대한 만족, 지속적인 사회활동은 자살 사고를 감소시키는 예방인자로 알려졌다. 매클레인 등(McClain et al., 2003)은 말기 암 환자 연구에서 종교적인 마음이나 생에 대한 만족이 자살 사고를 줄여 주는 것으로 보고하였다. 또한, 루베노위츠 등(Rubenowitz et al., 2001)의 심리 부검 연구에서는 지속해서 취미생활을 하는 것과 꾸준히 사회활동에 참여하는 것을 자살의 예방 인자로 보고하였다. 이러한 요인을 고려해 볼 때, 자살 위험이 큰 노인에게 지속적인 대인관계와 활동을 만들어 준다면 자살의 빈도를 줄일 수 있을 것이다.

4. 예방에 대한 접근

콘웰(Conwell, 2004, 나동석 외, 2010 재인용)은 자살을 예방하기 위한 전략으로 예방의 대상에 따라 보편적 예방, 선택적 예방, 지시적 예방으로 분류하였다.

1) 보편적 예방

보편적 예방은 나이나 성별, 자살 위험도와 상관없이 전체 지역사회 주민을 대상으로 진행하는 것이다. 미국의 경우, 자살 수행을 높이는 원인 중 하나가 청소년부터 노인까지 총기류에 대한 접근이 쉬운 것이므로, 집에서 총기류를 추방하는 운동을 벌이는 것이 자살을 감소시키는 전략의 하나가 될 수 있다.

2) 선택적 예방

선택적 예방은 현재 긴박한 자살 위험도를 가지고 있지는 않지만 자살에 이를 수도 있는 취약성을 가진 노인을 대상으로 하는 자살 예방 전략이다. 사회적 지지가 부족한 독거노인을 대상으로 다양한 지지적인 상호 관계를 제공하는 아웃리치 프로그램이 선택적인 예방 전략의 하나가 될 수 있다. 미국 샌프란시스코의 노인자살예방센터(Center For Suicide prevention)에서 시행하고 있는 '우정의 전화(Friendship Line)' 프로그램은 24시간 전화서비스를 통해 노인들에게 정서적인 지지와 의뢰서비스에 대한 정보를 제공한다.

3) 지시적 예방

지시적 예방은 자살과 관련되어 있다고 여겨지는 정신질환을 가지고 있거나 긴박한 자살 위험을 가지고 있는 고위험군 노인을 대상으로 하는 예방 전략이다. 우울증이 있는 노인에게 항우울제를 이용한 약물치료나 정신치료를 적극적으로 제공하는 것이 지시적인 예방 전략의 전형적인 예라고 할 수 있다.

5. 노인 자살의 예방을 위한 제안

1) 일반인 홍보

일반인을 대상으로 자살과 우울증에 대한 교육, 홍보가 필요하다. 자살이 생사를 선택할 수 있는 개인의 고유한 자유에 속하는 영역이 아니라 병적인 현상이며, 자살의 주요한 원인이 우울증과 관련이 있고 우울증의 치료가 자살을 예방할 수 있는 효과적인 방법이라는 것을 일반인에게 알려야 한다. 이를 위해 방송매체나 신문 등을 통하여 공익광고나 특집 프로그램 제작 등 다양한 방법을 동원하는 것이 필요하다.

2) 연구의 활성화 필요

우리나라에서는 노인 자살의 실태, 관련 요인, 사회적 구조 요인 등에 대한 자료와 이를 분석한 연구가 아직 많지 않다. 또 공식적인 국가 자살 통계인 통계청의 사망 원인 통계와 경찰청의 자살 통계에서도 노인 자살에 관련된 정보가 부족하다. 특히 가족 혹은 친지를 대상으로 하는 사후추적 연구가 거의 없는 상태로, 자살 당시의 심층적 요인을 파악하기는 매우 어렵다. 따라서 앞으로 우리나라 노인 자살에 대한 체계적인 분석과 현황 파악을 위해 노인 자살에 대한 통계청과 경찰청의 공식 통계 항목의 강화, 자살자의 유서·일기·편지 등을 통한 구체적인 사례연구의 활성화, 자살과 자살 기도자에 대한 사후추적 연구의 시행 등을 통해 우리나라 노인과 관련된 자살 유발 요인을 파악해야 한다.

3) 자살 발견과 예방체계 개발

우리나라에서 자살을 담당하는 상담기관은 수원시 자살예방센터, 생명의 전화 자살예방센터, 사랑의 전화 24시간 카운슬링센터 등이며, 2003년 12월 사단법인 한국자살예방협회가 창립되었다. 자살예방을 위해 정부는 2004년 6월부터 긴급구호 상담소 안에 상담전화를 개설하여 건강한 가정을 유지하기 위한 각종 상담을 하고 있으며, 실업극복국민재단은 생계형 자살을 막기 위해 24시간 상담전화를 개설하는 등 다양한 방법을 모색하고 있다. 그러나 아직은 체계적이거나 통합적이지 못하고 개별적이고 국지적인 활동에서 벗어나지 못한 상태다.

미국은 지역마다 자살예방센터가 설립되어 활동하였으나 실질적으로 노인에게 별 효과가 없었다. 전체 자살 관련 전화상담건수 중 노인상담은 1~2% 정도밖에 안 될 정도로 거의 모든 노인 자살자들이 위기 시 자살예방센터에 전화 혹은 도움을 요청하지 않았다. 더구나 자살예방센터에서 고위험군의 노인을 평가하거나 처치할 만한 프로그램도 마련되지 않았고, 자살예방센터 종사자 대부분이 노인 자살에 대해 교육받지 못하거나 지식이 부족하여 노인 자살의 예방에 실질적인 도움이 되지 못했다.

따라서 노인을 대상으로 하는 전문 프로그램을 개발하여 노인의 접근성을 올리는 것이 주요한 과제라고 하겠다. 지역 거점별로 노인 자살예방센터를 설립하여, 노인 전용 전화상담 서비스, 수문장 프로그램, 텔레헬프/텔레체크 서비스의 시행, 노인 대상 전문교육 프로그램 등을 우리나라 실정에 맞게 개발하고 적용하여야 하겠다. 우리나라에서는 전국적으로 보건소/보건지소, 대한노인회조직(노인 대학, 노인정), 노인복지관, 정신보건센터, 치매주간보호센터 등이 지역사회에서 조직되고 있거나 확충되고 있는 중이다. 그러므로 지역 거점 노인 자살예방센터가 지역에 맞는 노인 전문 서비스와 프로그램을 개발하고, 교육과 자문 역할을 담당함으로써 지역사회기관과 연계하여 노인 자살 예방 서비스를 시행하는 것이 실현 가능한 한 방법이 될 것이다(나동석 외, 2010).

4) 지속적인 1차 진료의 교육

노인 자살자 대부분이 자살 시도 전에 1차 진료의를 방문하는 것으로 보인다. 따라서 우울 증상과 자살 사고를 자살 시도 전에 발견하기 위해 1차 진료의에 대해 정기적인 교육을 하는 것이 필요하다. 대부분의 의사가 각 소속학회에서 정기적으로 받고 있는 연수교육 시간을 활용하여 주기적으로 교육하고, 진료실에서 간단하게 평가할 수 있는 한국형 우울 증상 선별도구와 자살 위험도에 대한 선별도구를 개발·보급하는 것도 필요하다. 또한, 노인병과 노인의학 관련 전문학회에서 노인 자살과 우울증 관련 주제를 정기적으로 다루어야 하며, 의과대학의 의학교육 과정에서도 노인 자살과 노인 우울증에 대한 교육을 강화할 필요가 있다.

성폭력과 정신건강

C/H/A/P/T/E/R **12**

• 학/습/목/표 •

- 성폭력의 개념을 이해한다.
- 성폭력의 원인을 여러 각도에서 설명할 수 있다.
- 통계에 의한 성폭력 상담 동향을 설명할 수 있다.
- 성폭력 피해자와 가해자, 주변인에 대한 지침을 설명할 수 있다.

제1절 성폭력의 개념과 맥락

1. 성폭력의 개념

성폭력을 어떻게 이해해야 할까? 우리 사회에서 성폭력에 대한 정의가 이루어지기 시작한 것은 1980년대다. 이전에는 '정조에 관한 죄'로 강간이라는 개념이 여성 정조를 침해한 범죄로 인식되었다. 정조의 침해는 여성 개인에게 가해진

범죄가 아니라, 여성이 속한 남성 가족의 명예를 더럽힌 범죄라는 의미다.

성폭력을 사회 문제화한 여성운동 단체에서는 성폭력을 성별 권력관계의 문제이고, 근절해야 할 폭력으로 설명하기 시작했다. 성폭력을 여자로서 부끄러운 일, 여자들의 팔자, 정조의 문제가 아니라 개인 여성의 성적 자기결정권의 침해로 이슈화한 것이다.

성폭력을 남성의 성기가 여성의 질 안에 강제로 삽입된 것으로 이해하는 것은 남성 성기 중심적, 남성 행위 중심적인 정의다. 때문에 여성운동 단체에서는 성폭력을 여성이 불쾌함을 느끼는 모든 신체적, 언어적, 정신적 폭력으로 정의하기 시작하였다. 왜냐하면, 기존의 성폭력 개념은 여성들이 일상에서 다양하게 경험하는 성적 불쾌함을 설명하지 못했기 때문이다.

폭력의 개념을 넓힌 여성운동의 성과로 여성은 자신의 다양한 경험을 새롭게 해석할 수 있게 되었고, 여성의 성적 권리에 대한 사회적 인식 또한 변화시킬 수 있었다. 하지만 성폭력의 개념을 확장하면서 우리는 기존의 여자다움, 남자다움에 대한 규범을 그대로 수용하고 오히려 강화하게 되었다는 새로운 문제에 부딪히게 되었다.

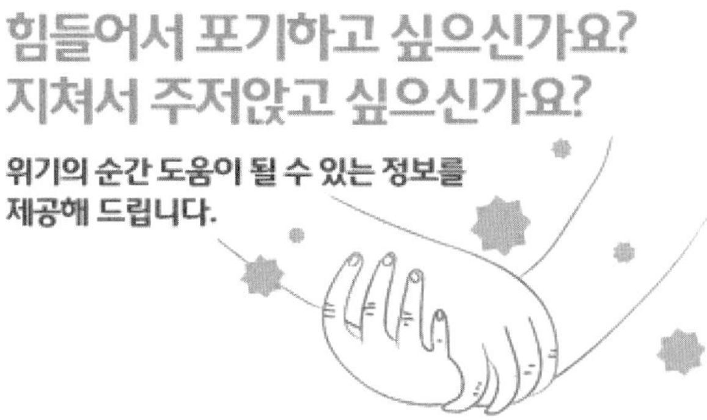

[그림 12-1] 성폭력 예방 캠페인

출처: 안전Dream 아동 여성 장애인 경찰지원센터(http://www.safe182.go.kr).

성별에 따라 다른 성적 규범이 요구되는 사회에서 성에 관한 담론은 여성의 몸을 성애화하고 수동적인 대상으로 볼 뿐, 성과 관련한 여성들의 욕망과 의지를 쉽게 삭제한다. 이러한 통념은 여성들의 성과 관련된 불쾌함이 성폭력으로 이야기될 수 있다는 여성단체의 주장과 같다는 오해를 만들기도 하였다.

여성들의 경험으로 성폭력을 정의하고자 하였지만, 역설적으로 이러한 시도가 여성들의 모든 성적인 경험을 폭력으로 해석해 비릴 수 있는 가능성을 만든 것이다. 여성들의 경험을 폭력으로 해석하는 것도 중요하지만, 그 폭력을 경험하지 않을 수 있는 여성들의 힘을 성폭력의 정의 안에 포괄하기는 쉽지 않았다(한국성폭력상담소, http://www.sisters.or.kr).

한국성폭력상담소에서는 성폭력을 새롭게 정의하기를 원한다. 그 새로운 개념은 여성들이 자신의 경험을 성폭력과 관련해서 해석하고, 다양한 실천을 하는 것이 여성 개인의 힘을 기를 수 있는 과정이 되도록 하는 것이다. 또한, 그 개념은 위험한 것, 침입될 수 있는 것으로 여겨지는 여성의 몸과 성에 대한 사회적 통념에 도전할 수 있는 것이어야 한다. 성폭력이라는 기존의 언어에 새로운 의미를 부여하는 것은 늘 사회적 통념과의 투쟁 과정에 있게 된다. 그 과정에서 성폭력에 대한 새로운 정의는 여성 개인의 다양한 경험으로 다시 써야 할 것이다.

2. 성폭력의 맥락

성폭력이 왜 발생하는가? 여러분은 성폭력 발생의 큰 요인이 무엇이라고 생각하는가? 여기에 대해 한국성폭력상담소(http://www.sisters.or.kr)에서는 다음과 같이 제시하였다.

1) 성폭력 발생의 개인적·문화적 맥락

우리에게 성폭력은 매우 비일상적이고 예외적인 사건으로 여겨진다. 물론 한 개인에게 있어서 성폭력의 피해는 그와 같은 경험으로 인식될 수 있다. 하지만 동시에 여성 집단에게 일상적으로 일어나는 사회적 문제이기도 하다. 성차별적 성별 이중 규범과 우리 사회의 성문화와 밀접한 관련을 맺고 있기 때문이다.

2) 성차별적 성별 이중 규범

우리는 태어나면서부터 사회로부터 남성과 여성이라는 성을 부여받고 생물학적 성에 맞게 기대되는 성역할을 수행하게 된다. 즉, 여성은 여성성을, 남성은 남성성을 획득하는 것이 '정상적'이라는 교육을 받게 된다. 여기에서 성(sex, gender, sexuality)은 남성과 여성의 이분법 구도 안에서만 존재하며, 이러한 규범은 다양한 개인의 성적 정체성과 지향, 행동양식 등을 규제한다.

그런데 여기서 이런 의문을 가질 수도 있을 것이다. 여성은 여성으로, 남성은 남성으로 길러진다는 것은 '자연스러운' 과정이 아닌가 하고 말이다. 하지만 자연스럽고 수평적인 관계를 맺는 것처럼 보이는 여성/남성, 여성성/남성성은 사실상 사회적으로 학습된 결과일 뿐 아니라, 차별적 요소를 포함하고 있다. 우리가 흔히 말하는 '남자답다,' '여성스럽다'라는 내용을 살펴보면, 남성은 역동적, 공격적, 지배적인 성향으로, 여성은 수동적, 종속적인 성향으로 매우 상반된 내용을 나타내고 있음을 알 수 있다.

저돌적이고 공격적인 남성(성)과 대응할 수 없도록 길든 여성(성)의 관계는 폭력적으로 일방을 침해할 수 있게 한다. 이것은 자연스러운 것이나 생물학적인 차이에 기인한다기보다 사회적인 성별 규범체계의 학습으로 자연스러운 것인 양 기능하는 것이다. 그리고 이러한 두 가지 성향에 대한 사회적 가치는 다르게 매겨지며, 남성과 다르게 훈육되어 온 여성의 몸과 생각, 행동은 남성이 여성을 보호·통제하는 기반이 된다. 이처럼 상호 비대칭적인 성별 관계의 모순이 바로 '성폭력'이 발생하는 지점이다(나동석 외, 2010).

3) 강간 문화

이러한 차별적인 요소는 성에 관한 가치관이나 성적 실천에서도 그대로 적용된다. 남성에게 '성'은 당연히 향유할 권리가 있는 것으로 남성은 너무나 쉽게 성적 주체가 되지만, 여성에게 성은 부끄럽고 위험한 것으로 학습되기 때문에 여성이 성적 주체성을 실천하기가 매우 어렵다.

성적 주체자인 남성에게는 성적 실천을 위한 다양한 가능성이 열려있을 뿐 아니라, 성적 실천이 곧 남성성을 획득하고 강화하는 핵심이 된다. 즉, 성적 농담과 포르노, 성매매 등 남성들이 향유하는 성문화는 남성들의 유희와 쾌락인 동시에 남성이 되기 위한 관문의 역할을 하기도 한다. 이렇듯 여성을 도구화하고 지배하는 성적 실천은 남성 집단의 공모와 연대로 계속 유지된다.

여성을 성적으로 대상화하는 남성 중심 성문화는 성폭력에 대한 공포의 확산, 여성의 활동 영역을 제한하고 옷차림과 행동을 규제하는 방식으로 나타난다. 남성들의 성적 실천 방식을 문제 삼는 대신, 성폭력의 책임을 여성에게 전가하고 몸의 위험과 취약함을 수용하도록 하는 것이다. 또한, 이러한 사회규범은 성에서 여성은 수동적이고 무지해야 하며, 남성은 여성을 리드해야 한다고 규정한다. 남성들의 일방적이고 강압적인 방식이 남자다움이나 낭만으로 포장되고, 여성들의 거부가 내숭이나 '여성스러움'의 표현으로 여겨지는 문화에서 성폭력 문제는 은폐되기 쉽다. 실제로 남성들은 친밀한 관계에서 성폭력이 발생할 수 있다는 사실을 이해하지 못하며, 성폭력은 단지 성관계를 맺는 하나의 방식일 뿐이라고 믿는 사회에서 '강간'은 언제든지 '화간'으로 둔갑하게 된다.

4) 위계적인 권력관계

성폭력이 대부분 남성에 의한 여성 폭력으로 나타나기 때문에 성차별적 섹슈얼리티와 연결되어 있으며, 다른 사회적 권력관계와도 긴밀한 연관을 맺고 있다. 실제로 일어나는 많은 성폭력이 가해자와 피해자의 권력관계와 무관하지 않음을 확인할 수 있다. 이는 권력자가 자신의 권력을 확인하고 사회적 약자를 차별하는 수단으로 성폭력을 이용하기 때문이다.

남성 - 여성, 연장자 - 연소자, 상사 - 부하직원, 비장애인 - 장애인, 내국인 - 이주노동자 등의 관계에서 '누가 누구에게 성폭력을 행하는가'를 살펴보면 권력의 작동 방향과 성폭력의 상관관계를 이해할 수 있다. 남성 간 성폭력 역시 위계를 동반하여 일어난다는 점을 상기할 때, 권력관계는 매우 중요한 요소임을 알 수 있다.

특히 우리는 수직적인 상하관계와 위계가 강한 문화에 살고 있다. 가족, 직장, 군대 등에서 개인의 관계는 서열화되고, 조직 내에서 지배와 순응을 내면화하도록 교육을 받는다. 이러한 위치에 있는 개인은 자유로운 의사표현과 수평적 관계를 맺기 어려우며, 성폭력이 발생하였을 때 피해자가 문제를 제기하기 어려운 것은 성폭력이 바로 이러한 위계 관계 안에 놓여 있기 때문이다.

성폭력은 일부 사람만의 문제가 아니며 일탈적인 행동으로만 바라볼 수도 없다. 성문화를 돌아보고 자신을 성찰하면서 그 누구도 예외일 수 없는 것은, 이렇듯 성폭력이 우리의 일상과 맞닿아 있기 때문이다. 성차별적 성별 구조와 성문화, 그리고 위계적인 권력관계로 이루어진 사회와 개인이 맺고 있는 관계를 직시할 때, 우리에게 새로운 실천 전략이 생길 거라 기대해 본다.

제2절 성폭력 상담 통계와 상담 동향분석

한국성폭력상담소(http://www.sisters.or.kr)의 2012년 전체 상담은 1,437건(2,390회)이며, 이 중 성폭력 상담은 1,321건(2,251회)이다. 전체 상담횟수 대비 상담건수 비율은 60.1%로 1회에 그치지 않고 지속해서 이루어진 상담이 많았다. 1991년 4월 개소 이래 2012년 12월 31일까지 한국성폭력상담소에 접수된 상담은 총 46,978건(71,022회)이며, 이 중 성폭력 상담은 총 38,950건(82.9%)이다.

1. 2012년 성폭력 상담의 동향

1) 스토킹 피해의 심각성 증가

2012년에 접수된 성폭력 사례에서 가장 두드러진 것은 스토킹(stalking)[40] 사건이었다. 스토킹 사례는 전체 상담건수 중 49건으로 3.7%의 비율을 차지하고 있으나 피해가 장기간 지속한다는 점, 친밀한 관계(전/현 배우자와 애인)에서 발생하여 사건이 은폐되는 비율이 높다는 점, 강간이나 카메라 이용 촬영 등 다른 성폭력이 함께 동반되는 경향이 높다는 점 등의 복합적인 이유로 피해의 심각성이 가장 두드러졌다. 특히 스마트폰 보급 확산 이후 모바일 채팅으로 만난 관계에서 발생하는 스토킹이 점차 증가하는 경향을 보였다. 2012년 상담통계를 보

40) 스토킹은 '은밀히 다가서다, 몰래 추적하다(stalk)'에서 파생되어 명사화된 용어이다. 이동통신·이메일·대화방 게시판 등의 정보통신망을 이용한 스토킹을 특별히 사이버 스토킹(cyber stalking)이라고 한다. 스토킹을 하는 사람을 가리켜 스토커(stalker)라고 부른다. 스토커는 표적으로 삼은 사람을 인격체로 인정하지 않고 물건으로 생각하기 때문에 표적의 기분·의지·감정 등은 배려하지 않고 표적의 의사와 관계없이 호의 또는 악의를 가지고 그 표적을 따라다니는데, 그런 행동과 관련하여 그 사람에게 정신적·신체적 피해를 준다. 스토킹은 그 자체만으로도 다른 사람의 사생활에 대한 침해일 뿐만 아니라 협박·폭행·살인 등의 범죄로 발전되어 가는 강한 개연성을 내포한다.

면, 스토킹 피해유형에서는 가해자의 93.9%가 아는 사람이었고 그중 친밀한 관계가 65.3%로 전 데이트 상대, 전 배우자, 현 데이트 상대가 주를 이루었다(표 12-1 참조).

〈표 12-1〉 스토킹 피해 유형의 피해자-가해자 관계

단위: 건(%)

유형	아는 사람 46(93.9)											모르는 사람	미상	계
	친밀한 관계 32(65.3)			직장 내 관계 6(12.2)			학원 내 관계 5(10.2)			주변인의 지인	기타			
	전 배우자	전 데이트 상대	현 데이트 상대	고용주	동료	고객	선배	동급생	기타					
계	3	28	1	2	1	4	1	1	1	2	1	2	1	49
	(6.1)	(57.1)	(0.2)	(4.1)	(2.0)	(8.2)	(2.0)	(2.0)	(2.0)	(4.1)	(2.0)	(4.1)	(2.0)	(100.0)
성인 (20세 이상)	3	28	1	2	1	4	1	1	0	3	1	2	1	48
	(6.1)	(57.1)	(2.0)	(4.1)	(2.0)	(8.2)	(2.0)	(2.0)	(0.0)	(6.1)	(2.0)	(4.1)	(2.0)	(98.0)
청소년 (14~19세)	0	0	0	0	0	0	0	0	1	0	0	0	0	1
	(0.0)	(0.0)	(0.0)	(0.0)	(0.0)	(0.0)	(0.0)	(0.0)	(2.0)	(0.0)	(0.0)	(0.0)	(0.0)	(2.0)

2) 답보 상태인 직장 내 성폭력 문제

2012년 상담통계를 보면, 직장 내 성폭력은 전체 232건(18.8%)이다. 이 중 고용주와 상사로부터의 피해가 158건(63.7%)으로 업무나 고용상에서 권력의 우위에 있는 가해자로부터의 성폭력이 가장 많이 일어나고 있음을 알 수 있다. 이 가운데 법령상으로 해결책이 마련되어 있지 않은 고객, 거래처, 기타 가해자의 합계가 전체의 약 12%를 차지하였다. 2012년 상담사례 중 거래처 관계자에 의한 성폭력 사건 이후, 피해자가 해고된 사례가 있었다. 이와 같은 사례를 통해 직장

내 성폭력 사건 처리과정에서 피해자의 노동권을 보호하기보다 피해자의 책임을 묻거나 피해자 스스로 그만두는 식으로 해결되는 사례가 여전히 존재한다는 것을 알 수 있다.

「남녀고용평등과 일·가정 양립 지원에 관한 법률」에서 직장 내 성폭력 가해자는 '사업주·상급자 또는 근로자'이며, 「여성발전기본법」상 가해자는 '업무, 고용, 그 밖의 관계에서 국가기관·지방자치단체 또는 공공단체의 종사자, 사용자 또는 근로자'이므로 기업 또는 국가기관 및 공공단체에서 고객이나 거래처 사람으로부터 발생한 성폭력은 직장 내 성폭력으로 성립되지 않는다. 국가인권위원회에서 고객에 의한 성희롱이 인정되는 결정이 나오고 있으나 「국가인권위원회법」에서 성폭력 가해자는 '고용관계에서 공공기관의 종사자, 사용자 또는 근로자'이다. 고객이나 업무 관련성을 입증하기 어려운 거래처 관계 내 성폭력 피해를 구제하는 규정 마련이 필요하다.

직장 내 성폭력은 〈표 12-2〉에서와 같이 고용주와 상사로부터의 피해가 158건(63.7%)으로, 업무나 고용상의 권력의 우위에 있는 가해자로부터의 성폭력이 일어나고 있음을 알 수 있다. 또한, 고객이나 거래처에 의한 피해도 17건(6.9%), 11건(4.4%)에 해당한다. 청소년의 직장 내 성폭력 상담 사례는 적은 수치로 나타났으나, 대부분의 청소년 노동자들이 불안정한 노동환경 안에서 성폭력을 경험한다는 점을 고려하여 연령 및 고용 형태와 관계없는 직장 내 성폭력 피해 구제 제도 홍보에 더욱 많은 노력을 기울여야 할 것이다.

〈표 12-2〉 연령별 직장 내 성폭력 피해자와 가해자와의 관계 단위: 건(%)

구분	고용주	상사	동료	부하	고객	거래처	기타	계
성인 (21~59세)	56 (24.1)	97 (41.8)	47 (20.3)	2 (0.9)	14 (6.0)	11 (4.7)	9 (3.9)	232 (100.0)
청소년 (14~19세)	1 (14.3)	1 (14.3)	2 (28.6)	0 (0.0)	2 (28.6)	0 (0.0)	1 (14.3)	7 (100.0)
어린이 (8~13세)	0 (0.0)	0 (0.0)	0 (0.0)	0 (0.0)	0 (0.0)	0 (0.0)	0 (0.0)	0 (0.0)
유아 (7세 이하)	0 (0.0)	0 (0.0)	0 (0.0)	0 (0.0)	0 (0.0)	0 (0.0)	0 (0.0)	0 (0.0)
미상	3 (60.0)	0 (0.0)	1 (20.0)	0 (0.0)	1 (20.0)	0 (0.0)	0 (0.0)	5 (100.0)
계	60 (24.2)	98 (39.5)	50 (20.2)	2 (0.8)	17 (6.9)	11 (4.4)	10 (4.0)	248 (100.0)

3) 가족·친인척 대리인의 상담 의뢰 증가

2012년 상담통계 중 성인 피해자 사례에서 가족·친인척 대리인이 상담을 의뢰하는 비율은 전해보다 17.2% 증가한 37.2%(122건)이다. 이러한 변화는 성폭력에 대한 사회적 인식이 점차 변화되면서 성폭력 피해를 숨기지 않고 주위에 알리며 해결방안을 모색하는 피해자가 증가하였음을 말해 준다. 가족·친인척이나 주변 지인이 성폭력 피해 당사자에게 자신의 피해를 숨겨야 할 대상이 아니라 적극적으로 함께 고민할 대리인으로 인식된다는 것은 반길만한 변화이다. 그러나 피해자의 치유를 벗어나서 대리인의 판단과 역할이 우선되는 상황은 경계하여야 한다. 이러한 현상은 자칫 성폭력 피해자를 조건 없는 보호의 대상으로 간주하여 성폭력 피해자가 사건 해결의 중심이 되지 못하고 대리인이 사건의 중심이 되는 결과를 불러올 가능성이 있다.

〈표 12-3〉 가족·친인척 대리인 상담의 피해자 성별·연령 현황 단위: 건(%)

연령대 / 성별	성인 (20세 이상)	청소년 (14~19세)	어린이 (8~13세)	유아 (7세 이하)	미상	계
여	118 (36.0)	106 (32.3)	48 (14.6)	31 (9.5)	6 (1.8)	309 (94.2)
남	4 (1.2)	5 (1.5)	7 (2.1)	3 (0.9)	0 (0.0)	19 (5.8)
계	122 (37.2)	111 (33.8)	55 (16.8)	34 (10.4)	6 (1.8)	328 (100.0)

4) 성폭력으로 발생한 심리적 외상이 '치상'으로 인정된 사례 등장

최근 성폭력 피해자의 심리적 고통과 그로 말미암은 불안, 우울, 분노, 대인관계의 어려움 등과 같은 심리적 외상을 '치상'으로 인정한 판례가 나타나고 있다. 2012년 한국성폭력상담소에서 지원하여 '강제추행치상'으로 유죄판결을 받은 사례의 경우 피해자는 성폭력 사건 이후 외상 후 스트레스 장애로 말미암아 일상적인 생활이 어려웠고, 지속해서 심리 상담을 받아 왔었다.

이 사건과 같이 강간 및 강제추행치상의 범위를 확장하여 심리적인 부분까지 인정한 판례는 매우 중요한 의미를 지닌다. 상담현장에서 만나는 수많은 피해자가 사건 이후 성폭력으로 말미암아 심리적 고통을 호소한다. 성폭력 피해로 피해자가 겪는 심리적 외상은 신체적 상해 이상으로 피해자의 삶에 중대한 영향을 미친다. 심리적 외상은 신체적 상해에 비해 오래 유지될 가능성이 크며 피해자의 삶에 지대한 영향을 미치기도 하므로 물리적 상해 중심의 치상 판결은 이와 같은 판례를 중심으로 재고되어야 한다.

2. 2012년 상담 통계

1) 연도별 상담현황

〈표 12-4〉 연도별 상담현황

단위: 건(%)

연도	상담횟수	상담건수(A)	성폭력 상담건수(B)	성폭력 상담비율(B/A)
1991~1992	2,834	2,028	1,349	66.5
1993	1,765	1,182	841	71.1
1994	2,553	1,723	1,356	78.7
1995	2,050	1,238	1,021	82.5
1996	3,459	2,138	1,779	83.2
1997	3,424	2,295	1,647	71.8
1998	4,285	2,948	2,085	70.7
1999	5,397	3,692	2,564	69.4
2000	4,164	2,873	2,309	80.4
2001	4,995	3,593	2,869	79.8
2002	4,877	3,533	2,961	83.8
2003	4,871	3,135	2,839	90.6
2004	3,870	2,505	2,362	94.3
2005	3,979	2,348	2,151	91.6
2006	4,246	2,468	2,317	93.8
2007	3,330	2,101	1,948	92.7
2008	2,237	1,548	1,430	92.4
2009	2,305	1,481	1,338	90.3
2010	2,227	1,474	1,312	89.0
2011	1,764	1,238	1,151	92.9
2012	2,390	1,437	1,321	91.9
계	71,022	46,978	38,950	82.9

2) 피해자 성별·연령별 상담현황

〈표 12-5〉에서와 같이 성폭력 상담건수 1,321건 중 성인 여성 피해자가 802건(60.8%)으로 가장 높은 비율을 차지하고 있다. 다음으로 높은 비율은 여성 청소년 사례였으며 총 241건(18.2%)으로 나타났다. 피해자의 성별은 예년과 마찬가지로 여성 피해자가 1,261건(95.5%)으로 압도적으로 높은 비율을 차지하였고 남성 피해자는 60건(4.5%)으로 나타났다.

〈표 12-5〉 피해자 성별·연령별 상담현황

단위: 건(%)

성별 \ 연령대	성인 (20세 이상)	청소년 (14~19세)	어린이 (8~13세)	유아 (7세 이하)	미상	계
여	802 (60.8)	241 (18.2)	131 (9.9)	56 (4.2)	31 (2.3)	1261 (95.5)
남	25 (1.9)	16 (1.2)	13 (1.0)	4 (0.3)	2 (0.2)	60 (4.5)
계	827 (62.7)	257 (19.4)	144 (10.9)	60 (4.5)	33 (2.5)	1,321 (100.0)

3) 가해자 성별·연령별 상담현황

〈표 12-6〉에서와 같이 성폭력 상담건수 1,321건 중 성인 남성 가해자가 1,018건(77.1%)으로 가장 높은 비율을 차지하고 있다. 가해자 성별을 살펴보면, 남성 가해자가 전체 1,321건 중 1,279건(96.8%)이며 여성은 42건(3.2%)으로 남성 가해자가 압도적으로 높은 비율을 차지하였다.

〈표 12-6〉 가해자 성별·연령별 상담현황

단위: 건(%)

연령대 / 성별	성인 (20세 이상)	청소년 (14~19세)	어린이 (8~13세)	유아 (7세 이하)	미상	계
여	33 (2.5)	4 (0.3)	3 (0.2)	0 (0.0)	2 (0.2)	42 (3.2)
남	1,018 (77.1)	143 (10.8)	32 (2.4)	5 (0.4)	81 (6.1)	1,279 (96.8)
계	1051 (79.5)	147 (11.1)	35 (2.7)	5 (0.4)	83 (6.3)	1,321 (100.0)

4) 상담 의뢰인별 상담현황

〈표 12-7〉에서와 같이 성폭력 피해 당사자가 직접 상담을 한 건수는 693건(52.3%)이고, 대리인이 상담을 한 건수는 605건(45.8%)에 해당하여 거의 절반에 가까운 건이 대리인에 의해 상담을 받은 것으로 나타났다. 이 중 가족·친인척이 상담을 한 건수는 328건(54.2%)으로 가장 높은 비율을 차지하며, 다음으로 학교·학원이 65건(10.7%), 이웃·친구가 57건(9.4%) 순으로 나타났다.

〈표 12-7〉 상담 의뢰인별 상담현황

단위: 건(%)

전체 상담 건수	본인	대리인								본인/대리인 (함께 상담)
		가족·친인척	데이트 상대	이웃·친구	직장	학교·학원	사회복지 기관	기관·단체	기타	
1,321 (100)	693 (52.5)	328 (54.2)	45 (7.4)	57 (9.4)	29 (4.8)	65 (10.7)	15 (2.5)	21 (3.5)	45 (7.4)	23 (1.7)
계	693(52.5)	605(45.8)								23(1.7)

5) 피해 유형별, 연령별 상담현황

〈표 12-8〉에서와 같이 모든 연령별로 강제추행 피해가 521건(39.5%)으로 가장 많았고, 그다음으로 강간 피해가 347건(26.3%)으로 많았다. 그러나 성인과 청소

년의 경우 강간, 강간미수, 준강간 피해 건수를 모두 합하면 성인은 286건, 청소년은 103건으로 강제추행 건수와 같거나 높게 나타났다. 형사처벌법이 마련되어 있지 않은 성폭력의 경우 성희롱(언어적 성폭력 등) 피해는 전체 95건(7.2%), 스토킹 피해는 49건(3.7%)으로 나타났다.

〈표 12-8〉 피해 유형별·연령별 상담현황

단위: 건(%)

피해유형	피해자 연령					계
	성인	청소년	어린이	유아	미상	
특수강간	23 (1.7)	12 (0.9)	2 (0.2)	0 (0.0)	2 (0.2)	39 (3.0)
강간	192 (14.5)	93 (7.0)	41 (3.1)	11 (0.8)	10 (0.8)	347 (26.3)
준강간	72 (5.5)	6 (0.5)	0 (0.0)	1 (0.1)	1 (0.1)	80 (6.1)
강간미수	22 (1.7)	4 (0.3)	1 (0.1)	1 (0.1)	0 (0.0)	28 (2.1)
강제추행	286 (21.7)	101 (7.6)	82 (6.2)	43 (3.3)	9 (0.7)	521 (39.5)
준강제추행	25 (1.9)	4 (0.3)	2 (0.2)	0 (0.0)	1 (0.1)	32 (2.4)
성희롱	76 (5.8)	11 (0.8)	3 (0.2)	0 (0.0)	5 (0.4)	95 (7.2)
통신매체 이용 음란	24 (1.8)	4 (0.3)	3 (0.2)	0 (0.0)	0 (0.0)	31 (2.3)
카메라 이용 촬영	26 (2.0)	4 (0.3)	1 (0.1)	0 (0.0)	2 (0.2)	33 (2.5)
스토킹	48 (3.6)	1 (0.1)	0 (0.0)	0 (0.0)	0 (0.0)	49 (3.7)
음화 등의 제조유포	0 (0.0)	0 (0.0)	0 (0.0)	0 (0.0)	0 (0.0)	0 (0.0)
미상	33 (2.5)	17 (1.3)	9 (0.7)	4 (0.3)	3 (0.2)	66 (5.0)
계	827 (62.6)	257 (19.5)	144 (10.9)	60 (4.5)	33 (2.5)	1,321 (100.0)

6) 가해 유형별·연령별 상담현황

〈표 12-9〉에서와 같이 모든 연령별로 강제추행, 강간 순으로 가해유형이 많았다. 성인 가해자(21~59세)에 의한 가해가 1,051건(79.6%)으로 가장 높은 수치를 나타냈고, 청소년 가해자에 의한 가해는 147건(11.1%)으로 나타났다. 아동 가해자에 의한 성폭력은 강제추행이 24건으로 가장 높은 비율을 나타내었다.

〈표 12-9〉 가해 유형별·연령별 상담현황

단위: 건(%)

피해유형	가해자 연령					계
	성인	청소년	어린이	유아	미상	
특수강간	25 (1.9)	8 (0.6)	1 (0.1)	0 (0.0)	5 (0.4)	39 (3.0)
강간	262 (19.8)	47 (3.6)	4 (0.3)	0 (0.0)	34 (2.6)	347 (26.3)
준강간	77 (5.8)	2 (0.2)	0 (0.0)	0 (0.0)	1 (0.1)	80 (6.1)
강간미수	26 (2.0)	2 (0.2)	0 (0.0)	0 (0.0)	0 (0.0)	28 (2.1)
강제추행	410 (31.0)	64 (4.9)	24 (1.8)	5 (0.4)	18 (1.4)	521 (39.5)
준강제추행	29 (2.2)	0 (0.0)	1 (0.1)	0 (0.0)	2 (0.2)	32 (2.4)
성희롱	85 (6.4)	7 (0.5)	3 (0.2)	0 (0.0)	0 (0.0)	95 (7.2)
통신매체 이용 음란	24 (1.8)	1 (0.1)	1 (0.1)	0 (0.0)	5 (0.4)	31 (2.3)
카메라 이용 촬영	25 (1.9)	5 (0.4)	1 (0.1)	0 (0.0)	2 (0.2)	32 (2.4)
스토킹	47 (3.6)	1 (0.1)	0 (0.0)	0 (0.0)	1 (0.1)	49 (3.7)
음화 등의 제조유포	0 (0.0)	0 (0.0)	0 (0.0)	0 (0.0)	0 (0.0)	0 (0.0)
미상	41 (3.1)	10 (0.8)	0 (0.0)	0 (0.0)	15 (1.1)	66 (5.0)
계	1,051 (79.6)	147 (11.1)	35 (2.6)	5 (0.4)	83 (6.3)	1,321 (100.0)

7) 피해 연령별 피해자와 가해자와의 관계

〈표 12-10〉에서와 같이 성폭력은 '아는 사람'에 의한 피해가 1,099건(83.2%)으로 가장 많았다. 피해 연령별로 살펴보면, 성인은 직장 내의 관계에 있는 사람에 의한 피해가 236건(28.5%)으로 가장 많았다. 청소년은 학교나 학원 등의 관계에 있는 사람에 의한 피해가 77건(29.5%)으로 가장 많았고, 어린이와 유아의 경우 친족, 친인척에 의한 성폭력 피해가 75건(52.1%), 30건(50.0%)으로 절반을 넘어서는 높은 비율로 나타났다.

〈표 12-10〉 피해연령별 피해자와 가해자와의 관계

단위: 건(%)

유형 / 계	아는 사람 1099(83.2)												모르는 사람	미상	계
	친족, 친/인척 185(16)		직장	친밀한 관계	인터넷	동네 사람	서비스 제공자	학교	유치원/학원	주변인의 지인	소개로 만난 사람	기타			
	친족	친/인척													
계	184 (13.9)	45 (3.4)	248 (18.8)	124 (9.4)	47 (3.6)	93 (7.0)	49 (3.7)	141 (10.7)	58 (4.4)	74 (5.6)	10 (0.8)	26 (2.0)	135 (10.2)	87 (6.6)	1,321 (100.0)
성인 (20세 이상)	27 (3.3)	24 (2.9)	236 (28.5)	105 (12.7)	24 (2.9)	48 (5.8)	42 (5.1)	68 (8.2)	23 (2.8)	50 (6.0)	8 (1.0)	24 (2.9)	99 (12.0)	49 (5.9)	827 (100.0)
청소년 (14~19세)	60 (22.1)	11 (4.0)	7 (2.6)	16 (5.9)	19 (7.0)	19 (7.0)	4 (1.5)	55 (21.4)	22 (8.1)	11 (4.0)	2 (0.7)	1 (0.4)	16 (5.9)	14 (5.1)	257 (100.0)
어린이 (8~13세)	68 (47.2)	7 (4.9)	0 (0.0)	0 (0.0)	4 (2.8)	15 (10.4)	2 (1.4)	13 (9.0)	4 (2.8)	11 (7.6)	0 (0.0)	1 (0.7)	10 (6.9)	9 (6.3)	144 (100.0)
유아 (7세 이하)	27 (45.0)	3 (5.0)	0 (0.0)	0 (0.0)	0 (0.0)	11 (18.3)	0 (0.0)	0 (0.0)	8 (13.3)	2 (3.3)	0 (0.0)	0 (0.0)	5 (8.3)	4 (6.7)	60 (100.0)
미상	2 (6.1)	0 (0.0)	5 (15.2)	3 (9.1)	0 (0.0)	0 (0.0)	1 (3.0)	5 (15.2)	1 (3.0)	0 (0.0)	0 (0.0)	0 (0.0)	5 (15.2)	11 (33.3)	33 (100.0)

8) 한국성폭력상담소의 피해자 지원 내용

〈표 12-11〉에서와 같이 피해자 지원 내용은 법적 지원>심리·정서지원>의료지원>기타 순으로 나타난다. 법적 지원은 648건(49.1%)으로 가장 높은 비율을 나타낸다. 법적 지원의 구체적인 내용은 자체적으로 운영하는 무료법률상담(월요법률상담), 법률자문위원 소속 변호사 자문, 수사기관 동행, 법정 동행, 법원 제출용 의견서 작성 및 발송, 무료법률구조 연계 등이다. 심리·정서지원은 기본적으로 상담소에서의 면접상담과 심리전문상담기관으로의 연계로 이뤄진다. 의료지원의 경우 위급상황에서는 원스톱지원센터 등 피해자의 상황에 맞는 기관을 연계하고, 필요한 경우 내담자에게 '피해자 치료비'를 지원하고 있다. 기타는 현재 내담자가 직접 면접상담을 받거나 밀착 지원을 받을 수 있도록 지역적으로 가까운 상담소나 유관 단체로 연계한 건이다.

〈표 12-11〉 피해자 지원 내용

단위: 건(%)

전체 상담건수	법적 지원	의료지원		심리·정서지원	쉼터연계	기타
		의료기관 연계·동행	의료비지원			
1,321 (100.0)	648 (49.1)	88 (6.7)	32 (2.4)	526 (39.8)	2 (0.2)	25 (1.9)
1,321 (100.0)	648 (49.1)	120 (9.1)		526 (39.8)	2 (0.2)	25 (1.9)

3. 대안과 과제

1) 스토킹 범죄에 대한 법적 규제 방안 마련 필요

지난 2012년 10월 '강남 칼부림 사건'으로 알려진 살인사건의 가해자는 피해자의 약혼자를 1년간 스토킹하던 스토커였다. 같은 해 11월에 일산에서는 자신과 헤어지기를 원하는 여자친구를 가해자가 협박 후 살해한 사건이 발생하였다. 이처럼 스토킹은 심한 경우에 목숨을 잃기도 하는 중한 사안인 만큼, 미국과 일본, 영국, 호주, 캐나다 등에서는 스토킹을 규제하는 강력한 법을 두고 처벌한다. 현재 한국은 스토킹 범죄를 처벌하기 위한 법률이 따로 마련되어 있지 않지만, 1990년대부터 세 차례 스토킹 방지법 입법화 시도가 있었다. 그러나 모두 무산되었고, 2012년에 새롭게 발의된 법안이 현재 국회에 계류 중이다.

물론 스토킹 가해자의 범행 내용에 따라 사안별로 대응 가능한 법률이 존재하며, 2013년 4월부터 경범죄 처벌법 개정안이 통과되어 '지속적 괴롭힘' 조항이 신설되었다. 하지만 경범죄 조항을 적용하여 신고하는 경우, 가해자는 스토킹 가해행위에 비하여 가볍게 처벌받을 가능성이 크다. 따라서 2012년 12월, 스토킹이 벌금 8만 원이 부과되는 경범죄로 신설된다는 경찰청의 발표에 시민과 성폭력상담소 등 반성폭력 단체들은 비판의 견해를 내놓았다. 일사부재리의 원칙상 신설되는 '지속적 괴롭힘 죄'로 가해자를 처벌한 경우 같은 행위에 대하여 다시 처벌할 수 없고, 가해자는 8만 원의 벌금을 물고 스토킹을 반복적으로 행할 가능성이 크다. 실제 많은 사례에서 경범죄가 아닌 '주거침입죄'나 '폭행죄' 등으로 고소를 당한 스토킹 가해자가 법적 처벌과 무관하게 스토킹을 이어가는 경우도 다수 존재한다. 따라서 신설된 이 조항이 스토킹을 겪고 있는 성폭력 피해자에게 실질적으로 도움이 될 수 있다고 판단하기 어렵다. 스토킹의 법률적 규제 방안은 기존의 법 테두리 안에서 물리적인 폭력이나 협박 등의 죄가 인정되는 것에 그쳐서는 안 된다. 그러므로 이른 시일 내에 스토킹 방지법이 제정되어 스토킹 가해자에 대한 적합한 처벌 방안이 마련되어야 한다.

2) 직장 내 성폭력 예방 노력과 근본적 문제해결 노력 필요

「남녀고용평등과 일·가정양립지원에 관한 법률」 제13조에 따라 사업주는 직장 내 성희롱 예방을 위한 교육을 연 1회 이상 시행하게끔 되어 있고, 이행하지 않을 경우 과태료를 내야 한다. 실제로 사업장 및 공공기관에서 직장 내 성희롱예방교육이 이뤄지고, 직장 내 성희롱 고충처리기구가 존재한다. 그러나 막상 성폭력 사건이 발생했을 시 성폭력 피해자가 직장 내에서 성폭력 피해를 겪고도 고용상으로 부당한 조치를 겪게 되거나 직장 내 동료와 상사로부터 비난 등으로 2차적인 손해를 입는 경우가 많다.

이와 같은 직장 내 조직문화를 바꾸기 위해서는 형식적으로 진행되는 성희롱 예방교육에서 벗어나 조직구성원이 젠더 감수성을 기를 수 있는 교육이 이루어질 수 있도록 하고 책임부처의 관리 감독 방식을 점검할 필요가 있다. 특히 그동안 적극적인 대책 마련이 이루어지지 않았던 직장 내 청소년 성폭력문제를 다루기 위하여 국가기관은 청소년의 불안정한 노동환경을 파악하고, 청소년 성폭력 피해 당사자가 전문기관의 협조를 얻어 사건을 해결할 수 있도록 성폭력 예방 및 대처 관련 정보를 더욱 홍보하여야 할 것이다.

제3절 성폭력 피해자와 가해자 및 주변인

1. 성폭력 사건 해결의 흐름도

성폭력 사건 해결의 흐름은 다음의 [그림 12-2]와 같다.

단계	내용
사건정황 파악	피해일시, 장소, 내용, 피해자와 가해자의 관계, 현재 직면한 위험 등을 정리해 본다.
피해자인 내가 원하는 것이 무엇인지 정리	피해로부터의 차단, 가해자 처벌, 손해배상, 주변인들과의 관계 해결 등 원하는 바를 생각해 본다.
다양한 사건 해결방법의 장점과 어려움 검토	내가 원하는 각각의 것들이 어떤 방법을 통해 이루어질 수 있는지 살펴보고, 나의 여건에 맞는 방법은 어떤 것이 있는지 생각해 본다.
사건 해결방법 선택	다양한 사건 해결방법 중 취할 수 있는 방법을 선택하고, 우선순위를 정해 본다.
피해자의 요구안 정리 검토	가해자에게 요구할 것, 소속 집단 또는 주변인에게 요구할 것 등을 나누어 되도록 자세하게 정리해 본다.
가해자가 받아들이지 않을 경우 취할 수 있는 대응방법 예상	다양한 사건 해결방법 중 취할 수 있는 방법을 선택하고, 우선순위를 정해 본다.
선택한 사건 해결방법 진행	선택한 사건 해결방법의 절차 및 주의할 점, 준비해야 할 점을 알아본 뒤 대응을 시작한다.

[그림 12-2] 성폭력 사건 해결의 흐름도

출처: 한국성폭력상담소(http://www.sisters.or.kr).

2. 성폭력 피해자와 가해자 및 주변인을 위한 지침

1) 피해자와 주변인을 위한 지침

- 피해자의 이야기를 경청한다. 그리고 피해자가 느끼는 감정에 공감하고 필

요시에는 위로 혹은 격려한다.

- 피해자의 대응이 '내 입장에선' 충분하지 않았다고 하더라도, 피해자로서는 그 상황에서 최선을 다한 것이다. 이미 지나간 일이다. "나라면 ~ 했을 것이다."라는 말은 비현실적이고 무의미할 수 있다.
- 가해자를 "이해해야 한다," "용서해라."라는 식의 말을 피해자에게 하지 않는다. 그보다는 우선 피해자의 마음을 살핀다.
- 피해자가 분노나 고통, 공포를 느낄 때, 그럴 수 있다는 것을 인정하고 그러한 감정을 밖으로 표출할 수 있도록 용기를 준다. 그러나 이러한 감정은 또한 현실에서 도피하고픈 욕망과도 맞닿게 된다. 후유증 안에서 너무 괴로워할 때, 피해자가 두려움의 실체를 다시 돌아볼 수 있도록 격려한다.
- 피해자가 문제해결을 위한 방법 등을 선택할 수 있도록 지지하고, 현재 상황에서 필요한 지원을 받을 수 있도록 격려한다.
- 성폭력 피해가 피해자의 주변인인 나에게 부끄러움으로 느껴진다면, 내 안의 편견과 마주하고 성찰하는 것이 진정 필요한 시기다. 피해를 입은 것은 부끄러운 일이 아니다.
- 성폭력 피해는 절대 있을 수 없는 일이 아니다. 살면서 겪을 수도 있는 일이다. 이후의 인생이 이로 말미암아 지속적으로 힘들어지는 것만큼 억울한 일은 없다.

2) 가해자와 주변인을 위한 지침

- 가해자 기준으로 성폭력을 판단하지 않는다. 가해자가 문제를 직면할 수 있도록 돕는 일이야말로 가장 필요한 일이다.
- 가해자의 잘못을 최소화시키면서 '실수였다,' '그럴 의도는 아니었다,' '운이 나빴다', '사소한 혹은 별일 아니다.' 등으로 문제를 회피하는 것은 결코 도

움이 되지 않는다.

- 피해자를 비난하지 않는다. 자신이 한 행위를 혹은 가해자를 옹호하느라 '피해자에게 문제가 있었다,' '잘못 걸렸다.' 등으로 가해를 합리화하거나 피해자의 탓으로 돌리지 않는다.
- 가해자가 한 행동을 피해자의 입장에서 생각해 본다.
- 진정한 사과와 반성을 할 수 있도록 노력한다. 성폭력은 피해자뿐만 아니라, 가해자 스스로에게 진정 잘못을 저지른 행위다.
- 우리 사회에서 가해를 하지 않고 다른 사람과의 소통을 원활히 하려면 어떻게 해야 할지 열심히 성찰한다.
- 우리 문화가 가해자를 만든다며, 문화 탓만 하지 않는다. 그렇다고 모두 가해를 하지는 않는다. 가해는 당시 가해자가 선택한 의지의 행동이었음을 잊지 않는다. 또한, 가부장적인 성문화 안에서 우리가 어떻게 우리의 일방적인 행동을 낭만화하고, 심지어 아무렇지 않게 가해를 해 왔는지 성찰하는 기회로 삼는다.
- 사람은 변한다. '나는 어쩔 수 없는 놈이야.'라는 말로 문제를 외면하지 않는다. 변할 수 있는 자기 자신을 믿고 노력하는 것이 가장 최선임을 기억한다.

3. 성폭력 생존자 지원체계

한국성폭력상담소에서 제시한 성폭력 생존자 지원체계는 다음 페이지의 [그림 12-3]과 같다.

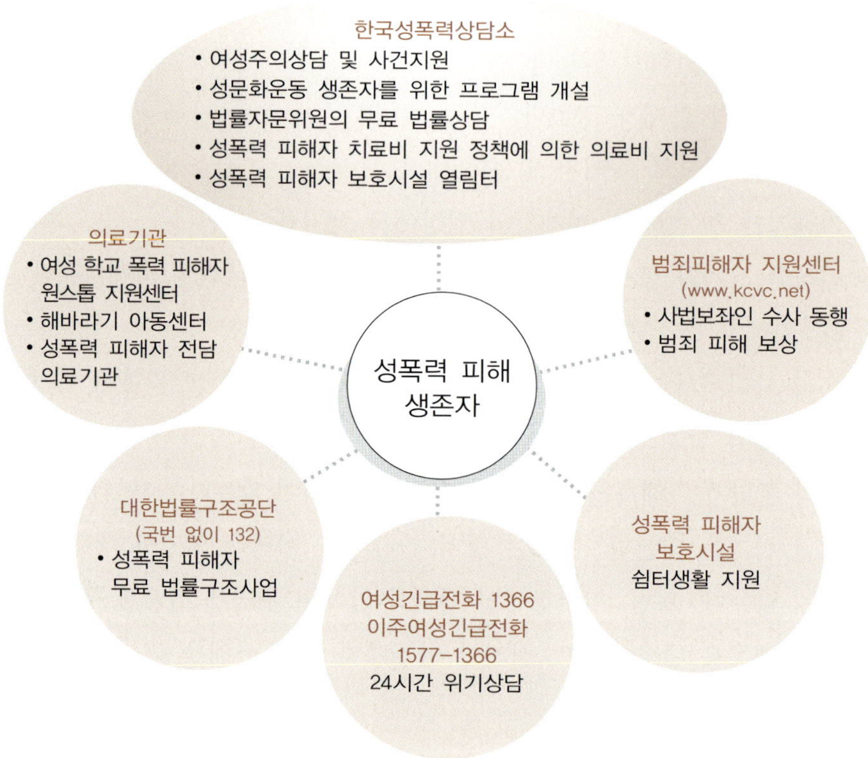

[그림 12-3] 성폭력 생존자 지원체계도

출처: 한국성폭력상담소(http://www.sisters.or.kr).

4. 성폭력에 대한 통념 바로잡기

1) 성폭력은 나와 무관한 일이다?

성폭력이 나와는 무관한 일이라는 생각은 자신과 주변에서 겪는 성폭력을 "에이, 아니겠지."라는 생각으로 접어두게 하며, 성폭력을 가하는 사람도 "에이, 난 아니야."라고 드러나지 않게 만든다. 성폭력은 여성이나 약자에 대해 차별, 비하, 경시, 상품화하는 문화 속에서 매우 일상적으로 가해지고 또 겪게 된다.

2) 성폭력은 낯선 사람에 의해 발생한다?

낯선 사람, 괴한, 밤길, 어두운 골목길의 위험을 강조하면서 여성들의 일상을 통제하지만, 일찍 귀가하고 문단속을 잘 해야 한다는 여성에 대한 메시지와 관계가 없다. 성폭력 가해의 74%는 아는 사람에게서 일어나며, 13%는 가족 내에서 발생한다.

3) 성폭력 가해자는 정신이상자다?

통계에서 나타나는 바와 같이 가해자의 74%가 아는 사람이라는 것은 성폭력이 일상 문화 속에 이미 자리 잡고 있다는 뜻이다. 사회적으로 크게 이슈가 되는 성폭력 사건이 발생할 때마다 가해자의 정신이상 문제가 대두되는 것은, 이렇게 대부분의 성폭력이 일상에서 일상적인 사람으로부터 발생하는 현실을 감추게 한다. 성폭력 문제의 정확한 진단을 가로막고 있는 통념 중 하나다.

4) 여성들이 스스로 조심하는 수밖에 없다?

여성들이 자유롭고 안전하게 지내기 위해서는 여성에 대한 사회의 시각이 달라져야 한다. 또한, 여성들이 조심하는 것이 아니라, 여성의 몸과 마음이 자유롭게 살아갈 수 있는 환경이 되어야 한다. 잘못된 성문화와 왜곡된 남성성과 여성성의 내용이 변화하기 위해서는 사회적이고도 개인 전반적인 교육과 연구가 필요하다.

5) 끝까지 저항하면 성폭력은 불가능하다?

성폭력에서 이루어지는 가해행위는 여러 다른 폭력적인 수단을 동원한다. 그리고 피해자가 가해자보다 심리적, 물리적, 상황적, 관계적으로 위축된 경우가 많다. 따라서 '끝까지 저항하면 성폭력이 불가능하다.'라고 단언하는 것은 현실적으로 맞지 않는다. 또한, 상황과 조건을 고려하지 않고 피해자의 방어 의무만을 강조하는 것은 성폭력의 책임을 피해자에게 씌우는 것이다. 끝까지 저항하라는 표현은 피해자의 목숨이나 안전보다 성폭력을 막는 일이 중요하다는 비난으로 작용하며, 이는 정조의무를 여성에게 강조하는 표현이다.

6) 성적인 신체접촉이 아니라면 성폭력이 아니다?

여성을 성적으로 약한 존재로 보기 때문에 시선만으로, 농담만으로, 시늉만으로, 예고만으로 여성에게 위축감을 주고 수치심을 자극하려는 개인적, 지속적, 집단적 행위가 많다. 이 같은 행위 역시 상대의 성적 자기결정권을 침해하고 박탈하는 것이다.

7) 침묵은 사실상의 동의 아닌가?

내가 침묵하는 순간은 언제나 동의했던 순간이었는지 떠올려보자. 흔쾌히 "좋아!" 하는 경우도 있고, 상황에 따라 침묵할 때도 있고, 상대의 위협 때문에 섣불리 답하지 못하는 경우도 있다. 침묵했으니 사실상 동의라는 주장은 진실한 대답을 두려워하는 사람들의 변명인 경우가 많다.

8) 밤늦게까지 술 먹었으니 동의한 거 아닌가?

밤늦게 술을 먹은 것이 여성이 성폭력을 원한 것이라면, 반대로 밤늦게 술을 먹는 남성들은 성폭력을 의도하고 있다는 뜻일까? 자유롭고 다양하게 한가한 시간과 인간관계를 즐기는 것이 여성에게는 비난의 빌미가 되는 것은 부당한 성별 차별의 현실이며 이것이 성폭력의 원인이 되고 있음을 보여 준다.

9) 단 한 번뿐이었으므로 성폭력이 아니다?

단 한 번뿐이었다, 두 번뿐이었다 등을 누가 판단하고 있는지 돌아보자. 성폭력의 책임을 회피하고자 하는 이와 같은 변명은 '두 번밖에 안 했는데 문제없다.' 라는 말이 될 수도 있다. 그 한 번의 성폭력을 저지르게 된 사고방식과 과정을 돌아보고 반성하는 것이 더욱 빠른 길이다.

10) 의도적으로 그런 게 아니다?

많은 가해자는 자신의 행동이 의도적이지 않았다고 강하게 주장한다. 그러나 어떤 행위가 성폭력인지 판단할 때는 가해자의 의도가 행위로 나타나 피해자가 어떤 영향을 받았는지, 즉 피해자가 성적 자기결정권을 침해당했는지를 가장 중요한 것으로 보게 된다. 이때 가해자의 의도 여부는 부차적인 문제이다.

11) 여성들의 야한 옷차림이 성폭력을 유발했다?

피해자가 어떠했기 때문에 그 일이 발생했다는 것은, 책임을 피해자에게 돌리고 가해를 정당화한다. 다른 범죄에는 이러한 통념이 없는 것에 비해, 성폭력적인 행동이 그동안 자연스러운 남성의 성적인 행동이라고 여겨져 왔다는 것을 알 수 있다.

12) 남성 성 충동은 억제할 수 없다?

자신의 성적 충동이 아무리 강하다고 해도 상대방이 그것을 원하지 않는다면, 하지 말아야 하는 것이 당연하다. 우리 사회는 남성의 공격적인 성적 행동을 남자다운 것이라고 주장하며, 남성의 성욕은 참을 수 없는 것이라느니, 참지 않아도 된다느니 하는 등의 잘못된 통념을 여전히 가지고 있다. 또한, 최근 많은 연구를 통해 가해자가 자신의 억제된 분노 등을 자신보다 약자인 여성이나 어린이에게 표출하는 것임이 밝혀지고 있다.

재난과 정신건강

C/H/A/P/T/E/R **13**

• 학/습/목/표 •

- 재난의 개념을 이해한다.
- 재난 정신건강의 중요성을 설명할 수 있다.
- 구조대원의 외상 후 스트레스 장애에 관해 설명할 수 있다.
- 재난 관련 정신보건 대책을 설명할 수 있다.

제1절 재난의 개념

재난이란 무엇인가? 사전적 정의는 국민의 생명과 재산에 피해를 주는 자연 현상과 사고 및 일정 규모 이상의 피해를 말한다. 「재난 및 안전관리기본법」에서 말하는 재난이란 '국민의 생명 · 신체 · 재산과 국가에 피해를 주거나 줄 수 있는 것으로서, 태풍 · 홍수 · 호우(豪雨) · 강풍 · 풍랑 · 해일(海溢) · 대설 · 낙뢰 · 가뭄 · 지진 · 황사(黃砂) · 조류(藻類) 대발생 · 조수(潮水), 그밖에 이에 준하는 자연 현상으로 인해 발생하는 재해, 화재·붕괴·폭발·교통사고·화생방 사고·환경오염 사고, 그 밖에 이와 유사한 사고로 발생하는 대통령령으로 정하는 규모 이상의 피해와 에너지·통신·교통·금융·의료·수도 등 국가 기반 체계의 마비와 전염병 확산 등으로 인한 피해'를 말한다(같은 법 제3조).

재난은 일종의 정신적 외상으로 작용하여 많은 심리적 문제를 일으킨다. 이러한 심리적 문제는 그 양상과 경과가 매우 다양하다. 왜냐하면, 다양한 요인의 복합적인 상호작용을 통해 문제가 형성되기 때문이다. 따라서 국가와 지방자치단체는 재난이나 그 밖의 각종 사고로부터 국민의 생명·신체 및 재산을 보호할 책무를 지고, 재난이나 그 밖의 각종 사고를 예방하고 피해를 줄이기 위하여 노력하여야 하며, 발생한 피해를 신속히 대응·복구하기 위한 계획을 수립·시행하여야 한다(같은 법 제4조).

재난 정신건강이 언제부터 관심의 대상이 되었을까? 1989년 미국에서 일어난 허리케인[41] 휴고(hurricane hugo) 후에 생존자들은 심각한 정신건강 문제를 안게 되었다. 이를 주목한 적십자사가 생존자들이 쉼터에 있을 때 혹은 응급 재정보조를 얻는 동안에 적십자사의 훈련된 정신건강 조력자로 하여금 그들에게 즉각 심리적 지원을 제공하도록 하면서, 재난 정신건강은 사람들의 관심을 끌게 되었다(이승연, 2007).

미국 적십자사는 위기상황에서 생존자들뿐만 아니라, 자원봉사자나 다른 관련 직원들 역시 심각한 스트레스를 경험하며, 이들 모두 현장에서 정신건강 전

41) 북태평양 동부, 대서양 서부, 멕시코와 카리브 해에서 발생하여 북아메리카로 불어오는 태풍에 해당하는 열대저기압은 허리케인(hurricane)이라 하며, 인도의 벵골 만에서 발생하는 열대저기압은 사이클론(cyclone)이라 한다. 열대저기압은 그 강도에 따라 열대 요란, 열대 폭풍, 태풍으로 분류되며, 강도는 주로 최대풍속에 의해 결정된다. 해마다 발생하는 태풍의 수는 30~100여 개로 매년 다르며, 1/4은 동남아시아에서, 1/7은 카리브 해역에서, 1/10은 남서태평양과 오스트레일리아 해역에서 각각 발생한다. 태풍은 시간당 3.5×109t의 고온다습한 공기를 수송하므로 막대한 양의 에너지와 수증기를 열대 해양에서부터 중위도로 이동시킨다. 그러므로 대류권의 대기 순환에 큰 변화를 초래한다.

문가들의 지원을 받는 것으로 이득을 얻을 것이라고 인식하였다. 1991년 적십자사는 심리학회와 공동으로 성명을 발표하면서 재난 정신건강에 관심이 증폭되었고, 위기개입, 외상에 초점을 맞춘 단기적 위기상담과 심리적 중재상담 등이 제공되기 시작하였다(이준우 · 최희철, 2011).

제2절 재난 정신건강의 중요성

재난 이후 건강문제 중에서도 특히 관심을 기울여야 하는 것이 정신적인 문제인데, 재난이 외상성 사건으로 작용하여 외상 후 스트레스 장애[42)]를 일으키기 때문이다. 어떤 사람은 재난 후에 더 나은 방향으로 적응될 수도 있다. 하지만 대부분 생존자나 그 가족들에게 재난이 일시적 혹은 영원히 부적응 행동을 일으키는 치명적인 시련이 될 수 있다.

외상 후 스트레스 장애의 증상은 치료하지 않을 때 30%는 회복되며, 40%는 경한 증상을, 20%가 중등도, 10%가 변하지 않거나 악화한다고 한다. 특히 증상이 빨리 나타났을 때, 증상을 보이는 기간이 짧을 때(6개월 이내), 발병 전 기능이 좋을 때, 사회적 지지가 강할 때, 다른 정신과적 · 내과적 장애가 없을 때 예후가 좋다고 하므로, 증상을 보이는 기간을 줄이는 조기개입이 매우 중요하다(권진숙 외, 2009).

이처럼 재난과 관련하여 지속해서 중요하게 다루어야 할 건강 이슈가 정신적인 문제이다. 그런데 이에 대한 우리나라의 현실은 어떠한가? 신(Shin, 2000)의 연구에 의하면, 재해 때 정신보건서비스의 필요성에 대해서 87%의 이재민이 중요하다고 응답함으로써, 정신건강 관리에 높은 욕구를 드러냈다. 한편, 실제

42) 외상 후 스트레스 장애에 대해서는 이 책 제8장 2절에 상세히 기술되어 있다.

재난이 발생하였을 때, 심리상담을 충분히 받았는가에 대해서는 78%가 전혀 아니었다고 응답하였다. 이러한 결과는 우리나라에서 재난에 대한 복구지원 과정에서 정신건강 회복에 대한 대책이 없음을 말해 준다.

재난관리에는 즉각적인 물리적 피해 복구뿐만 아니라, 장기적 안목에서 피해자들의 정신장애를 예방하는 차원에서 정신적 스트레스 장애를 다루는 대안이 모색되어야 한다. 특히 재난으로부터 6개월이 지나도 자신의 문제를 재확인하고, 건설적인 방식으로 삶을 재구성하고, 재인식하는 단계에 이르지 못하면 심리적 문제가 심하게 증가하므로(Lee et al., 2006), 가능한 한 속히 재난 후 심리적 상태를 사정(assessment)하고, 이에 대한 중재를 제공해야 한다.

아시아의 자연재해와 정신건강에 대한 선행연구를 고찰한 코카이 등(Kokai et al., 2004)에 의하면, 지진을 경험한 주민을 대상으로 지진을 경험한지 9개월이 지나서 외상 후 스트레스 장애 증상을 비교하였더니, 놀랍게도 진앙(震央)[43]에 가까운 곳의 주민이 오히려 진앙에서 약간 떨어진 마을의 주민보다 유병률이 낮았다. 이러한 현상은 일반적인 예상과는 전혀 다른 결과이다. 이런 결과를 가져온 이유 중의 하나는 재난의 중심지역에 지원이 집중되었기 때문일 것이다. 이는 초기 개입의 중요성을 드러낸 현상이다(이준우·최희철, 2011).

43) 진앙(epicentre)이란 지진을 일으키는 지각변동의 근원(진원) 바로 위에 있는 지표면 상의 지점을 말한다. 이곳은 일반적으로 지진의 영향이 가장 심하다. 진앙의 위치는 3곳 이상의 지진 관측소로부터 반원을 그려보아 알 수 있는데, 호의 반지름은 각 관측소로부터 진원까지의 거리와 같다. 호의 교차점이 진앙을 표시한다.

제3절 구조대원의 외상 후 스트레스 장애

1. 구조대원의 실태

우리나라 구조대원의 구조·구급활동은 갈수록 많아지고 있으며, 이와 연관된 순직이나 부상의 수도 늘어가는 추세이다. 구조대원은 직무상 생명에 위협을 느끼고, 심리적 외상에 노출될 가능성이 많다. 시간이 지남에 따라 희미하게 잊히는 외상적 스트레스도 있지만, 수개월 혹은 수년이 지나도 정신적인 증상이 남아 있을 수 있다. 이러한 증상으로 말미암아 일상생활이 어려워지고, 직업적인 기능에도 손상이 올 때 외상 후 스트레스 장애를 의심해 볼 수 있다.

이처럼 재난현장에 일차적으로 투입되는 구조대원은 외상적 스트레스에 노출될 기회가 많다. 따라서 일반인보다 외상적 스트레스와 관련된 정신적 후유증에 시달릴 가능성이 더 높다. 소방방재청이 2010년 시행한 연구결과를 보면, 소방공무원의 36.80%가 외상 후 스트레스 장애를 겪고 있는 고위험군으로 분류되고 있으며, CAPS(임상가용 외상 후 스트레스 진단 척도)를 통한 진단은 10.64%가 치료를 받아야 하는 것으로 나타났다.

또한, 유사 직업군인 경찰공무원이나 해양경찰공무원과 비교할 때, 소방공무원의 외상 빈도가 월등히 높았으며, 가장 높은 빈도를 나타내는 외상은 '처참한 시신 목격 및 수습'이다. 그리고 고위험군과 저위험군의 노출 정도를 유사 공무원과 비교했을 때, 소방공무원이 고위험군에 평균적으로 2배 이상 더 노출되고 있으며, 현장업무로 말미암은 직무 스트레스도 가장 큰 것으로 나타났다. 이러한 구조대원의 스트레스는 그들의 정신적인 건강을 위협할 뿐만 아니라, 업무효율성을 떨어뜨리므로 관련 정신건강 프로그램의 개발과 소방공무원의 정신건강 증진을 위한 정부의 제도적 장치가 필요하다(이준우·최희철, 2011).

2. 재난 상황에서 구조대원의 심리적 반응

전문적인 구조대원은 재난 상황이 발생하면, 일차적으로 응급 상황에 부닥친 사람들을 구조하기 위해 투입된다. 구조대원은 구조작업을 펼치면서 그 자신이 생명에 위협을 느낄 수도 있고, 심각하게 손상을 입은 신체 부분을 접하거나, 대량의 파괴현장을 접하는 등의 스트레스 상황에 직면하게 된다. 특히 한 명이라도 더 인명을 구조해야 하는 상황에서 육체적으로 매우 힘든 활동을 해야 하고, 심한 피로감과 대항해야 한다.

재난현장에서 구조작업을 하는 구조대원들은 이러한 스트레스로 말미암아 작업능률이 저하됨을 보고한다. 예를 들어 히로시마 원폭현장에서 구조작업을 했던 구조대원들은 작업하는 동안의 두려움, 분노, 미움, 후회 등과 같은 감정으로 말미암아 효율적인 작업 수행이 어려웠던 것을 보고하였다. 즉, 재난 상황이 구조대원들의 심리상태에 영향을 미쳐서 작업효율을 저하할 수 있다. 따라서 사전교육과 훈련을 통하여 재난 상황이 구조대원의 심리 상태에 미치는 좋지 않은 영향을 최소화하고, 작업능률을 높일 필요성이 제기된다. 재난 상황에서 나타날 수 있는 심리적·신체적인 반응은 다음과 같다(신동원, 2004).

1) 동일시

동일시란 다른 사람을 자신과 비슷한 사람으로 인식하면서 감정이 결부되는 과정을 말한다. 구조대원들은 희생자의 시체를 보면서 자신이나 자신이 잘 아는 친지를 떠올리고, 희생자와 자신을 동일시하는 경험을 보고한다. 희생자의 시체를 통해 가족이나 자신에게 느끼는 것과 비슷한 감정을 경험하고, 이로 말미암아 고통을 느낀다.

"화재현장에서 사체를 수습하는 과정에서 어린아이 시체를 보았다. 두 살짜리 여아였는데, 당시 나에게도 두 살짜리 딸이 있었다. 시체를 수습하면서 내 딸 아이가 생각나서 힘들었다."

2) 무기력감과 죄책감

눈앞에서 죽어가는 사람을 보면서도 구조하지 못하고 결국 희생자가 사망할 때, 상황이 종결된 후에도 무기력감과 죄책감을 호소한다. 또한, 구조대원들은 구조 작업이 끝난 후에도 구조현장에서 무언가 더 했어야 되었을 것 같은 느낌이 든다고 한다. 재난현장에서 작업 중인 구조대원들은 당장 피해자들을 살려야 한다는 느낌에 압도당한다. 피해자의 삶에 대한 간절한 희구(希求)가 구조대원들에게 전달되고, 이러한 느낌이 오래도록 구조대원들에게 부담이 될 수 있다. 특히 피해자가 사망하였을 때, 이러한 느낌은 죄책감으로 남아 구조대원들에게 심적 부담으로 작용한다.

"화재현장에서 전신 3도 화상을 입은 14세 정도의 학생이 출입구까지 살겠다는 일념으로 스스로 나온 사고가 기억난다. 살려달라고 애원하던 학생의 눈빛, 3일 후 사망했다는 소식을 듣고 살려내지 못한 죄책감이 들었다."

3) 모르는 상황에서의 공포감

연기로 가득 차 있거나 깜깜한 어둠 속에서 앞에 어떤 것이 있을지 모르는 상황은 공포감과 긴장감을 일으킨다. 상황이 어떻게 전개될지, 앞으로 어떤 것들과 대면할지 모르는 상황에서 벌이는 작업은 극도의 긴장감을 유발할 수 있다. 특히 심할 때는 해리 현상을 유발할 수도 있다. 이러한 해리감은 이후 외상 후 스트레스 장애와 같은 후유증의 위험을 높인다.

"연기로 가득 찬 방에 들어갔는데 앞에 무엇이 있는지 전혀 보이지 않았다. 내가 무엇을 발견할지 모른다는 이상한 느낌에 휩싸였다. 무언가를 만졌는데 그것이 개라고 생각하고 다소 안심을 했다. 그렇지만 곧 그것이 죽은 유아의 사체라는 것을 알았다."

4) 신체반응

많은 구조대원은 잠자기가 어렵다고 하고, 일부는 악몽 때문에 괴로움을 호소한다. 그들은 구조작업이 끝나고 나서도 사고나 재난현장의 냄새가 코끝에 남아 있고, 씻어도 지워지지 않는다고 호소한다.

5) 육체적 피로

구조현장에서 구조대원들은 심한 피로를 경험한다. 구조를 바라는 사람을 눈앞에 두고 편안히 휴식을 취한다는 것이 어려울 것이다. 따라서 일반적으로 구조대원들은 극심한 피로와 탈진 상태에서 작업을 진행한다. 집중력과 판단력이 떨어질 수 있는데, 이러한 이유로 작업 효율성이 떨어지면 작업이 끝나고 나서도 무기력감과 죄책감을 호소할 여운이 남는다.

제4절 재난에 대한 정신보건 대책

1. 재난 발생 때 지역정신보건 활동

재난 발생 때 지역정신보건 활동을 먼저 살펴보아야 하는 이유가 무엇일까? 급성기에는 현장과 지역사회의 구조와 지원체계를 잘 가동하는 것이 의학적 처치보다 더 중요하기 때문이다. 재해 때에는 다수의 지역주민에게 여러 가지 정신적인 영향이 미치므로 지방자치단체, 보건소 등을 중심으로 지역정신보건 의료상의 대응이 필요하게 된다. 지진이나 홍수 등의 자연재해, 화재, 사고, 환경오염, 범죄 등으로 대상이 광범위할 때, 특정 개인에 대한 대책뿐만 아니라, 지역주민 전체에 대한 대책이 필요하다.

재해가 발생할 때, 예기치 않았던 상황이므로 더욱 큰 심리적 충격과 슬픔을 겪게 된다. 더불어 재해 이후 생활의 큰 변화와 장래 생활의 불안은 현실생활상의 스트레스가 된다. 재해 때 지역정신보건 활동을 할 때에는 이러한 사정을 감안해야 한다. 지역주민의 심적 스트레스 원인과 새로운 증상 및 질환 발견을 염두에 두면서 재해 후 시간 경과에 따라 효율적으로 대처해야 한다.

그렇다면 재해 때 초기대응 단계에서 어떻게 해야 할까? 초기의 4주간은 초기대응 지침을 필요로 한다. 재해 직후의 주민은 현실적 피해의 사실이나 재산상의 손실 등 현실적인 피해로 고통받는다. 또한, 이렇게 별안간 뒤죽박죽이 된 운명에 대해 말할 수 없는 고통과 불안을 느낀다. 현실의 피해와 고통에 따른 불안한 감정에 대응하기 위해서는 우선 생명, 신체, 생활에 대한 대응이 빨리 행해져야 한다. 그러나 그것만으로 심리적 반응으로서의 공포나 불안이 모두 없어질 수는 없다. 그러므로 정신적인 문제를 염두에 둔 대책이 필요하며, 위기개입을 위한 아래와 같은 지역정신보건 활동이 구체적으로 전개되어야 한다(우종민, 2004).

1) 최초 접촉

최초 접촉은 재해 후 가능한 빠른 시기에 지원자가 피해현장 혹은 피난소에 가서 재난 피해자와 얼굴을 맞대고 이야기를 주고받아야 한다. 최초 접촉이 늦어지면 주민은 불안, 절망, 혼란에 빠지게 된다.

2) 선별검사

정신보건 의료상의 지원이 있어야 하는 주민을 적절히 가려내는 선별검사 작업이 필요하다. 일반 지원자라도 사전에 평가표(check list)로 교육받고 준비함으로써 어느 정도 선별검사 작업을 하거나 심리적 응급조치를 할 수 있다. 따라서 일반 지원자에게 이러한 대응방법을 빨리 교육하여야 하며, 아울러 피해자의 프라이버시(privacy)를 충분히 배려하도록 지도할 필요가 있다. 재해 직후에는 경황이 없어서 이러한 교육을 시행하기 어려우므로, 방재 훈련 등을 통해 미리 전달해 두는 것이 실제적이다.

3) 위기개입: 심리적 응급처치

이 시기에는 정신적 변화가 많고, 급성기의 스트레스 반응과 다채로운 반응이 빠르게 변화한다. 그러므로 정신병리 증상을 정확히 기술하거나 진단을 고려하기보다는, 심한 고통을 느끼고 대화가 가능한 사람이라면 그 문제를 놓고 직접 얼굴을 맞대고 면담하여 즉각 스트레스를 완화해 주는 위기개입을 하는 것이 좋다.

4) 의학적 선별검사

재해 후 3주일 이후가 되면 증상이 어느 정도 고정되므로, 현장의 필요성에 응하면서 의학적 기초조사(정신의학적 진단)를 내리는 것이 바람직하다. 진단되지 못해도 정신적 증상이 심각한 고위험군을 정해서 필요한 지원을 중점적으로 주기 위한 정보를 얻어내면 좋다.

5) 정보 제공

일관성 있는 현실정보를 주민에게 제공한다. 즉, 재해규모, 가족 안부, 앞으로의 지원상황이나 의료에 대한 정보를 보도 기관과 연대로 신속하고 적절하게 제공해야 한다. 재해에 따른 일반적·심리적인 변화와 대응방법, 정신적 지원체계에 관한 내용도 홍보한다.

6) 핫라인 상담

정보 제공을 통해 주민의 전반적인 불안을 덜어 준다 해도, 개별적으로 정신적인 고통을 겪는 주민이 존재할 수 있다. 이를 위하여 주민을 위한 자발적인 마음의 상담 창구로서 전화 핫라인(hot-line)을 개설하여 상담하는 것이 필요하다.

2. 자연회복의 지원

재해 발생 때 재해 지역주민의 약 20%가 광의의 외상 후 스트레스 장애를 경험하지만, 이 중 약 80%는 회복된다. 그러나 재해 체험 후 반년에서 1년이 지난 뒤에는 자연회복이 거의 없다. 따라서 지역 전체에 대한 정신보건 의료의 대책을 세울 때는 다수가 자연회복이 된다는 점을 전제로 해서 그 과정을 지원하는 것이 실제적이다. 그러므로 다음과 같은 자연회복 조건을 촉진하는 것이 재해 피해를 최소화할 수 있는 개입이라 할 수 있다(우종민, 2004).

- 신체안전의 확보
- 주거환경의 보전
- 일상생활의 지속(학교, 일, 일상적인 가사 등)
- 경제적인 생활 재건에의 전망(경제적 기반, 직업의 확보, 가옥의 복구 등)
- 생활 스트레스로부터의 보호(피난처에서의 생활상의 스트레스, 취재 등)

그러나 자연회복을 저해하는 요인은 이차적 재난의 충격을 주어 일상생활의 안정을 위협하는 자극이 된다. 재해 발생 때 현장 검증, 보상과 관련된 사실 확인(보험회사에 의한 설명 등) 등을 행하는 과정이 심리적으로 상당한 부담을 주는 것에 유의해야 한다. 자연회복을 저해하는 요인은 다음과 같다.

- 현실적인 지원이 늦음
- 재해 약자(영유아, 고령자, 장애인, 상병자, 외국인 등)
- 사회적 자원의 협소(가족 이외에는 말할 상대가 없음)
- 본인의 욕구를 도외시한 취재 활동, 경찰, 행정, 보험회사에 의한 조사

3. 외상에 대한 치료적 개입

외상에 대한 치료적 개입을 위해서는 외상 후 스트레스 장애가 어느 유형인지 구분하는 것과 외상의 특성에 대한 세심한 평가를 토대로 해야 한다. 일반적으로 외상을 경험한 생존자에 대한 치료적 개입은 다음과 같은 단계를 거친다(권진숙 외, 2009; 김남희, 2009).

1) 안정화

우선 기본적인 정보 제공과 신체와 환경의 안전 확인이 중요하다. 이를 위해 다음과 같은 개입이 이루어져야 한다.

(1) 정신건강 교육

외상의 영향에 대한 정보를 제공한다. 경험하는 증상에 대해 '비정상적 상황에 대한 정상적인 반응'임을 알려 준다. 외상을 상기시키는 환경적 요소를 인식하고 현실과 구별하여 대처할 수 있게 한다. 도움을 받아들이는 것은 용기 있는 행동으로, 심리적 상태의 현실을 인정하고 변화하기 위한 단계를 밟아가는 것은

힘을 가졌다는 것임을 설명한다.

(2) 신체적·생리적 편안함

신체적 건강과 경험에 대한 평가는 조절력을 느끼는 첫 단계라 할 수 있다. 수면, 식사, 운동 등의 신체기능 조절을 돕는다. 생리적 각성과 감정 조절을 위한 접지(grounding)는 외상 기억에 압도되지 않고, 지금-여기를 인식하여 안정하는 데 도움이 된다.

(3) 지지환경

안전한 삶의 환경과 치료, 경제적·직업적인 기회를 제공한다. 복합성 외상 후 스트레스 장애는 규칙적이고 예측할 수 있게 생활을 구조화하는 것이 필요하다.

(4) 신뢰 구축

특별히 만성적으로 대인관계에서 상처를 받은 복합성 외상 후 스트레스 장애를 겪고 있는 개인은 대인관계와 자기-지각의 문제로 누군가를 신뢰할 수 없게 된다. 개인이 관계 속에서 안전을 느낄 수 있고, 회복으로 나아가는 중요한 발판이 되는 치료적 관계를 형성하기 위해서는 치료과정에서 신뢰에 대한 관심과 평가가 계속해서 필요하다.

(5) 안전 확인

안전하다는 지각이 있어야 위험 상황에서 나오는 원초적인 방어반응을 억제하고, 적응적인 사회적 관계 형성으로 나아갈 수 있다. 자해행동, 자살행동, 알코올 등 물질남용, 식이장애 등 파괴적인 행동을 멈추도록 도와야 한다. 이 시기에 과거 외상 경험을 자극하는 것은 피해야 하고, 먼저 안정되고 위험행동에 대한 대처기술을 익히도록 해야 한다.

2) 외상 기억의 처리와 자기조절능력 강화

치료 초기에 고통스러울 때 자신을 돌보고 위로하는 능력을 발달시키는 것이 중요하다. 외상 기억의 처리를 위해 이완기법, 호흡 명상기법, 심호흡 기법 등을 활용하도록 돕는다. 또한, 인도된 이미지를 통해 안전감을 느끼게 하고, 안전지대훈련을 병행하여 외상 기억을 다룰 때 고통스러움을 견딜 수 있는 내성을 강화하도록 한다. 그리고 스트레스 면역훈련, 인지행동요법 등도 활용한다. 이렇게 하여야 외상 기억처리가 가능하고, 통합을 통하여 자기조절능력이 발달할 수 있다.

3) 세상과의 재통합

지금 - 현재의 문제를 다루고, 친구나 동료와 다시 관계를 맺고, 즐거운 활동과 영적인 종교활동 등을 하도록 돕는다. 또한, 의미 있는 일을 찾도록 도우며, 신체적 편안함과 건강한 관계를 통해 삶을 영위할 수 있도록 돕는다. 이때 치료자는 외상성 환자로서가 아니라 진정한 개인으로서 자신을 구축할 수 있도록 돕는 것이 가장 중요하다.

잠시 쉬어갑시다

최근 웰빙바람을 타고 건강에 대한 관심이 높아지는 가운데, 시민들이 쉽고 자율적으로 운동할 수 있는 걷기 운동을 활성화하기 위해 공주시 보건소(소장 부혜숙)가 지난 9월부터 운영하고 있는 '야간 건강 걷기운동 동아리'가 시민들로부터 큰 호응을 얻고 있다.

'건강 걷기운동 동아리'는 최근 식습관 변화, 신체활동 감소 등으로 말미암아 악화하고 있는 시민들의 건강을 회복시키고자 시민들이 가장 즐기는 운동인 걷기 운동의 붐을 조성하기 위해 시 보건소가 운영하고 있는 시민 건강 프로그램이다.

매주 화요일에는 공주교육대학교와 웅진동 시민운동장에서, 목요일에는 금강신관공원과 공주대학교 옥룡캠퍼스에서 오후 7시 30분부터 150여 명의 동아리 회원들이 건강 걷기 운동을 하고 있다. 전문 건강지도자가 직접 스트레칭 방법, 올바른 걷기 방법 등을 지도하고, 특히 혈압, 혈당, 체성분 검사 등을 사전에 시행하고 있다. 참여자 실정에 맞는 맞춤식 걷기 운동을 지도해 참여자들로부터 높은 호응을 얻고 있다.

출처: 뉴스에이(2013. 10. 30), 정인형 기자.

제14장 정신건강서비스 영역과 과제

PART 4.
정신건강과 사회환경

정신건강서비스 영역과 과제

C/H/A/P/T/E/R **14**

• 학/습/목/표 •

- 지역사회정신건강의 개념을 이해한다.
- 지역사회정신보건서비스 영역을 이해한다.
- 정신건강 정책 현황과 정신보건 사업 내용을 이해한다.
- 정신건강 증진을 위한 정책과 과제를 설명할 수 있다.

제1절 정신건강서비스 영역에 대한 이해

1. 지역사회정신보건의 이론적 접근

1) 주요개념

지역사회정신건강(Community Mental Health)이란 무엇일까? 지역사회 내에서 정신보건이라는 이름으로 행해지는 모든 활동을 의미하는 것으로, 그동안 정신장애에 개입해 오던 좁은 의미에서의 정신장애는 물론, 이의 예방, 치료, 재활, 사회복귀 등의 차원을 모두 포함하는 넓은 의미를 뜻한다(양옥경, 1996).

이러한 의미 변화는 정신건강의 모든 차원에서 개념적인 변화를 가져왔다. 정신장애를 바라보는 시각이 한 개인의 정신병리에서 그 원인을 찾던 것에서 '상황 속의 인간'으로 바라보고 환경과 상황을 고려하는 체계론적 접근으로 변화되었다. 치료 장소가 대단위 정신병원에서 이제는 지역사회로 그 장을 넓혀가고 있으며, 접근방법도 다양화되어 장기입원치료에서 단기치료, 재활, 교육 등으로 확대되고 있다. 개입대상도 개인에서 환경, 나아가 사회 전체를 그 대상으로 하며 단순한 증상치료에서 정신건강의 증진과 예방에 관심을 더욱 기울이고 있다. 또한, 관련 서비스를 제공하는 전문인력의 범주도 확장되어 의료적·사회적·사회복지적 접근을 통합하는 다(多)학문적 팀 접근을 통해서 다차원적인 서비스를 제공하게 되었다.

2) 역사적 배경

현대사회에서 지역사회정신건강 이념이 등장하게 된 역사적 배경을 양옥경(1996)은 다음과 같이 여섯 가지로 제시하였다.

첫째, 제2차 세계대전 후인 1946년 미국에서 제정된 정신보건법(National Mental Health Act)이 그 효시이다. 이 법에 따라 주마다 기관을 선정하여 지역사회를 기반으로 하는 정신건강서비스를 제공할 것이 규정되었다.

둘째, 1950년대 말부터 발견되기 시작한 항정신성 의약물의 효과이다. 정신의약물의 발견으로 심한 증상이 대부분 생리학적으로 조절되면서 격리 상태로 감금되어 있을 필요가 없게 되었다.

셋째, 1960년대 미국사회 전체를 지배하던 인도주의 이념도 지역사회 정신건강 치료법의 등장에 큰 영향을 미쳤다. 대단위 정신병원의 열악한 환경과 비인도적 처우에 대해 반기를 들고 나온 인도주의 운동가들은 정신장애인을 장기 수용 상태에서 해방해 지역사회로 복귀시킬 것을 주장하였다.

넷째, 인도주의 운동가들의 노력이 1963년 케네디(J. F. Kennedy) 대통령의 '지역사회정신건강센터 건립법'에 대부분 반영되었다. 이 법의 주요 내용은 다음과 같다: ① 외래치료 위주의 정신건강 진료소를 건립하되 인구 5만 명당 진료소 1개를 둔다. ② 종합병원에 정신과 병상을 둔다. ③ 전문정신병원의 병상 수를 1천 병상 미만으로 제한한다. ④ 전문정신병원 보호의 질을 높인다. ⑤ 부분입원과 사후보호를 증가한다. ⑥ 사회적 낙인을 줄이기 위해 정신건강 교육과 홍보를 한다.

다섯째, 정책적 차원에서의 '탈시설화(deinstitutionalization)'의 움직임이 표면화되었다. 케네디 대통령은 '지역사회정신건강센터 건립법'을 제정하여, 최소한의 규제를 보장하는 곳에서 정신장애의 치료와 보호가 이루어지도록 정책을 펼쳤다.

여섯째, 경제적인 면이다. 백여 년의 역사를 갖는 정신병원들은 낙후하여 건물 유지에만도 엄청난 비용이 들기 시작하였다. 수리와 보수뿐 아니라 신축의 필요성까지 발생하게 되었다. 또한, 입원하면 사망할 때까지 거의 퇴원하지 않는 장기 입원환자들을 24시간 보호, 감독하는 데 필요한 인적 자원이 급격하게 증가하였다. 이러한 경제적인 측면은 인도주의운동에 편승하여 지역사회 치료의 등장에 박차를 가하게 되었다.

3) 이념

(1) 최소한의 규제(the least restrictive)

지역사회정신건강 이념은 격리와 수용을 전제로 하는 대단위 시설 중심의 입원치료에서 '최소한의 규제'를 보장하는, 자유로우면서 친근한 환경에서의 치료와 재활, 보호로의 전환을 의미한다. 즉, 한 개인이 자신의 치료나 서비스를 받는 데 있어 자유, 자기 결정, 존엄성, 그리고 몸과 마음과 정신의 통합이 최대한 보장되도록 하는 자유의지의 선택을 강조하는 인간주의적인 이념에 기초하고 있다(양옥경, 1996).

그러나 최소한의 규제가 본래 갖고 있던 사회통합의 의미는 사장된 채 단지 장소 변경(이동)이라는 물리적 규제의 최소화로 실행되면서 심각한 문제를 발생시킬 수 있다. 지역사회에서 통합되지 못하고 '지역사회의 폐쇄병동', '회전문' 현상이 일어나고 있는 현재 우리나라의 현실은 '최소한의 규제'를 '신체적 구속에 대한 규제의 최소화'만을 의미하는 것으로 해석할 수 있는 소지를 남기고 있고 OECD 국가 중에서 유일하게 나타나고 있는 '입원 병상의 증가' 현상도 역시 우리가 다시 곱씹어 보아야 할 중요한 대목이다.

(2) 정상화(normalization)

1980년대 중반부터 우리나라에 점차 보급된 정상화 이념은 장애인도 비장애인과 같은 권리와 의무를 져야 한다는 이론으로서, 20세기 중반 스칸디나비아의 지적장애인 서비스 발전에서 그 기원을 찾아볼 수 있다. 이는 1950년대 덴마크에서 일어난 지적장애인 부모회나 전문가들의 운동을 통해서 구체화하였는데, 이들의 운동은 1959년 덴마크의 '지적장애인 법'을 만드는 데 큰 사상적 영향을 끼치게 되었다. 이 법의 주된 목적은 '지적장애인을 가능한 한 최대로 정상적인 생활조건(normal living condition)에 가깝게 생존하도록 하는 것'이라고 정의되어 있다. 이 정의는 후에 더욱 발전하면서 '지적장애인들에게 주거, 교육, 일, 취미활동 등을 포함하여 다른 모든 시민이 갖는 인간의 기본권을 제공하는 것'을 의미하게 되었다.

이후 정상화 원리는 국제연합(UN) 선언에서 주장되었고, 1981년 국제장애인의 해의 주제인 '완전참가와 평등'의 기본 사상으로도 나타났다. 지역사회를 기반으로 하는 탈시설화, 통합, 그룹홈, 보통생활(ordinary life), 권리옹호 등의 어휘는 정상화 원리의 발전 속에 전개되어 온 개념으로서, 이제 정상화는 차별이나 권리가 침해된 모든 영역에서 보편적으로 적용되어야 할 대인 서비스의 원리로서 대두하고 있다.

이상을 요약하면, 정신보건에서 사용하는 정상화는 '정신장애인의 생활조건이나 환경을 조성하여 장애나 사회적 불리(social handicap)로 인해 파생되는 문제를 최소화하여 삶의 질을 향상하는 것'을 의미한다.

(3) 사회통합(social integration)

정신장애인의 사회통합은 정상화 원리에 기반을 두고 있다. 무엇보다도 정신장애인을 장애와 사회적 불리를 가진 인간으로 보기보다는 특수한 증상과 어려움을 지닌 사람으로서 이해해야 한다는 것이다. 사회통합은 사회적 상호작용을 의미하는 것으로 이는 정신장애인이 생활하는 데 익숙한 환경에서 행해지는 것을 전제로 한다. 따라서 지역사회에서의 물리적 통합이 전제되어야 하며, 주거지 마련이 결정적이다. 또한, 지역사회자원과의 활발한 교류도 매우 중요하며, 친근한 사람들과의 지리적 개념도 있지만 심리적 개념도 포함된다.

진정한 사회통합을 이루기 위해서는 우리 사회가 수용의 자세를 보이는 것이 선행되어야 한다. 더불어 정신장애인이 우리 사회의 일원으로서 사회적 책임을 다할 수 있도록 국가는 이들의 사회참여를 위한 기회 제공을 제도적으로 마련하여야 할 것이다(양옥경, 1996).

4) 주요 대상

(1) 협의와 광의의 대상

지역사회정신건강은 지역사회의 일반 시민 전체를 그 대상으로 한다. 정신건강의 증진과 정신장애의 예방에서부터 정신장애의 치료와 재활, 사회복귀까지 포괄적으로 개념을 정의하기 때문에 그 대상은 넓다. 다만, 지역사회를 중심으로 집중적인 서비스와 프로그램이 지속해서 제공되어야 할 대상이 누구인가를 볼 때에는 만성적이거나 중증의 정신장애를 가진 사람으로 범위가 좁혀질 것이다.

(2) 우리나라 정신보건법에서의 대상

우리나라 정신보건법 제13조 제1항에 의하면, "국가 및 지방자치단체는 보건소를 통하여 정신보건시설 간 연계체계 구축, 정신질환의 예방, 정신질환자의 발견·상담·진료 사회복귀훈련 및 이에 관한 사례관리 등 지역사회 정신보건사업을 기획·조정 및 수행할 수 있다."라고 명시하고 있다. 이처럼 정신보건법에서도 정신장애인의 협의적 의미와 일반 시민의 광의적 의미를 함께 포함하고 있음을 알 수 있다.

5) 지역사회정신보건서비스 영역의 분류

지역사회정신보건서비스에는 일반 시민을 대상으로 하는 정신건강 예방사업과 정신질환자의 발견, 상담, 진료, 사회복귀훈련과 이에 관한 사례관리 등이 있다(정신보건법 제13조 제1항). 1997년 정신보건법이 시행된 이후 초창기 지역사회정신보건의 1차적 대상과 주요 서비스는 만성정신질환자나 장애인에게 초점이 있었지만, 사업이 확장되면서 예방과 조기발견 및 치료서비스를 강조하게 되었고, 짧은 시간 안에 양적 팽창을 가져오면서 정신보건센터와 사회복귀시설 간의 기능과 역할에 대한 재고를 통해 그 서비스 영역이 점차 체계화되었다.

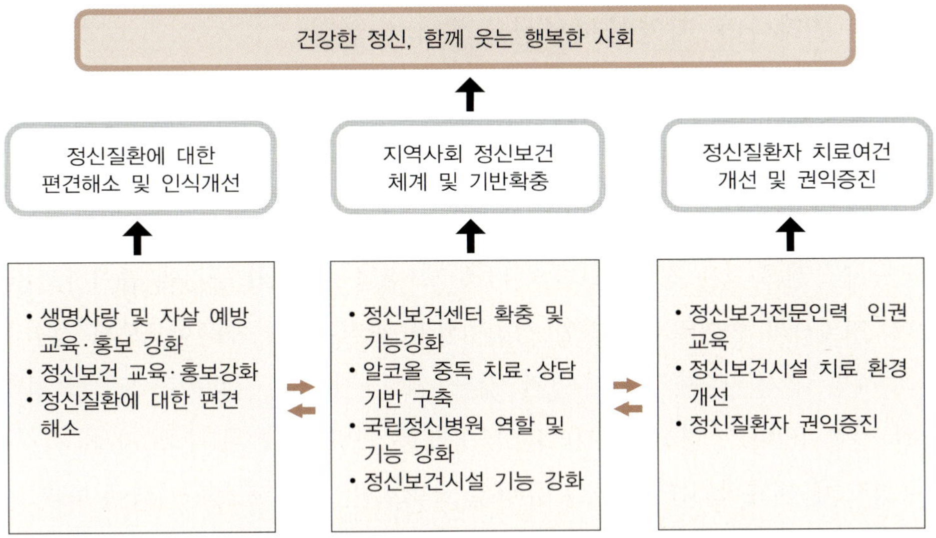

[그림 14-1] 보건복지부의 정신보건사업 비전과 추진방향

출처: 보건복지부(2012), 2012년 정신보건사업 안내, p. 9.

2. 지역사회정신보건서비스 시설(기관)의 종류

1) 개념적·법적 범위

우리나라 정신보건법에서 규정한 정신보건시설에는 정신의료기관, 정신질환자사회복귀시설, 정신요양시설, 정신보건센터, 알코올상담센터가 해당한다. 지역사회정신보건사업을 수행하고 있는 시설의 종류에는 정신질환자사회복귀시설, 정신요양시설, 정신보건센터가 해당하며, 정신의료기관은 지역사회정신보건사업을 지원하는 시설로 보는 것이 타당하다. 정신의료기관은 지역사회의 자원을 활용하여 환자의 재활을 통한 사회복귀와 사회통합을 시행하지 않는 치료 중심의 현장(setting)이기 때문이다.

2) 우리나라 지역사회정신보건시설 현황

(1) 정신보건기관별 법적 근거와 사업 및 서비스 내용

❶ 정신보건센터

정신보건센터는 정신보건법 제13조 제3항에 근거하여 설치하거나 위탁할 수 있다. 구체적인 목적은 정신보건법 제13조 제1항과 제2항의 규정에 근거하고 있는데, 지역사회 중심의 통합적인 정신질환자 관리체계를 구축함으로써 정신질환의 예방, 정신질환자의 조기 발견·상담·치료·재활 및 사회복귀 도모를 목적으로 설립되었다.[44] 정신보건센터는 국가 또는 지방자치단체(시·도지사, 시·군·구청장)에 의해 설치되는데 그 유형을 살펴보면 크게 규모와 지역에 따라 광역형과 표준형으로, 운영형태에 따라 직영형과 위탁형으로 분류할 수 있다.

◦ 규모와 지역에 따른 분류

- 광역형 정신보건센터: 시·도지사가 광역시·도의 정신보건시스템을 구축·강화하고 24시간 자살예방과 위기관리서비스를 제공하며, 정신건강증진사업과 교육, 홍보사업 등을 제공할 목적으로 직영 혹은 위탁 운영한다. 자살위기관리사업 수행을 위해 자살위기대응팀을 설치하여 365일 24시간 자살위기상담, 자살위기자 발견 및 사례관리 등을 하며, 자살위기개

44) 제13조(지역사회정신보건사업 등)
① 국가 및 지방자치단체는 보건소를 통하여 정신보건시설 간 연계체계 구축, 정신질환의 예방, 정신질환자의 발견·상담·진료·사회복귀훈련 및 이에 관한 사례관리 등 지역사회정신보건사업을 기획·조정 및 수행할 수 있다.
② 국가 및 지방자치단체는 국·공립정신의료기관을 통하여 제1항의 규정에 의한 지역사회정신보건사업을 지원하고, 시·군·구(자치구를 말한다) 간 연계체계 구축, 응급정신의료서비스 제공 등 광역단위의 사업을 수행하며, 그 밖에 지역사회정신보건사업의 활성화를 위하여 필요한 사업을 수행하여야 한다.
③ 국가 및 지방자치단체는 제1항 및 제2항의 규정에 의한 지역사회정신보건사업을 전문적으로 수행하게 하기 위하여 보건소 또는 국·공립정신의료기관에 정신보건센터를 설치하거나 그 사업을 대통령령이 정하는 기관 또는 단체에 위탁할 수 있다.

입을 위해 지역사회 자원 간 연계 및 협력체계 구축 등을 위해 노력한다. 2013년 현재 서울, 부산, 인천, 경기, 강원, 충남, 전북에 각 1개소를 운영하고 있다.

- 표준형 정신보건센터: 인구 20만 명 미만의 시·군·구에는 1개소를 설치할 수 있고, 인구 20만 명 이상의 시·군·구에는 2개소 이상이 설치 가능하다. 추가 설치기준은 인구 20만 명 당 1개소이다. 표준형 정신보건센터는 시·도 및 시·군·구 지역주민의 정신건강증진과 자살예방, 정신장애인의 사회복귀를 위해 전문적인 서비스를 제공하며, 포괄적인 지역사회서비스 네트워크 구축을 위해 노력하는 것을 운영목표로 삼고 있다.

◦ **운영형태에 따른 분류**

- 직영형: 시·도지사 또는 시장·군수·구청장(보건소장)이 지역사회정신보건사업의 전문적 수행을 위해 보건소 또는 국·공립 정신의료기관에 정신보건센터를 직접 설치하여 운영한다.
- 위탁형: 정신보건법 시행령 제3조의 2(지역사회정신보건사업의 위탁대상기관·단체)[45]에 근거하여, 시·도지사 또는 시장·군수·구청장(보건소장)이 지역사회 정신보건사업의 전문적 수행을 위해 정신보건센터 운영을 정신보건시설, 정신보건사업을 목적으로 하는 비영리법인 또는 학교법인에 위탁하여 운영한다.

◦ **기본방향**

지역사회 중심의 통합적인 정신보건서비스 제공을 위한 기반을 구축하고, 공적 기관으로서 지역사회정신보건사업을 기획·조정 및 수행하며, 지역주

45) 제3조의 2(지역사회정신보건사업의 위탁대상 기관·단체) 법 제13조 제3항에서 "대통령령이 정하는 기관 또는 단체"란 다음 각 호에 해당하는 기관이나 단체를 말한다.
1. 정신보건시설
2. 「고등교육법」 제2조에 따른 학교
3. 정신보건사업을 수행하기 위하여 설립된 비영리법인

민의 욕구에 적합한 예방·치료 재활서비스가 제공될 수 있도록 정신보건시설 간 연계 및 정신보건서비스 제공체계를 마련하고, 시·도 정신보건사업지원단과 연계체계를 구축해 나간다.

- 주요사업

지역사회 정신보건센터에서 펼치고 있는 주요 서비스를 살펴보면 크게 기획, 중증정신질환 관리, 정신건강증진사업, 정신보건환경조성 등의 네 가지 영역으로 구분할 수 있다.

❷ 알코올상담센터

알코올상담센터는 정신보건법 제48조[46]에 근거하여 인구 20만 이상의 지역(시·구)에 설치되는데 국가 또는 지방자치단체가 직영 또는 위탁하여 운영한다. 지역사회 중심의 통합적인 알코올질환자 관리체계와 음주폐해예방 시스템을 구축함으로써 알코올 남용 및 의존자 조기 발견·상담·치료·재활 및 사회복귀를 지원하고 안전한 사회 환경을 조성하여 국민의 건강 증진 도모를 목적으로 한다.

- 이용대상

지역사회 내 알코올 의존자, 문제 음주자와 그 가족 등 지역주민을 대상으로 한다. 또한, 의료시설(기관) 등에서 퇴원(소)한 알코올 의존자로서 사회적응훈련을 필요로 하는 알코올 의존 및 남용자와 기타 알코올 관련 상담과 재활훈련서비스가 필요한 자에게 서비스를 제공한다.

- 주요사업

알코올상담센터에서 펼치고 있는 주요 서비스를 살펴보면, 크게 알코올 중독자 관리사업, 알코올 중독자 가족지원사업, 음주폐해 예방과 교육사업,

46) 제48조(단체·시설의 보호·육성 등) 국가 또는 지방자치단체는 정신질환자의 사회복귀촉진 및 권익보호를 목적으로 하는 단체 또는 시설을 보호·육성하고, 이에 필요한 비용을 보조할 수 있다.

지역사회 사회안전망 조성사업, 지역진단과 기획 등의 다섯 가지 영역으로 구분할 수 있다.

❸ 사회복귀시설

사회복귀시설은 정신보건법 제15조[47]에 근거하여 설치·운영한다. 사회복귀시설의 구체적인 설립목적은 정신의료기관에 입원시키거나 정신요양시설에 입소시키지 아니한 정신질환자에게 사회적응훈련, 작업훈련 등 재활훈련을 시행함으로써 사회복귀 촉진을 도모하는 데 있다.

◦ 사회복귀시설의 종류

정신보건법 제16조[48]에서는 사회복귀시설의 종류를 정신질환자생활시설, 정신질환자지역사회재활시설, 정신질환자직업재활시설, 그 밖에 대통령령

---

47) 제15조(사회복귀시설의 설치·운영)

① 국가 또는 지방자치단체는 사회복귀시설을 설치·운영할 수 있다.

② 제1항에 규정된 자 외의 자가 사회복귀시설을 설치·운영하고자 하는 때에는 시설의 소재지를 관할하는 시장·군수·구청장에게 신고하여야 한다. 신고한 사항 중 보건복지부령이 정하는 중요한 사항을 변경하고자 하는 때에도 또한 같다.

③ 사회복귀시설의 장은 보건복지부장관이 정하는 바에 따라 정신질환자에 대하여 사회복귀를 위한 훈련을 실시하여야 한다.

④ 사회복귀시설의 시설기준, 수용인원, 종사자 수 및 자격, 설치·운영신고, 변경신고, 이용 및 운영에 관하여 필요한 사항은 보건복지부령으로 정한다.

48) 제16조(사회복귀시설의 종류)

① 사회복귀시설의 종류는 다음 각 호와 같다.

1. 정신질환자생활시설: 정신질환자가 필요한 기간 동안 생활하면서 재활에 필요한 상담·훈련 등의 서비스를 받아 사회복귀를 준비하거나 장애로 인하여 장기간 생활하는 시설
2. 정신질환자지역사회재활시설: 정신질환자복지관, 의료재활시설, 체육시설, 수련시설, 공동생활가정 등 정신질환자에게 전문적인 상담·훈련 등을 제공하거나 여가활동 및 사회참여활동 등에 필요한 편의를 제공하는 시설
3. 정신질환자직업재활시설: 일반 고용이 어려운 정신질환자가 특별히 준비된 작업환경에서 직업훈련을 받거나 직업생활을 영위할 수 있도록 하는 시설
4. 그 밖에 대통령령으로 정하는 시설

② 제1항 각 호에 따른 사회복귀시설의 구체적인 종류와 사업 등에 관하여 필요한 사항은 보건복지부령으로 정한다.

으로 정하는 시설로 구분하고 있다.

- 사회복귀시설의 운영

- 운영목표: 사회복귀시설 운영의 적정성, 전문성, 투명성 및 효율성을 제고하여 입소·이용자에게 양질의 재활훈련서비스를 제공함으로써 사회복귀 촉진을 도모한다.
- 운영방침: 정신질환자의 사회적 기능 회복을 위하여 입소·이용 또는 주거할 수 있는 시설이어야 한다. 사회복귀시설을 설치할 때에는 정신보건센터·사회복귀시설의 분포, 지역 내 정신질환자 수, 재정부담 능력 등을 고려하여야 하며, 정신질환자의 지역사회 적응력을 높이기 위해 지역사회로의 접근이 쉽고 대중교통 이용에 편리한 곳에 설치하여야 한다. 정신보건 관련 전문분야의 지식과 임상기술이 있는 전문인력 위주로 운영하여야 하며, 자원봉사자 등 당해 지역사회의 자원을 개발·활용하고 교류를 촉진하여야 한다. 또한, 회복된 정신질환자의 재활·사회복귀를 위하여 자원봉사 활동을 권장한다. 정신질환자사회복귀촉진을 위한 예방·치료·재활프로그램을 개발·보급하고, 사업수행의 적정성·효율성 등을 평가하여 발전적 개선방안을 마련하여야 한다.

❹ 정신요양시설

정신요양시설은 정신보건법 제10조[49]에 근거하여 설치·운영한다. 가족의 보호

49) 제10조(정신요양시설의 설치·운영 등)
① 사회복지법인 기타 비영리법인은 보건복지부장관의 허가를 받아 정신요양시설을 설치·운영할 수 있다. 허가 받은 사항 중 보건복지부령이 정하는 중요한 사항을 변경하고자 하는 때에도 또한 같다.
② 정신요양시설에서의 요양과 사회복귀를 위한 훈련은 보건복지부장관이 정하는 바에 의하여 행하여져야 한다.
③ 보건복지부장관 또는 시·도지사는 정신요양시설의 장에게 정신질환자의 요양과 사회복귀촉진을 위한 훈련에 지장이 없는 범위 안에서 지역주민·사회단체·언론기관 등이 정신요양시설의 운영상황을 파악할 수 있도록 당해 시설의 개방을 요구할 수 있다. 이 경우 정신요양시설의 장은 정당한 사유가 없는 한 이에 응하여야 한다.

가 어려운 만성정신질환자를 정신요양시설에 입소시켜 요양보호함으로써 이들의 삶의 질 향상과 사회복귀를 도모하는 것을 목적으로 한다.

- **정신요양시설 입소대상**

정신요양시설 입소대상으로는 정신과전문의에 의하여 정신질환자로 진단된 자로서 본인이 당해 시설에 입소하기를 원하는 자, 정신과전문의에 의하여 정신요양시설에 입소가 필요하다고 진단된 정신질환자로서 정신보건법 제21조 제1항[50]의 규정에 의한 보호의무자가 당해 시설에 입소시키고자 하는 자, 정신과전문의에 의하여 정신요양시설에 입소가 필요하다고 진단된 정신질환자로서 동법 제21조 제3항[51]의 규정에 의하여 시장·군수·구청장이 보호의무자가 되는 자로 한다.

- **정신요양시설의 서비스 내용**

정신요양시설에서 펼치고 있는 주요 서비스들을 살펴보면 크게 요양생활에 관한 사항, 급식위생에 관한 사항, 건강진단에 관한 사항, 진료 및 투약에 관한 사항, 의료기관의 이용 등에 관한 사항으로 구분할 수 있다.

---

50) 제21조(보호의무자)
① 정신질환자의 민법상의 부양의무자 또는 후견인은 정신질환자의 보호의무자가 된다. 다만, 다음 각 호의 1에 해당하는 자는 보호의무자가 될 수 없다.
1. 금치산자 및 한정치산자
2. 파산선고를 받고 복권되지 아니한 자
3. 당해 정신질환자를 상대로 한 소송이 계속 중인 자 또는 소송한 사실이 있었던 자와 그 배우자
4. 미성년자
5. 행방불명자

51) 제21조(보호의무자)
③ 제1항의 규정에 의한 보호의무자가 없거나 보호의무자가 부득이한 사유로 인하여 그 의무를 이행할 수 없는 경우에는 당해 정신질환자의 주소지(주소지가 없거나 알 수 없는 경우에는 현재지)를 관할하는 시장·군수 또는 구청장이 그 보호의무자가 된다.

(2) 전국 정신보건시설(기관) 현황

2012년 6월 기준으로 전국의 정신보건시설(기관) 현황을 살펴보면 다음의 〈표 14-1〉과 같다(보건복지부, 2012). 이 표에서와 같이 정신보건시설(기관) 현황은 정신의료기관 1,273개소, 사회복귀시설 255개소, 정신보건센터 164개소, 정신요양시설 59개소, 알코올상담센터 43개소 순으로 분포하고 있다(박주현 외, 2013).

〈표 14-1〉 정신보건시설(기관) 현황

<table>
<tr><th colspan="2">구분</th><th colspan="2">기관수(개소)</th><th>주요기능</th></tr>
<tr><td colspan="2" rowspan="2">정신보건센터</td><td colspan="2" rowspan="2">164</td><td>지역사회 내 정신질환 예방, 정신질환자 발견·상담·사회복귀훈련 및 사례관리</td></tr>
<tr><td>정신보건시설 간 연계체계 구축 등 지역사회 정신보건사업 기획·조정</td></tr>
<tr><td rowspan="2">정신 의료기관</td><td>국·공립</td><td rowspan="2">1,273</td><td>18</td><td>정신질환자 진료, 지역사회 정신보건사업 지원</td></tr>
<tr><td>민간</td><td>1,255</td><td>정신질환자 진료</td></tr>
<tr><td colspan="2">정신요양시설</td><td colspan="2">59</td><td>만성정신질환자 요양·보호</td></tr>
<tr><td colspan="2">사회복귀시설</td><td colspan="2">255</td><td>병원 혹은 시설에서 치료·요양 후 사회복귀촉진을 위한 훈련</td></tr>
<tr><td colspan="2">알코올상담센터</td><td colspan="2">43</td><td>알코올 중독 예방, 중독자 상담·재활훈련</td></tr>
<tr><td colspan="2">계</td><td colspan="2">1,794</td><td></td></tr>
</table>

주: 2012년 6월말 기준.
출처: 보건복지부(2012), 2012년 정신보건사업 안내, p. 11을 재구성.

제2절 정신건강 증진을 위한 정책과 과제

1. 우리나라의 정신건강 정책

1) 정신건강 정책 현황과 정신보건 사업의 내용

(1) 정신건강 정책의 현황

우리나라의 정신건강 정책은 '보건복지부 정신건강 정책과'에서 담당하고 있으며, 주로 정신보건 정책을 통해 실현돼 왔다고 할 수 있다. 따라서 우리나라 정신건강 정책의 수립 방향과 진행 경과는 정신보건 정책이라는 이름으로 정리될 수 있으며 그 구체적인 내용은 다음과 같다(이현경 외, 2009).

❶ 제1시기(1985년~1995년)

제1시기 정신보건 정책의 방향은 병상 확대 정책이었다. 정신보건서비스의 양대 전달체계인 정신병원의 병상 수 확대와 정신요양시설의 수용인원 확대를 위해 정신보건 재정을 투입하였고, 이 정책은 일정 부분 소정의 목표를 달성하였다고 본다. 이 시기의 정신보건 정책은 이전까지 거의 방치되다시피 한 정신장애인에 대해 정신병원의 병상 수 확대를 통해 정신장애인에 대한 의학적 치료에 국가가 개입하고, 무허가 정신요양시설의 대대적인 정비와 양성화를 통해 정신장애인에 대한 처우를 개선할 수 있었다는 점에서 긍정적인 평가를 내릴 수 있다. 그러나 병상 확대 정책은 정신질환의 만성적 경과와 고비용이 요구되는 것을 간과한 결과를 초래하였으며, 이에 따른 비판에 직면하였다. 결국, 이러한 정책의 반성은 그 후 지역사회정신보건으로 정책의 방향 전환을 이끌었다.

❷ 제2시기(1995년~2000년)

제2시기 정신보건 정책의 내용은 1995년에 제정된 정신보건법에 따른 지역사회

정신보건으로 방향을 전환한 시기였다. 이 시기에는 지역사회정신보건의 효과적 전달을 위한 지역사회정신보건시설을 확충하고, 서비스 대상자를 확대하고, 새로운 재원을 마련하는 것까지 광범위한 발전이 진행된 때였다. 결과적으로 이 모든 활동은 지역사회정신보건을 위한 밑거름이 되었다. 그러나 이 시기에도 민간 부문의 정신병원 병상 수는 가파른 증가세를 보임으로써 정책의 방향에 실천이 따라가지 못하는 결과가 되었다.

❸ 제3시기(2001년~현재)

제3시기는 지역사회정신보건 정책이 정착하는 모습을 보여 준다. 실질적인 변화는 전달체계에서 뚜렷이 나타났다. 국립병원의 병상 수 감소와 정신요양시설의 수용인원이 감소추세를 보이고, 이와는 반대로 지역사회정신보건시설이 증가하고, 시설의 이용인원과 등록인원이 증가하였다. 그리고 거의 같은 시기에 시행된 정신장애의 장애범주 포함으로 정신장애가 일반적인 장애의 범주로 인식됨과 동시에 정신장애인의 복지적 수요를 충족시킬 수 있게 되었다(박이분, 2005).

특히 1995년 정신보건법의 제정은 지역사회정신보건으로서의 정책 방향의 전환과 함께 국민의 정신건강에 대한 국가의 책임을 강조했다는 데에 그 의의가 있다(이현경 외, 2009). 2005년에는 국민건강 증진을 위한 국가 차원의 종합계획인 "Health Plan 2010"이 새롭게 수정되어 발표되었고, 현재는 2020년까지의 종합계획이 수립되어 있다.

(2) 우리나라 정신보건사업의 주요 내용

보건복지부의 '정신보건사업 안내'에 소개된 국가적 차원의 우리나라 정신보건사업의 내용은 다음과 같이 크게 다섯 가지로 정리된다(보건복지부, 2012).

❶ 정신질환에 대한 인식개선과 정신질환자 권익증진

- 정신보건시설의 정신질환자 인권보호 대책

- 정신질환자 인권침해 방지와 권익보호

❷ 지역사회 중심의 통합적인 정신보건서비스 제공

- 정신보건센터 확충과 운영 지원
- 자살예방대책 수립·시행
- 사회복귀시설 확충과 운영 지원
- 알코올 중독자에 대한 치료·재활체계 강화
- 마약 중독자에 대한 치료·보호지원 체계 강화

❸ 아동·청소년 정신건강 조기검진과 조기중재

- 아동·청소년들의 주요 정신건강문제를 조기에 발견하여 사례별로 맞춤형 사후관리 서비스를 제공함으로써 청소년 정신건강 증진 및 건강한 성장 도모
- 교육과학기술부와 연계하여 아동·청소년 우울증, ADHD(주의력결핍과잉행동장애) 등 선별검사와 사례관리 확대
- 학교, 보건소, 정신보건센터, 의료기관 등 상호 연계 및 의뢰체계 구축
- 고위험군 아동·청소년에 대한 낙인에 주의하여 지속적이고 포괄적인 서비스 제공

❹ 정신보건시설의 요양 및 치료 환경 대폭 개선

- 정신요양시설 운영 내실화 및 여건 개선

❺ 정신보건 사업 기반 구축

- 정신보건서비스 전달 및 연계 체계 강화
- 정신보건전문요원 양성사업
- 중앙과 지방 정신보건사업지원단 기능 활성화와 연계체계 강화

2. 정신건강 증진을 위한 정책과 과제

최근의 정신건강 증진 개념은 더욱 긍정적이며 동시에 적극적으로 바뀌고 있다. 그런데 정신건강 증진은 질병의 관리를 훨씬 넘어서며 '적극적인 관점에서 행복을 포함한 긍정적 정서 상태를 함양하고, 질병을 예방하며 회복력(resilience)을 증진하는 것'으로 정의되고 있다(WHO, 2001). 즉, 정신건강의 증진을 위해서 지역사회는 정신건강 관리와 정신 약물 이용이 가능하도록 대중교육을 하고, 지역사회와 가족 및 소비자를 참여시키며, 국가적 정책과 프로그램 및 법안을 마련하였다(시민경제사회연구소, 2007). 또한, 정신장애인의 인권 보호와 지역사회 자원을 연계시키고, 지역사회정신건강에 대한 조사와 연구지원 등을 하도록 권고하고 있다. 그리고 세계 정신건강을 위한 우선순위로 공중보건에 정신건강의 영역을 확장하고, 정신건강에 드는 자원을 증가하며, 지역사회에 기반을 둔 서비스를 강화하기 위해 더욱 효과적인 자원을 배치하여 활용할 것을 제시하였다.

이러한 정신건강 증진에서 예방과 증진활동은 상호 간에 상당한 상승작용을 가져올 수 있다. 즉, 직장 스트레스 개입 전략은 직장과 관련한 정신건강문제를 예방함과 동시에 근로자의 건강과 사업장 내 생산성을 증가시키는 등 여러 가지 효과가 있을 수 있다. 그러나 우리나라의 경우 정신건강 증진의 영역은 아직 개척단계이다.

우리나라의 정신건강 증진을 위한 정책과 과제를 제시하면 다음과 같다(이준우, 2010; 이준우·최희철, 2011).

1) 국가 경쟁력 강화의 핵심요소로 발전시키기

정신건강 증진을 국가 경쟁력 강화의 핵심요소로 발전시켜 나가려는 노력이 필요하다. 우리나라에서는 이미 스마트 워크(smart work)[52]가 화두가 되고 있고, 서비스업이 전체 산업을 절반을 차지하며, 연구개발 등 지식노동의 비중이 갈수록 증가하는 시대이며, 이러한 때에 정신건강의 관리는 선택이 아니라 필수적이다. 즉, 첨단을 걷고 있는 오늘날의 지식정보사회에서 인적자원 개발로서의 정신건강 차원으로 생각하여 헤아려야 할 것이다.

2) 권리적 가치로 승화시키기

정신건강을 국민의 권리적 가치로 승화시키는 노력이 필요하다. 이를 위해 정신건강의 개념과 정신건강 사업에 대한 전 국민의 사회적 합의와 공감대가 필요하다. 우리나라에서는 사회적으로 스트레스와 웰빙에 대한 대중적 관심은 고조되고 있으나, 정신건강에 대하여 국민의 권리적 가치로 인식되기에는 매우 미흡한 상황이다. 정신건강이 국가적 의제로 설정되어 국가의 중장기적 정신건강 증진 계획이 제시되어야 한다.

3) 생애주기별 교육과정 개발하기

정신건강에 대해 유치원, 초·중등학교, 대학교 등의 생애주기별 교육과정 개발

52) 스마트 워크란 종래의 사무실 근무를 벗어나 언제 어디서나 효율적으로 일할 수 있는 업무 개념을 뜻한다. 고정된 근무장소에서 정해진 근무시간에 따라 일하는 방식 대신 정보통신기기 등을 활용해 장소나 시간에 구애받지 않고 일하는 근무방식이다. 기업의 입장에서는 업무효율 향상과 유능한 인재 확보, 고객 만족도 향상, 비용 절감 등의 효과를 기대할 수 있으며, 근로자 입장에서는 일과 삶, 일과 가정의 조화를 꾀할 수 있다. 특히 육아나 가사에 부담이 많은 여성 근로자들이 효율적으로 일할 수 있는 방식으로, 일과 가정을 양립시킬 수 있다는 점이 큰 장점이다. 정부는 스마트 워크 방식을 공무원과 민간기업에 대폭 확산시키기로 하고, 2015년까지 전체 노동인구 중 30%가 이 방식으로 일할 수 있도록 할 방침으로 '스마트 워크 확산을 위한 노동관계법령 가이드라인'을 마련했다. 수도권 근로자가 스마트 워크 방식으로 근무할 경우 약 90분의 출퇴근 시간이 절감되는데, 사무직 근로자의 30%인 860만 명이 동참할 때 연간 111만 톤의 탄소 배출량과 1조 6,000억 원의 교통비용이 감소할 것으로 예상한다. 미국은 1992년부터 워싱턴 인근에 스마트 워크센터 14개를 운영하고 있으며, 네덜란드는 2007년 기준 전체 사업체의 49%가 원격근무를 하고 있다. 특히 고용규모가 큰 기업일수록 원격근무자 비율이 높아서 500인 이상 사업장은 91%가 원격근무를 하고 있다. 우리나라는 KT에서 2010년 9월부터 시범 운영하다가 2011년 4월부터 직원 2만 명을 대상으로 본격 시행에 들어갔다. 삼성전자는 2011년 5월부터 초등학교 이하 자녀를 둔 임직원을 대상으로 회사가 아닌 집이나 가까운 사무실에 일할 수 있는 재택·원격근무제도를 시행하고 있다.

이 필요하다. 학령전기에서부터 이루어지는 기존교육에는 정신건강과 관련된 부분은 거의 없다. 대인관계 훈련, 분노조절 훈련, 스트레스 관리 등 정신건강 증진에 필요한 내용을 어려서부터 체험할 수 있는 방식으로 이러한 교육프로그램이 시행된다면, 정신건강의 예방과 증진이라는 소기의 목적을 달성할 가능성도 높아질 것이다. 의무교과과정 중 정신건강 교육을 진행할 수 있는 교과목이 편성되고, 각 교육기관의 교사와 관계자를 위한 교육프로그램도 제시되어야 할 것이다.

4) 근로자 지원 프로그램 확충하기

근로자 지원 프로그램(Employee Assistance Program: EAP)[53)]의 확충이다. 우리나라 20~30대 사망원인 1위가 질병이나 사고가 아닌 자살이라고 할 만큼 직장 내 스트레스와 정신건강에 대해서 심각하게 고려해야 할 시점이다. 이에 따라 고용자의 생산성에 부정적인 영향을 미칠 수 있는 문제를 해결해 주는 근로자 지원 프로그램인 EAP 서비스가 주목받고 있다.

외국에서는 오래전부터 보편화해 있는 제도로 직원들이 업무에 좀 더 몰입할 수 있도록 도와줌으로써 궁극적으로 회사의 생산성도 높아지는 효과가 있다. 1990년 미국의 노동부 조사를 따르면, 이 프로그램을 운영하는 데 총 7억 9,800만 달러의 경비를 들여 39억 달러의 손비(損費)를 절감하는 효과를 보았으며, 산업재해도 71%나 감소하였다. 미국 종합경제전문지 포천(Fortune)[54)]에 의하면, 2007년 미국 500대 기업의 약 80%, 1,000명 이상 사업장의 76%, 50명 이상 사업장의 35%가 이 프로그램을 도입하고 있다.

---

53) 최근 여러 기업이 도입하고 있는 EAP 서비스는 회사가 비용을 지급해 직장인들의 심리적 고충문제에 대해 전문가로부터 상담을 받게 해 주는 프로그램이다.

54) 참고로 포천 500(Fortune 500)이란 포천에 의해 작성된 미국 내 5백 대 산업(제조)기업에 대한 연간목록을 말한다. 추가로 포천은 비제조기업 중 5백 업체의 순서를 부여하는 포천 서비스 500을 발행한다.

우리나라에서는 1999년 이후 대기업과 외국계 기업, 공기업을 중심으로 확산하여 2009년 약 70여 개의 기업이 이 프로그램을 도입하였고, 약 500여 개의 중소기업이 사단법인 한국EAP협회로부터 공익형 무료 EAP 서비스를 받고 있는 상황이다. 민간기업으로는 2005년도에 설립된 '다인 C&M'가 국내 최초로 EAP 서비스를 도입하여 널리 알린 기업이다. 다인 C&M은 우리나라 직장인 개인의 행복문제가 사회적 이슈가 될 것이라고 생각되어 이 사업을 시작하게 되었다고 한다. 처음에는 한 개의 고객사로 출발하여 지금은 120여 개의 기업에 서비스를 제공하는 EAP 분야의 선두기업이 되었다.

EAP 서비스는 크게 세 가지로 나누어 볼 수 있는데 진단과 대안 제시, 그리고 예방 프로그램이다. EAP 서비스 시행 시 가장 먼저 진행하는 것이 조직과 구성원들의 현재 상태를 파악하기 위한 진단 프로그램이다. 진단의 경우 스트레스 검사를 실행하게 되는데 온라인 스트레스 검사, 오프라인 심층 검사, 모바일 검사로 운영되고 있다. 다음으로 진단을 통해 현재 상태가 어떠한지를 파악하게 되면 거기에 맞는 대안 제시를 단계적으로 구성하여 상담과 교육 프로그램을 제안하고 있다. 마지막으로 조직에 따라 두드러지는 문제에 대해서는 향후 같은 문제가 발생하지 않도록 예방 프로그램을 시행한다.

5) 정신보건 관련 전문인력 확충하기

정신건강의 문제를 다룰 수 있는 정신보건 전문가 확보가 중요하다. 정신보건사업의 전문적 수행을 위한 국가의 법과 정책은 정신보건법과 정신보건 정책의 수행으로 이루어지며, 이러한 전문적 서비스를 수행하는 사람들이 바로 정신보건 전문요원이다. 정신보건 관련 전문인력에는 정신과 의사, 정신보건사회복지사, 정신보건임상심리사, 정신보건간호사를 포함한다.

현대사회에서의 여러 가지 정신건강 문제, 즉 자살, 폭력, 학대, 재난, 외상 후 스트레스 장애, 물질과 행위중독, 위기개입, 스트레스 관리 등에 대한 기본적인 지식을 갖추고 일반인들의 정신건강 문제를 다룰 수 있는 인력에 대한 적극적인 교육과 투자가 이루어져야 할 것이다.

6) 민간과 공공의 사례관리 시스템 검토하기

기존의 정신보건서비스 체계와 관련 서비스 체계들이 잘 기능할 수 있도록 민간과 공공의 사례관리 시스템이 검토되어야 한다. 즉, 정신보건센터, 정신의료기관, 정신요양시설, 사회복귀시설, 알코올상담센터 등의 정신보건서비스 기관들과 함께 연계할 수 있는 지역아동센터, 건강가정지원센터, 학교사회복지, 근로자지원복지 등의 서비스 기관과 협력하여 서비스를 연계, 조정할 수 있는 사례관리 전달체계가 구축되어야 할 것이다. 이미 보건복지부나 경기도 등 지방자치단체에서는 빈곤가구나 위기가정에 대한 사례관리서비스를 강화하기 위해 사회복지통합전산망 구축과 사례관리를 주 기능으로 하는 무한돌봄센터[55]를 구축하여 운영하고 있는 것이 그 좋은 예이다(최희철 외, 2009).

55) 무한돌봄센터에 대한 상세한 내용은 경기도무한돌봄센터(http://muhan.gg.go.kr)를 참고하기 바란다.

참고문헌

강갑원 · 김정일 · 안형근 · 최영안(2012). 정신건강론. 파주: 양서원.

강봉규(2000). 인간발달. 서울: 동문사.

경기도다문화교육센터(2009). 다문화교육의 이론과 실제(2판). 파주: 양서원.

구정화(2009). 퍼센트경제학. 서울: 해냄.

구정화 · 박윤정 · 설규주(2010). 다문화교육의 이해와 실천. 서울: 동문사.

국가인권위원회(2003). 기지촌 혼혈인 인권실태조사.

권오균 · 김지현 · 김정숙(2011). 정신건강론(개정판). 고양: 공동체.

권육상(2005). 사회복지실천론. 서울: 학문사.

권진숙 · 김정진 · 전석균 · 성준모(2009). 정신보건사회복지론. 고양: 공동체.

김교헌 · 조성겸 · 권선중 · 이동형(2010). 2009 사행산업 이용실태 조사. 충남대학교 산학협력단, 사행산업통합감독위원회 수탁 연구.

김남희(2009). 어떻게 상처로부터 자유로워질 것인가? 제1회 수원시국제학술대회 자료집, 279-292.

김연진 · 한성심 · 서지영 · 김현자(2010). 보육학개론. 서울: 태영출판사.

김영숙 · 이경아(1998). 유아 · 아동을 위한 정신건강: 정서적 건강과 생활지도. 서울: 교육과학사.

김유숙 · 박승호 · 김충희 · 김혜련(2007). 자기실현과 정신건강. 서울: 학지사.

김재은(1996). 아동의 심리치료. 서울: 배영사.

김정미 · 박희숙 · 강인구(2012). 정신건강론. 고양: 공동체.

김지현(2008). 한국 사회에서의 다문화주의와 교육. 철학연구, 106, 29-52.

김진철 · 윤관호 · 이임정(2006). 보보의 인간관계론. 서울: 청람.

김혜련 · 신혜섭(2001). 정신건강론. 서울: 학지사.

김혜숙 · 박선환 · 박숙희 · 이주희 · 정미경(2008). 인간관계론. 파주: 양서원.

김희경 · 김옥숙 · 이숙희(2011). 정신건강론. 파주: 정민사.

나동석 · 서혜석 · 이대식 · 곽의향 · 김미혜(2010). 정신건강론(2판). 파주: 양서원.

대한노인정신의학회 편(1998). 노인정신의학. 서울: 중앙문화사.

맹용길(1998). *Christian Ministry for the Elderly*. 서울: 한국장로교출판사.

박경태(2008). 소수자와 한국사회. 서울: 후마니타스.

박광배 · 오경자 · 신민섭(1991). 우울증과 충동성이 청소년의 자살행위에 미치는 영향. 한국심리학회지(임상), 10, 286-297.

박선환 · 박숙희 · 신은영 · 이주희 · 정미경 · 김혜숙(2008). 정신건강론. 파주: 양서원.

박애경 · 김미원(2011). 최신 정신건강론. 고양: 공동체.

박이분(2005). 정신보건 재정분석을 통한 정신보건정책의 변화. 건국대학교 대학원 석사학위논문.

박주현(2010). 북한이탈아동의 부모 관련 요인과 문화적 유능감에 영향을 미치는 요인. 부모교육연구, 7(2), 23-40.

박주현 · 박연옥 · 김준환 · 배은숙 · 박서춘 · 박서영(2014). 사회복지실천론. 서울: 창지사.

박주현 · 배은숙 · 임상록(2011). 건강가정론. 서울: 창지사.

박주현 · 최덕경(2011). 다문화사회의 이해와 실천. 서울: 창지사.

보건복지부(2012). 2012년 정신보건사업 안내.

설기문(2002). 인간관계와 정신건강. 서울: 학지사.

설동훈(2005). 외국인노동자와 인권. 민주주의와 인권, 5(2), 39-77.

설진화(2008). 정신건강론. 파주: 학현사.

송동호 · 이홍식 · 정여숙 · 정유숙(1996). 청소년자살 기도자의 정신의학적 특성. 신경정신의학, 35, 1366-1375.

시민경제사회연구소(2007). 정신건강증진, 정서적 지원을 위한 사회적 서비스의 확충 방안. 서울: 시민경제사회연구소 연구보고서.

신동원(2004). 구조대원들의 외상후 스트레스 증후군. 대한불안장애학회 재난정신의학위원회 편. 재난과 정신건강: 재난과 사고의 정신적 후유증에 대한 분석과 치료. 서울: 지식공작소, 157-170.

양옥경(1996). 지역사회 정신건강: 닫힌 시설에서 열린 사회로. 서울: 나남출판.

양옥경(2006). 정신보건과 사회복지. 파주: 나남출판.

양종철(2004). 재난의 신리적 의미와 역동정신치료. 대한불안장애학회 재난정신의학위원회 편. 재난과 정신건강: 재난과 사고의 정신적 후유증에 대한 분석과 치료. 서울: 지식공작소, 281-303.

오경석(2007). 어떤 다문화주의인가. 오경석 외(2007). 한국에서의 다문화주의. 서울: 한울아카데미.

오성배(2005a). 코시안 아동의 성장과 환경에 관한 사례연구. 한국교육, 32(3), 61-83.

오성배(2005b). 한국 사회의 소수 민족 '코시안' 아동의 사례를 통한 다문화교육의 방향 탐색. 교육사회학연구, 16(4), 137-157.

오세진 · 김용희 · 김청송 · 김형일 · 신맹식 · 양계민 · 양돈규 · 이요행 · 이장한 · 이재일 · 정태연 · 현주석(2010). 인간행동과 심리학(3판). 서울: 학지사.

우종민(2004). 재난 발생시 지역정신보건 활동. 대한불안장애학회 재난정신의학위원회 편. 재난과

정신건강: 재난과 사고의 정신적 후유증에 대한 분석과 치료. 서울: 지식공작소, 215-241.

원효택(1999). 인간관계와 적응. 서울: 서울대학교출판부.

유네스코 아시아 · 태평양 국제이해교육원(2008). 다문화 사회의 이해. 서울: 동녘.

유수현 · 천덕희 · 이효순 · 성준모 · 이종하 · 박귀서(2010). 정신건강론. 파주: 양서원.

이규태(1997). 정신건강을 위한 심리치료. 서울: 하나의학사.

이수용(2002). 인간관계의 심리. 서울: 학지사.

이소현(2003). 유아특수교육. 서울: 학지사.

이승연(2007). 심리적 경험보고의 문제점들과 올바른 적용을 위한 제언. 한국심리학회지(사회문제), 13(1), 63-89.

이영실 · 이윤로(2008). 정신건강론. 서울: 창지사.

이영실 · 이윤로 · 윤영달(2011). 정신건강론. 서울: 창지사.

이영실 · 임정문(2005). 정신건강론. 안양: 성결대학교 정신건강연구소.

이영호(2006). 정신건강론. 고양: 공동체.

이영호 · 심경순 · 김태준(2010). 정신보건사회복지의 이해. 서울: 학지사.

이위환 · 김용주(2010). 현대사회와 인간관계론. 고양: 공동체.

이윤로(2005). 정신보건과 사회복지. 서울: 창지사.

이인혜(1999). 현대인의 정신건강. 서울: 대왕사.

이임정(2011). 보보의 인간관계론(2판). 서울: 청람.

이준우(2010). 정신건강 예방관리를 위한 정책제언. 국회 정신건강 정책포럼, 행복한 사회와 정신건강 토론문, 100-103.

이준우 · 손덕순(2010). 정신보건사회복지론. 고양: 서현사.

이준우 · 최희철(2011). 정신건강론. 고양: 서현사.

이현경 · 정은기 · 장안기 · 이종일(2009). 한국과 미국의 정신건강 정책목표 비교. 보건교육 · 건강증진학회지, 26(1), 159-170.

이현수(1996). 이상행동의 심리학. 서울: 대왕사.

이형득(1998). 인간관계훈련의 실제. 서울: 중앙적성출판사.

임성혜 · 장유미 · 이유미(2009). 정신건강론. 서울: 신광문화사.

임승권(1993). 정신위생. 서울: 양서원.

임창재(2006). 정신건강. 서울: 형설출판사.

장대숙(1998). *Christian Perspective on Theories and Application of Gerontology*. Seoul: Publishing House the Prebyterian Church of Korea.

장문강(2006). 새터민 청소년의 학교 적응에 관한 연구-다문화교육 관점을 중심으로-. 청소년문화포럼, 19. 서울: 한국청소년문화연구소.

장연집 · 강차연 · 손승아 · 안경숙(2008). 정신건강. 서울: 파란마음.

전숙자 · 박은아 · 최윤정(2009). 다문화사회의 새로운 이해. 서울: 그린.

정옥분(2000). 성인발달의 이해: 성인 · 노인심리학. 서울: 학지사.

조남진(1998). 초등학교 아동의 스트레스 생활사건과 대처방식, 건강문제에 관한 연구. 충남대학교 교육대학원 석사학위논문.

조대경 · 이관용 · 김기중(1994). 정신위생. 서울: 중앙적성출판사.

진교훈(2002). 의학적 인간학: 의학철학의 기초. 서울: 서울대학교출판부.

최기창(2010). 정신건강론. 서울: 청목출판사.

최덕경 · 박주현(2012). 가족정책론. 파주: 양서원.

최무현(2008). 다문화시대의 소수자정책 수단에 관한 연구: 참여정부의 '다문화정책'을 중심으로. 한국행정학보, 42(3), 51-77.

최성윤(1993). 아동기 스트레스에 관한 연구: David Elkind의 성장압력요인을 중심으로. 전남대학교 교육대학원 석사학위논문.

최희철 · 김형모 · 문영희 · 홍선미 · 조승철 · 성은미(2009). 무한돌봄센터 운영매뉴얼. 수원: 경기복지재단.

평택대학교 다문화가족센터(2007). 한국사회와 다문화가족. 파주: 양서원.

한건수(2004). 타자 만들기: 한국사회와 이주노동자의 재현. 최협 외(2004). 한국의 소수자, 실태와 전망. 서울: 한울아카데미.

한국심리학회(1997). 현대 심리학의 이해. 서울: 학문사.

홍경자(2006a). 자기주장과 멋진 대화. 서울: 학지사.

홍경자(2006b). 자기주장의 심리학. 서울: 이너북스.

경원일보(2013. 10. 15). 북한이탈주민 55.2%, "죽음에 대한 생각" 떠올라.

국민일보(2012. 7. 22). 정신 · 건강의 적 'stress.'

뉴스와이어(2013. 10. 22). 서울국제뉴미디어페스티벌, 여성과 성 소수자 향한 대안 young 畵 전 '화제집중.'

뉴시스(2012. 5. 17). "성 소수자 혐오는 폭력이다."

뉴스에이(2013. 10. 30). 웰빙시대 '야간 건강 걷기운동 동아리' 인기.

뉴스와이어(2008. 1. 14). 갱년기 우울증보다 심각한 빈 둥지 증후군.

부산일보(2013. 11. 4). 가을 감기.

서울신문(2010. 5. 19). 메간 폭스 "저 정신병 있는 여자예요" 깜짝 고백.

세계일보(2013. 10. 22). 임신 안 했는데…알코올 중독女, 배부른 상태가 '경악.'

아이뉴스24(2013. 6. 13). 스마트폰 중독, 인터넷 중독보다 심각.

연합뉴스(2013. 2. 19). NYT '한국 노인자살률 세계 최고' 비판적 소개.

웰빙코리아뉴스(2013. 9. 5). "더 이상 사는 낙이 없어요!" 노인자살률 증가.

이데일리(2013. 10. 29). LG디스플레이, "정신건강이 경쟁력이다."

인터넷뉴스 신문고(2013. 6. 15). 성 소수자 인권단체, '한겨레' 동성애 혐오 광고에….

코메디닷컴(2013. 11. 4). 뱃살을 확실하게 뺄 수 있는 운동 3가지.

한국일보(2013. 9. 11). 청소년 자살률 10년 새 57%↑… 증가율 OECD 2위.

헤럴드경제(2013. 2. 15). 부모 노후 부양, 사회 · 정부도 책임져야.

American Psychiatric Association(1994). *Diagnostic and Statistical Manual of Mental Disorders(4th ed.)*. 정신장애의 진단 및 통계 편람(4판). 이근후 외 14명 역(1995). 서울: 하나의학사.

American Psychiatric Association(2013). *Diagnostic and Statistical Manual of Mental Disorders(5th ed.)*.

APA(1994). *Diagnostic and statistical manual of mental disorders(4th ed.)*. Washington D.C.: American Psychiatric Association.

Banks, J. A.(2007). *Education Citizens in a multicultural society(2nd ed.)*. New York: Teachers College Press.

Beautrais, B. L.(2002). A case control study of suicide and attempted suicide in older adults. *Suicide Life Threat Behav, 32*, 1-9.

Brown, G. W., & Harris, T. O.(1978). *Social origins of depression: A study of psychiatric disorder in women*. London: Tavistock.

Dally, D. J.(1969). *Anorexia nervosa*. New York: Grune & Stratton.

Elias, L. J., & Saucier, D. M.(2006). *Neuropsychology: clinical and experimental foundations*. 임상 및 실험 신경심리학. 김명선 역(2007). 서울: 시그마프레스.

Gould, M. S.(2001). Suicide and the Media. *In Suicide Prevention, Clinical and Scientific Aspects*. Annals of the New York Academy of Sciences.

Halmi, K. A.(1985). The diagnosis & treatment of anorexia nervosa. In D. Shaffer, A., A. Ehrhardt,

& L. L. Greenhill(Eds.). *The clinical guide to child psychiatry*. New York: Free press.

Horwitz, A. V., & Scheid, T. L.(Eds.)(1999). *A Handbook for the Study of Mental Health*. New York: Cambridge University Press.

Howard, V. F., Williams, B. F., Port, P. D., & Lepper, C.(1997). *Very young children with special needs: a formative approach for the twenty-first century(2nd ed.)*. Upper Saddle River, NJ: Merrill.

Kokai, M., Fujii, S., Shinfuku, N., & Edwards, G.(2004). Natural disaster and mental health in Asia. *Psychiatry Clinical Neurosciences, 58*, 110-116.

Kymlicka, W.(2004). "Multicultural States and Intercultural Citizen", *Theory and Research in Education, 1*(2), 147-169.

Lee, K. J., Yu, S. J., Lee, S. W., Kim, S., Kim, Y. H., & Won, J. S.(2006). *Introduction to Psychiatric Nursing*. Seoul: SooMoonSa Publishing.

Mann, J. J., Watemaux, C., Haas, G. L., & Malone, K. M.(1999). Toward a clinical model of suicidal behavior in psychiatric patients. *Am J Psychiatry, 156*(2), 181-189.

McClain, C. S., Rosenfeld, B., & Breibart, W.(2003). Effect of Spiritual wellbeing on end of life despair in terminally ill cancer patients. *Lancet, 361*(6369), 1603-1607.

Rivera, T.(1996). *Y No Se Lo Trago La Tierra*. 어느 꼬마의 마루밑 이야기. 임성현 역(2005). 서울: 정음.

Romas, J. A., & Shama, M.(1995). Practical Stress Management. Boston: Allyn & Bacon.

Rubenowitz, E., Waerm, M., Wilhelmson, K., & Allebeck, P.(2001). Life events and Psychosocial factors in elderly suicides-case-control study. *Psychol Med, 31*(7), 1193-1202.

Schaffer, C. R.(1986). *The Suicidal Child*. New York: Guiford Press.

Seaward, B. L.(1994). *Management Stress*. Boston: Jone & Barlett.

Shin, S, I.(2000). A study on disaster mental health social work in Korea. *Mental Health Social Work, 10*, 61-83.

Young, K. S.(1996). *Caught in the net*. 인터넷 중독증. 김현수 역(2000). 서울: 나눔의집.

Waerm, M., Rubenowitz, E., & Wilhelmson, K.(2003). Predictors of suicide in the old elderly. *Gerontology, 49*(5), 328-334.

WHO(2001). *World Health Report 2001, mental health: new understanding, new hope*. World Health Organization.

경기도무한돌봄센터(http://muhan.gg.go.kr).

금융감독원 홈페이지(http://www.fss.or.kr).

안전Dream 아동 여성 장애인 경찰지원센터 홈페이지(http://www.safe182.go.kr).

통계청 홈페이지(http://www.kostat.go.kr)

한국성폭력상담소 홈페이지(http://www.sisters.or.kr).

한국정보화진흥원 인터넷중독대응센터 홈페이지(http://www.iapc.or.kr).

Mental Health

찾아보기

저자소개

최 덕 경

국립한경대학교 아동가족복지학과 교수, 사회복지학 석사와 이학 박사
국립한경대학교 아동가족복지학과 학과장, 국립한경대학교 중앙도서관장 역임
한국가족복지학회 · 한국가족자원경영학회 상임이사, 한국코칭학회 감사

최근 저서와 논문

『인간행동과 사회환경』(공저, 2013), 『가족정책론』(공저, 2012)
"북한이탈청소년들의 한국생활 적응에 관한 현상학적 연구"(공저, 청소년복지연구, 2011)
"예비부모교육프로그램을 통한 시설청소년의 원가족에 대한 분노 해소 효과"
(공저, 한국가족관계학회지, 2009)

박 연 옥

호서대학교 평생교육원 주임교수, 사회복지학 석사와 박사
사단법인 선진복지사회연구회 운영위원
사회복지법인 천안노인전문요양원 운영위원

최근 저서와 논문

『사회복지실천론』(공저, 2014)
"노년기 부부친밀감에 영향을 미치는 요인 연구"(백석대학교, 2011)

박 주 현

백석문화대학교 사회복지학부 부교수, 성경학 석사, 사회복지학 석사와 박사
사단법인 선진복지사회연구회 이사, 한국가족복지학회 상임이사
한국코칭학회 상임이사, 서울남부지방법원 협의이혼상담위원

최근 저서와 논문

『가족과 젠더』(공저, 2013), 『다문화사회의 이해와 실천』(공저, 2011)
"북한이탈청소년들의 한국생활 적응에 관한 현상학적 연구"(공저, 청소년복지연구, 2011)
"북한이탈아동의 부모 관련 요인과 문화적 지향성이 자아존중감에 미치는 영향"
(부모교육연구, 2010)

전 영 록

제주관광대학교 사회복지학과 교수
대구대학교 사회복지대학원 박사 수료

주요 저서

『지역사회복지론』(공저, 2010)
『장애인복지론』(공저, 2010)

안 우 상

한국영상대학교 사회복지과 교수, 공주대학교 사회복지학 석사와 박사 수료
한국영상대학교 장애학생지원센터 센터장, 한국케어사회복지대학협의회 이사
세종특별자치시정책자문위원회 위원, 세종특별자치시자원봉사센터 운영위원
세종특별자치시수화통역센터 운영위원, 공주시지역복지협의체 위원

최근 저서와 논문

『사회복지개론』(공저, 2013), 『인간행동과 사회환경』(공저, 2011)
"사회복지전공학생의 실습경험에 관한 연구"(공저, 한국지역사회복지학회, 2008)
"학교폭력예방에 관한 연구"(한국영상대학교, 2013)

박 서 춘

부산경상대학교 사회복지행정과 교수, 부산대학교 사회복지학 석사, 박사 수료
전) 한국사회복지사협회 수석 부회장
부산시 금정구 지역복지협의체 의장

최근 저서와 논문

『노인시설의 위험관리』(양서원, 2010)
"사회복지관 관장의 리더십이 임파워먼트에 미치는 영향"(부산대학교, 2011)

장 갑 수

백석문화대학교 사회복지/노인복지/아동청소년복지 전공강사
중앙대학교 석·박사통합과정 수료(아동복지학 전공)

최근 논문

"국제결혼이주여성의 임신·출산과 자녀양육"(공저, 다문화콘텐츠연구, 2013)
"대중매체 경험이 다문화 가정 아동에 대한 사회적 거리감에 미치는 영향: 교사의 다문화 수용도의 매개효과"(공저, 한국교원대학교 교육연구원, 2012)
"보육교사의 직무스트레스와 교사효능감이 이직의도에 미치는 영향: 몰입의 매개효과를 중심으로"(한국열린유아교육학회지, 2010)

정신건강론

초판 1쇄 발행 2014년 1월 23일
초판 3쇄 발행 2016년 7월 10일

지 은 이 | 최덕경 · 박연옥 · 박주현 · 전영록 · 안우상 · 박서춘 · 장갑수
펴 낸 이 | 김기섭
책임편집 | 최명인
펴 낸 곳 | 창지사 www.changjisa.com
153-802 서울특별시 금천구 가산디지털 1로 83 파트너스타워1차 (9F, B1F)
전화 (02)719-2211~3
팩스 (02)701-9386
등 록 | 1977년 4월 28일 · 제1-421호

ISBN 978-89-426-2264-1 (93330)

값 19,000원